国家重点研发计划项目恶性肿瘤姑息治疗和护理关键技术研究（2017YFC1309200）资助项目

肿瘤营养诊疗规程

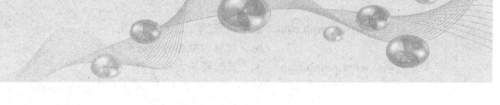

主　编

石汉平　李　薇　李苏宜　巴　一

副主编

陈克能　胡　雯　许红霞　陈俊强

编　者　（以姓氏汉语拼音为序）

巴　一　陈　晓　陈公琰　陈俊强　陈克能　陈鄢津　陈玉英
崔立红　邓宇虹　方　玉　高淑清　弓三东　韩　婷　胡　雯
胡小翠　黄贤丽　吉琳琳　兰世杰　李　薇　李　伟　李杰华
李苏宜　李素云　李昱瑛　梁婷婷　林　宁　刘　妮　楼慧玲
卢列盛　钱文芳　曲芊诺　沈　旸　石汉平　宋　鑫　宋振顺
孙京男　谭业辉　王　敏　王　震　王楠娅　王晓琳　吴向华
许红霞　闫　勇　杨　雷　杨柳青　姚　琦　于恺英　于振涛
俞　猛　郁志龙　张　艳　张继伟　张小燕　张晓伟　张志伟
赵长海　周福祥

人民卫生出版社
·北　京·

版权所有,侵权必究!

图书在版编目(CIP)数据

肿瘤营养诊疗规程 / 石汉平等主编. —北京：人民卫生出版社,2021.5

ISBN 978-7-117-31466-4

Ⅰ. ①肿… Ⅱ. ①石… Ⅲ. ①肿瘤－临床营养 Ⅳ. ①R730.59

中国版本图书馆 CIP 数据核字(2021)第 066467 号

人卫智网	www.ipmph.com	医学教育、学术、考试、健康,购书智慧智能综合服务平台
人卫官网	www.pmph.com	人卫官方资讯发布平台

肿瘤营养诊疗规程

Zhongliu Yingyang Zhenliao Guicheng

主　　编： 石汉平　李　薇　李苏宜　巴　一

出版发行： 人民卫生出版社（中继线 010-59780011）

地　　址： 北京市朝阳区潘家园南里 19 号

邮　　编： 100021

E - mail： pmph @ pmph.com

购书热线： 010-59787592　010-59787584　010-65264830

印　　刷： 北京汇林印务有限公司

经　　销： 新华书店

开　　本： 787×1092　1/16　　**印张：** 17

字　　数： 414 千字

版　　次： 2021 年 5 月第 1 版

印　　次： 2021 年 6 月第 1 次印刷

标准书号： ISBN 978-7-117-31466-4

定　　价： 108.00 元

打击盗版举报电话：010-59787491　E-mail：WQ @ pmph.com

质量问题联系电话：010-59787234　E-mail：zhiliang @ pmph.com

前　言

肿瘤是威胁人类健康和生命、社会发展和安全的重大疾病，是我国居民的第一死亡原因，其发病率和死亡率仍然在逐年上升。随着科学技术的不断发展，肿瘤治疗手段也在不断地丰富和更新。营养疗法作为疾病综合治疗的核心措施，在肿瘤治疗中的应用是肿瘤学乃至整个医学的巨大进步，显示出巨大的临床及卫生经济学双重效益，并催生出一个崭新的肿瘤治疗方法——肿瘤营养疗法。临床实践发现，作为与手术、放疗、化疗、靶向治疗、免疫治疗等并重的另一种治疗方法，肿瘤营养疗法是肿瘤患者的一线治疗，贯穿于肿瘤治疗的全过程。为了将肿瘤营养疗法纳入科学体系、规范肿瘤患者营养诊疗行为、建立营养状况诊断体系、确立分类指导治疗原则、实施五阶梯治疗、推广临床疗效评价与随访，我们在中国抗癌协会、中国营养保健食品协会、中国抗癌协会肿瘤营养专业委员会、中华医学会肠外肠内营养学分会、中国营养保健食品协会特殊医学用途配方食品应用委员会的大力支持下，组织全国著名肿瘤学及营养学专家学者共同编写了《肿瘤营养诊疗规程》一书，希望可以给广大肿瘤医护工作者、临床营养工作者提供参考和帮助，在进一步提高肿瘤诊疗规范化水平的同时，提升医务人员的诊治水平，保障肿瘤诊疗的质量与安全，提高肿瘤患者的治愈率，改善生活质量，延长生存时间，节约医疗费用，维护人民群众的健康权益。

《肿瘤营养诊疗规程》全书共分为两篇，共14章，较为系统、全面地介绍了肿瘤代谢、营养诊断规程、营养治疗实施规程、肿瘤不同治疗方法规程、肿瘤患者不同时期的营养治疗规程、营养相关症状的治疗规程、常见恶性肿瘤营养治疗规程等方面的知识。本书内容丰富，实用性和操作性强，紧跟学科发展动向，适用于肿瘤科医师、临床营养师、内外科专业人员及基层医务工作者参考阅读。中国抗癌协会肿瘤营养专业委员会通过全国多中心、大数据研究发现，我国三级甲等医院住院肿瘤患者营养不良的发生率高达80%，而营养治疗率只有34%。考虑到我国大多数进展期肿瘤患者收治于广大基层医院这个客观现实，以及基层医院营养治疗的困难现状，我国肿瘤患者整体营养不良的发病率可能更高、营养不良的程度可能更重、营养治疗率可能更低。营养治疗不足是我国肿瘤患者5年生存率低、经济支出高的一个重要原因。我们预测，如果我国肿瘤患者营养治疗率在目前的基础上整体提高10%，我国肿瘤患者的5年生存率将提高至少10个百分点，肿瘤患者人均医疗费用将节约20%左右。

前　言

本书编者均为临床经验丰富、理论基础扎实、文字功底深厚的专家学者，他们在编写过程中广泛阅读国内外最新文献，结合自己多年临床工作经验，实现了理论与实践结合、基础与临床结合、个人经验与循证医学结合。尽管如此，由于科学日新月异、认识深浅不同、观点理念差异，本书可能存在疏漏、不当、矛盾甚至错误之处，敬请广大同道指正，使之日臻完善。本书既是执笔专家的成果，也是集体智慧的结晶。本书的出版不仅得到全体编写专家的付出，还得到国家重点研发计划项目"恶性肿瘤姑息治疗和护理关键技术研究（2017YFC1309200）"的资助，在此表示衷心的感谢并致以崇高的敬意！

2021年3月20日

目 录

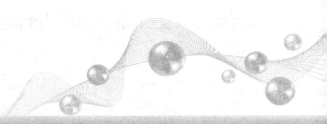

第一篇 总 论

第一章 肿瘤代谢概述 ··· 2
 第一节 肿瘤概述 ·· 2
 第二节 肿瘤对营养代谢的影响 ·· 3
 第三节 抗肿瘤治疗对营养代谢的影响 ···································· 5

第二章 营养诊断规程 ··· 8
 第一节 营养筛查 ·· 8
 第二节 营养评估 ·· 10
 第三节 综合评价 ·· 13
 第四节 国家卫生行业标准——PG-SGA ································ 16

第三章 营养治疗实施规程 ··· 22
 第一节 能量、制剂与配方 ·· 22
 第二节 营养不良的阶梯治疗 ·· 28
 第三节 膳食指导与营养教育 ·· 33
 第四节 肠内营养 ·· 38
 第五节 口服营养补充 ·· 41
 第六节 肠外营养 ·· 44
 第七节 家庭营养治疗 ·· 46
 第八节 疗效评价与随访 ·· 53

第四章 不同治疗方法规程 ··· 62
 第一节 免疫营养 ·· 62
 第二节 肿瘤营养疗法 ·· 66
 第三节 肿瘤代谢调节疗法 ·· 71
 第四节 体力活动 ·· 76
 第五节 营养疗法护理 ·· 79

第五章　肿瘤患者不同时期的营养治疗规程　90
- 第一节　围手术期　90
- 第二节　围化疗期　95
- 第三节　围放疗期　99
- 第四节　终末期　104
- 第五节　肿瘤恶液质　107
- 第六节　肌肉减少症　113
- 第七节　恶性肠梗阻　117

第六章　营养相关症状的治疗规程　121
- 第一节　体重丢失　121
- 第二节　厌食　125
- 第三节　恶心、呕吐　130
- 第四节　早饱　134
- 第五节　胃瘫　137
- 第六节　肿瘤合并贫血　141
- 第七节　便秘　145

第二篇　常见恶性肿瘤营养治疗规程

第七章　呼吸系统恶性肿瘤营养治疗规程　152
- 第一节　肺癌　152
- 第二节　鼻咽癌　156
- 第三节　喉癌　164

第八章　消化系统恶性肿瘤营养治疗规程　169
- 第一节　胃癌　169
- 第二节　肝癌　173
- 第三节　食管癌　177
- 第四节　胰腺癌　183
- 第五节　结直肠癌　186
- 第六节　胃肠道间质肿瘤　191
- 第七节　胆道肿瘤　194
- 第八节　口腔癌　198
- 第九节　小肠肿瘤　202
- 第十节　腹膜后肿瘤　209

第九章　泌尿系统恶性肿瘤营养治疗规程　216
- 第一节　前列腺癌　216

第二节　膀胱癌 220
　　第三节　肾癌 222

第十章　神经系统恶性肿瘤营养治疗规程 226

第十一章　生殖系统恶性肿瘤营养治疗规程 231
　　第一节　宫颈癌 231
　　第二节　卵巢癌 235
　　第三节　子宫内膜癌 238

第十二章　血液循环系统恶性肿瘤营养治疗规程 242
　　第一节　白血病 242
　　第二节　恶性淋巴瘤 245

第十三章　运动系统恶性肿瘤营养治疗规程 249

第十四章　其他恶性肿瘤临床营养治疗规程 253

索引 259

第一篇 总 论

第一章 肿瘤代谢概述

第一节 肿瘤概述

据2012年全球肿瘤数据统计，肿瘤已成为发达国家及欠发达国家人口死亡的主要原因之一。全球人口增长和人口老龄化趋势日益严重，将使肿瘤造成的负担越来越大，特别是在占全世界人口82%的欠发达国家。据统计，2012年全世界约有1 410万例肿瘤新发病例和820万例肿瘤死亡病例。美国国家癌症研究所发布最新数据显示，2016年美国估计有1 685 210例肿瘤新发病例，并且有595 690例患者将会因肿瘤而死亡。全国肿瘤登记中心（national central cancer registry of China, NCCRC）发布的数据显示，2015年中国约有4 292 000例新发肿瘤病例，相当于平均每天有近12 000例新诊断肿瘤病例，约有2 814 000例中国人死于肿瘤，每天平均超过7 500人死于肿瘤。年龄是多数恶性肿瘤公认的风险因素之一，随着中国人均寿命的延长及人口老龄化趋势的加剧，将可能会有更多的人群发生恶性肿瘤。

《2018中国肿瘤登记年报》显示，2015年中国男性发病率最高的前十位恶性肿瘤分别是：肺癌、胃癌、肝癌、食管癌、结直肠癌、膀胱癌、前列腺癌、淋巴瘤、恶性脑肿瘤、胰腺癌；中国女性发病率最高的前十位恶性肿瘤分别是：乳腺癌、肺癌、胃癌、结直肠癌、食管癌、肝癌、宫颈癌、甲状腺肿瘤、子宫癌、卵巢癌。就肿瘤发病的年龄特征而言，男性中大部分新发肿瘤及死亡发生在60~74岁，在该年龄段，肺癌及胃癌是最主要的发病及死亡癌种，在75岁及以上男性中，肺癌是最常诊断的肿瘤及最主要的肿瘤死因。大于60岁女性中，肺癌是最常诊断的肿瘤，60~74岁同样是女性新发肿瘤所占比例最大以及因肿瘤死亡最多的年龄段。

近年来，美国恶性肿瘤发病及死亡的变化趋势：女性的整体肿瘤发病趋势是稳定的，但男性的整体肿瘤发病趋势在2008—2013年每年下降2.3%，主要是由于近年来前列腺癌诊断率的下降。2010—2014年，男性肿瘤的死亡率每年下降1.8%，女性肿瘤的死亡率每年下降1.4%，儿童肿瘤的死亡率每年下降1.6%。男性16种常见肿瘤中的11种肿瘤，以及女性18种常见肿瘤中的13种肿瘤的死亡率都是下降的，包括肺癌、结直肠癌、女性乳腺癌及前列腺。与此趋势不同的是，肝癌、胰腺癌、脑癌以及子宫部位的肿瘤的死亡率升高。在美国21个州，肿瘤都排在死因第一位（归因于心脏病死亡率的大幅下降）。防治肿瘤需要国家对肿瘤研究的投入，以及将目前已知的防治肿瘤知识传授于各种人群。

第二节 肿瘤对营养代谢的影响

一、肿瘤细胞本身的物质代谢

肿瘤细胞具有快速增殖、恶性生长的特点，2012年Dr.Patrick S Ward在 Cancer cell 杂志发表里程碑式的文章，总结了肿瘤细胞代谢的十大特征，并阐明肿瘤代谢重编程（metabolic reprogramming）是肿瘤细胞一切生物学行为的核心特征。肿瘤代谢重编程指由于肿瘤细胞一些基因结构与功能改变导致肿瘤细胞本身以Warburg效应为主要特征的一系列代谢改变，包括有氧糖酵解增强、葡萄糖摄取和消耗增加、脂类和蛋白质合成加强，以及谷氨酰胺摄取和分解代谢增加等，这些改变的最终目的是有利于肿瘤恶性增殖、侵袭转移和适应不利生存环境。

（一）肿瘤细胞的糖代谢

1924年德国生化专家Otto H.Warburg发现肝癌细胞即使在氧气充足情况下始终优先通过糖酵解代谢获取腺苷三磷酸（adenosinetriphosphate，ATP）。肿瘤细胞这种特殊生化表型，称Warburg效应、有氧糖酵解、反Pasteur效应。

肿瘤细胞的糖代谢异常变化包括有氧糖酵解增加、葡萄糖摄取增加、乳酸产生和释放增加、磷酸戊糖通路进一步激活、细胞氧化磷酸化下降、细胞耗氧量下降。临床使用的正电子发射计算机断层显像（positron emission tomography-computed tomography，PET-CT）就是利用恶性肿瘤细胞的葡萄糖摄取加强、有氧糖酵解增加为原理，用于检测肿瘤复发及肿瘤转移，具体表现为恶性肿瘤摄取氟化脱氧葡萄糖（^{18}F-fluorodeoxyglucose，^{18}F-FDG）增多的高代谢影像。肿瘤细胞乳酸产生和释放增加主要与肿瘤患者体内Cori循环增加有关。Cori循环也称乳酸循环，正常状态下葡萄糖进入血液后被肌肉摄取，由于肌肉内无6-P-葡萄糖酶，因而葡萄糖在肌肉收缩过程中经糖酵解生成乳酸，该过程中1个葡萄糖净产生2分子ATP；乳酸弥散入血后再入肝，经肝内乳酸脱氢酶作用生成丙酮酸，并进一步通过糖异生为葡萄糖（消耗6分子ATP，生成1分子葡萄糖），葡萄糖进入血液后又被肌肉摄取，这就构成了一个循环（肌肉-肝脏-肌肉），此循环即Cori循环，此循环净消耗4分子ATP。健康状态下的Cori循环存在于血液-骨骼肌-肝脏细胞之间，肿瘤情况下，肿瘤细胞摄取葡萄糖，如同肌肉细胞一样，同样采取Cori循环，产生丙酮酸，进一步产生乳酸（糖酵解），经由肝脏异生为葡萄糖再次进入肿瘤细胞被利用（肿瘤细胞—肝脏—肿瘤细胞）。由于每次Cori循环净消耗4分子ATP，据估测，恶性肿瘤患者因Cori循环每日额外消耗能量约300kcal（1kcal=4.18kJ），这也是导致肿瘤患者体重下降及营养不良的重要原因。

（二）肿瘤细胞的脂代谢

肿瘤细胞脂代谢的重编程表现为：从头合成脂肪酸增加，不受其代谢通路调节，磷脂和胆固醇等的合成增加，促进肿瘤细胞分裂和增殖。研究发现，PI3K/Akt、ErbB2、HIF-1等通过促进乙酰辅酶A羧化酶（acetyl-CoA carboxylase，ACC）、ATP-柠檬酸裂解酶（ATP citrate lyase，ACL）活性增加，促进柠檬酸合成胆固醇增加；PI3K/Akt、ErbB2、HIF-1等同样刺激脂肪酸合酶（fatty acid synthase，FAS）活性，从而促进甘油三酯、磷脂合成增加。脂肪酸、磷脂、胆固醇等是构成细胞膜的重要成分，肿瘤细胞合成更多的脂肪酸、磷脂、胆固醇等，是为了更有利于肿瘤细胞的增殖。新的研究发现，积累脂肪的癌细胞往往更具侵袭性。

（三）肿瘤细胞的蛋白质代谢

肿瘤蛋白质代谢重编程表现为蛋白质/氨基酸代谢的异常变化，具体表现为：蛋白质合成增加；谷氨酰胺摄取和分解代谢加强（是其他氨基酸的10倍）；蛋氨酸再合成下降，同时有对蛋氨酸的依赖性；支链氨基酸摄取和代谢增加；精氨酸代谢增强，再合成下降。

其中，肿瘤细胞对谷氨酰胺摄取增加，谷氨酰胺的代谢增强。实际上，肿瘤细胞通过双能源代谢途径，即同时通过葡萄糖和谷氨酰胺供能，二者相互依赖。谷氨酰胺本身还具有双功能代谢途径，即一方面提供能量，另一方面参与肿瘤细胞合成代谢，即谷氨酰胺进入线粒体后，通过 α-酮戊二酸-琥珀酸循环，形成柠檬酸，进一步代谢生成脂肪酸，从而有利于肿瘤细胞增殖。同样，蛋氨酸通过形成S-腺苷蛋氨酸，进一步形成多胺，供肿瘤细胞增殖使用。

肿瘤蛋白质代谢重编程同样是为了有利于肿瘤细胞的恶性增殖、侵袭转移和适应不利生存环境。

二、肿瘤宿主代谢异常

肿瘤患者的机体（非瘤组织）代谢同样表现异常，有以下原因：机体内分泌紊乱，如肿瘤异位内分泌、胰岛素分泌不足、生长激素和甲状腺素升高等；肿瘤作为一种慢性炎症性疾病，释放多种负向细胞因子，如肿瘤坏死因子、白细胞介素1、白细胞介素6、白细胞介素10等；肿瘤细胞释放多种代谢因子，包括LMF/ZAG、蛋白水解诱导因子（proteolysis-inducing factor，PIF）等，这些代谢异常直接导致肿瘤患者的一系列临床症状，包括体重下降、厌食、疲乏、恶液质等。肿瘤患者机体内主要营养素的代谢也发生了相应变化。

（一）肿瘤患者葡萄糖代谢改变

研究显示，部分患者有胰岛素分泌下降和胰岛素抵抗、Cori循环和糖异生增加、糖原合成下降等症状。糖异生和Cori循环的增加导致机体额外能量消耗增加，加上肿瘤患者的厌食等原因，使肿瘤患者营养不良的发生非常普遍。

Zhan YS等研究了2 408例肿瘤患者的葡萄糖代谢，发现肠癌、肝癌、白血病、淋巴肿瘤以及胰腺癌患者中超过30%的患者为高血糖。Tayek JA的研究显示，静脉注射葡萄糖后，肿瘤患者的胰岛素分泌显著低于正常对照组，这种情况在正常体重及低体重肿瘤患者人群均存在，且低体重肿瘤患者与正常体重肿瘤患者相比，其胰岛素分泌更少。因而在肿瘤患者尤其是体重下降的肿瘤患者容易出现胰岛素分泌下降。

（二）肿瘤患者脂代谢改变

肿瘤患者脂代谢改变表现为脂肪动员和脂肪酸氧化分解增加，外源性脂肪利用障碍，血脂（乳糜微粒和极低密度脂蛋白）升高。肿瘤患者随着病程进展出现恶液质，可能伴有脂肪组织的减少，与脂肪动员增加、脂肪酸氧化分解增加有关。

肿瘤患者本身体脂肪构成也可能影响疾病的预后，Gil KM的研究显示，157名妇科肿瘤患者的术前肥胖与术后生活质量下降有关，表现为术前肥胖患者的生活质量评分（SF-36）以及肿瘤综合治疗功能评分量表（functional assessment of cancer therapy general，FACT-G）中的体能、心理、社交及良好生活状态评分均低于非肥胖患者。研究显示，术前肥胖的前列腺癌患者术后死亡率高于非肥胖患者。

（三）肿瘤患者机体蛋白质/氨基酸代谢改变

肿瘤患者机体的蛋白质代谢改变体现在蛋白质周转加快，肝脏急性期反应蛋白合成增加，白蛋白合成下降，往往表现为低蛋白血症。患者骨骼肌的肌蛋白合成减少，降解（主要是泛素化降解）增加，因而肿瘤患者的体重下降主要以骨骼肌的减少为主。有的患者体重没有下降，但实际是骨骼肌下降，而脂肪组织增加了。多项临床研究显示，骨骼肌下降的肿瘤患者体能下降、生活质量差、预后差。

肿瘤患者的蛋白质/氨基酸代谢改变还表现为血清氨基酸谱的变化，主要特征是生糖氨基酸（丙氨酸、精氨酸、天冬酰胺、天冬氨酸、半胱氨酸等）水平下降，合成核苷酸的氨基酸（天冬氨酸、甘氨酸、谷氨酰胺）水平下降，支链氨基酸水平下降；丙氨酸-葡萄糖循环增加，机体表现为低蛋白血症和负氮平衡。

第三节 抗肿瘤治疗对营养代谢的影响

一、放疗对肿瘤患者营养代谢的影响

放疗是头颈部肿瘤、胃肠道肿瘤、妇科肿瘤等恶性肿瘤的有效抗肿瘤治疗方式。放疗在杀伤肿瘤细胞的同时，也会损伤肿瘤附近的正常组织和器官。头颈部肿瘤、消化道肿瘤和腹盆腔部位肿瘤的放疗往往引起相应部位放射性损伤，可能出现口腔、食管及肠道的放射性黏膜炎，严重影响患者进食，导致肿瘤患者营养状况下降。研究显示，在接受放疗或同步放化疗的头颈部肿瘤患者中营养不良发生率可高达44%～88%。鼻咽癌患者放疗过程中，56%的患者体重丢失超过5%，完成治疗后中位体重丢失为6.9kg。放疗导致的患者营养状况下降显著，影响患者的临床结局，Langius JA等纳入1 340例接受放疗的头颈部肿瘤患者，将放疗期间体重丢失超过5%、放疗后12周体重丢失超过7.5%定义为严重体重丢失，调查患者的5年总生存时间（overall survival，OS）和疾病特异性生存（disease-specific survival，DSS），显示放疗期间严重体重丢失的患者其5年OS、DSS分别为62%、82%，显著低于无体重严重下降的患者（OS 70%，$P=0.01$；DSS 89%，$P=0.001$）。

二、化疗对肿瘤患者营养代谢的影响

几乎所有的化疗药物都可能引起患者出现消化道相关症状，导致进食问题，因而化疗是引起肿瘤患者营养不良的重要因素之一，尤其是化疗治疗期。化疗可引起患者恶心、呕吐、腹泻、便秘、口腔溃疡、口干、味觉改变、食欲下降、厌食、早饱等症状，导致患者食物摄入量减少，摄食的食品品种改变。这些改变与化疗药物引起的口腔、胃肠道黏膜损伤，抗肿瘤药物直接刺激大脑化学感受器导致恶心、呕吐等有关。化疗药物往往以肿瘤细胞内信号通路为靶点，因而也可能直接影响机体细胞的代谢，这些代谢的改变与机体本身的系统性炎症反应、肿瘤细胞分泌分解代谢因子亢进等代谢紊乱交互作用，使肿瘤患者表现为能量及营养素摄入不足、体重丢失。而营养不良的肿瘤患者对化疗耐受性及敏感性下降。

三、手术对肿瘤患者营养代谢的影响

手术是主要的抗肿瘤治疗方式之一，手术本身是一种强烈的应激因素，手术本身作为一种机体创伤过程,其术后将经历代谢抑制阶段和代谢亢进阶段。

术后短期的代谢抑制过程（12～24小时）和其后较长时间的代谢亢进过程（术后2～5小时）、手术中的出血等均可引起患者的能量消耗增加。尤其肿瘤患者,术前可能已存在营养不良,更难以从手术创伤中恢复。

Martin L等研究了226例行食管癌手术的患者,发现手术后6个月,63.7%的患者有超过10%的体重丢失,20.4%的患者甚至有超过20%的体重丢失,且患者出现的食欲下降、进食困难、吞咽痛等均与术后的体重下降显著相关。Karnell LH的研究发现,在578例头颈部肿瘤患者中,术前及术后3个月营养状况与生存时间相关,术后3个月保持体重不下降的患者,其生存时间最长,甚至高于术后体重增加≥5%的患者；而相对术前低体重和正常体重的患者,术前超重和肥胖的头颈部肿瘤患者术后生存时间更长。

（陆军特色医学中心　许红霞）

参 考 文 献

[1] TORRE L A, BRAY F, SIEGEL R L, et al. Global cancer statistics, 2012[J]. CA Cancer J Clin, 2015, 65(2): 87-108.

[2] SIEGEL R L, MILLER K D, JEMAL A. Cancer statistics, 2016[J]. CA Cancer J Clin, 2016, 66(1): 7-30.

[3] CHEN W, ZHENG R, BAADE P D, et al. Cancer statistics in China, 2015[J]. CA Cancer J Clin, 2016, 66(2): 115-132.

[4] JEMAL A, WARD E M, JOHNSON C J, et al. Annual report to the nation on the status of cancer, 1975—2014, featuring survival[J]. J Natl Cancer Inst, 2017, 109(9): djx030.

[5] WARD P S, THOMPSON C B. Metabolic reprogramming: a cancer hallmark even warburg did not anticipate[J]. Cancer Cell, 2012, 21(3): 297-308.

[6] WARBURG O. On the origin of cancer cells[J]. Science, 1959, 123(1956): 309-314.

[7] BUERKLE A, WEBER W A. Imaging of tumor glucose utilization with positron emission tomography[J]. Cancer Metastasis Rev, 2008, 27(4): 545-554.

[8] EDÉN E, EDSTRÖM S, BENNEGÅRD K, et al. Glucose flux in relation to energy expenditure in malnourished patients with and without cancer during periods of fasting and feeding[J]. Cancer Res, 1984, 44(4): 1718-1724.

[9] MENARD J A, CHRISTIANSON H C, KUCHARZEWSKA P, et al. Metastasis stimulation by hypoxia and acidosis-induced extracellular lipid uptake is mediated by proteoglycan-dependent endocytosis[J]. Cancer Res, 2016, 76(16): 4828-4840.

[10] ZHAN Y S, FENG L, TANG SH, et al. Glucose metabolism disorders in cancer patients in a Chinese population[J]. Med Oncol, 2010, 27(2): 177-184.

[11] TAYEK J A, MANGLIK S, ABEMAYOR E. Insulin secretion, glucose production, and insulin sensitivity in underweight and normal-weight volunteers, and in underweight and normal-weight cancer patients: a Clinical Research Center study[J]. Metabolism, 1997, 46(2): 140-145.

[12] GIL K M, GIBBONS H E, JENISON E L, et al. Baseline characteristics influencing quality of life in women undergoing gynecologic oncology surgery[J]. Health Qual Life Outcomes, 2007, 5(1): 25.

[13] LANGIUS J A, DOORNAERT P, SPREEUWENBERG M D, et al. Radiotherapy on the neck nodes predicts severe weight loss in patients with early stage laryngeal cancer[J]. Radiother Oncol, 2010, 97(1): 80-85.

[14] UNSAL D, MENTES B, AKMANSU M, et al. Evaluation of nutritional status in cancer patients receiving radiotherapy: a prospective study[J]. Am J Clin Oncol, 2006, 29(2): 183-188.

[15] MARTIN L, LAGERGREN J, LINDBLAD M. Malnutrition after oesophageal cancer surgery in Sweden[J]. Br J Surg, 2007, 94(12): 1496-1500.

[16] KARNELL L H, SPERRY S M, ANDERSON C M, et al. Influence of body composition on survival in patients with head and neck cancer[J]. Head Neck, 2016, 38(Suppl 1): E261-E267.

第二章 营养诊断规程

第一节 营养筛查

一、营养筛查的意义

营养筛查包括营养风险筛查、营养不良风险筛查和营养不良筛查。营养风险是与临床结局相对应的,与感染并发症发生率、住院时间、生活质量、成本-效果比等结局指标相关,是指现存的或潜在的与营养相关的引起患者不良临床结局的风险。营养风险筛查常用营养风险筛查2002(nutritional risk screening 2002,NRS 2002),其筛查结果为有或无营养风险。营养不良风险筛查是筛查患者是否具有营养不良的风险,包括营养不良通用筛查工具(malnutrition universal screening tool,MUST)、微型营养评定简表(mini-nutritional assessment short form,MNA-SF)、营养不良筛查工具(malnutrition screening tool,MST)及营养风险指数(nutritional risk index,NRI),其筛查结果为存在高、中、低营养不良风险或有、无营养不良风险。营养不良筛查包括体重指数(body mass index,BMI)和理想体重(ideal body weight,IBW)。中国人BMI<18.5kg/m^{2}或体重低于IBW的90%诊断为营养不良。

二、营养筛查工具的选择

(一)营养风险筛查

欧洲肠外肠内营养学会(European Society for Parental and Enteral Nutrition,ESPEN)和中华医学会肠外肠内营养分会(Chinese Society for Parental and Enteral Nutrition,CSPEN)均推荐NRS 2002作为患者是否需要营养支持的筛查工具,同时作为患者整个营养支持疗程的第一步。适用一般成年住院患者。≥3分提示存在营养风险。有营养风险的患者不一定存在营养不良,但如果忽视营养风险,有可能进展为营养不良,进而影响预后。

(二)营养不良风险筛查

筛查的方法很多,常用的方法有MUST、MST、NRI或MNA-SF等。

1. MUST/MST 是国际通用的营养不良风险筛查工具,适用于不同医疗机构及不同专业人员如护士、医师、营养师或社工等使用。MUST是适用于所有住院患者的营养筛查工具,由英国肠外肠内营养学会发展并推荐使用。Stratton RJ的研究指出,MUST可预测住院患者的住院时间和死亡率。

2. MNA-SF 主要用于65岁以上老年患者的营养风险筛查,可用于住院老年患者,也可用于门诊及社区老人。鉴于新的数据报道，美国超过一半（56%）的肿瘤幸存者是在过去十年被诊断的，其中接近一半（47%）的肿瘤幸存者是年龄≥70岁的患者，因而 MNA-SF 可较广泛地用于肿瘤患者及肿瘤幸存者。

（三）营养不良筛查

常用理想体重、体重丢失（weight loss）或 BMI 等。实际临床工作中酌情挑选其中任何一项均可。

（1）理想体重：实际体重为理想体重的 90%～109% 为适宜，80%～89% 为轻度营养不良，70%～79% 为中度营养不良，60%～69% 为重度营养不良。

（2）体重丢失：6 个月内体重非主观丢失＞5% 定义为体重丢失，3 个月体重丢失＞5% 或任何时间体重丢失＞10% 为营养不良。

（3）BMI：不同的种族、地区、国家，BMI 标准不同，中国标准为 BMI＜$18.5kg/m^2$ 为低体重（营养不足）、$18.5～23.99kg/m^2$ 为正常、$24～27.99kg/m^2$ 为超重、$≥28.0kg/m^2$ 为肥胖。

2015 年 ESPEN 发表专家共识，提出诊断营养不良的最新标准，需要先进行营养筛查，包括 NRS 2002、MNA-SF 或 MUST 均可用，发现有风险的患者，符合下述 3 条中的任何一条，均可以诊断为营养不良。

（1）BMI＜$18.5kg/m^2$；

（2）体重下降（任何时间的体重下降＞10%；3 个月内体重下降＞5%）及年龄特异性 BMI 下降（70 岁以上老年人 BMI＜$22kg/m^2$）；

（3）体重下降（任何时间的体重下降＞10%；3 个月内体重下降＞5%）及瘦体重指数（fat free mass index，FFMI）降低（女性＜15，男性＜17）。$FFMI = \dfrac{全身瘦体重（kg）}{身高（m）\times 身高（m）}$，其中的瘦体重通过人体组成评定仪测得。从该标准看出，诊断营养不良首先需要进行营养筛查。

三、营养筛查适用对象、实施时机与实施人员

营养筛查适用于所有患者，在入院后 24 小时内进行，由办理入院手续的护士实施。

四、后续处理

对筛查阳性患者，应该进行营养评估，同时制订人工营养计划或者进行营养教育；对筛查结果为阴性的患者，在一个治疗疗程结束后，再次进行营养筛查。但是，对特殊患者如恶性肿瘤患者、老年患者（≥65 岁）及危重病患者，即使营养风险筛查（特指 NRS 2002）结果阴性，也应该常规进行营养评估，因为营养风险筛查对这些人群有较高的假阴性。

ESPEN 新近发布的肿瘤患者的营养治疗指南指出，对肿瘤患者的营养管理需要基于针对所有肿瘤患者进行营养不良筛查，并进一步对有风险的肿瘤患者进行营养评估和营养治疗。营养筛查本身是一种快速的工具，要求 10 分钟以内能完成整个筛查，对肿瘤患者的营养管理要求先对所有诊断为肿瘤的患者进行营养筛查，并对有风险的患者进一步进行评估及营养支持。在该指南中，ESPEN 推荐 MUST 作为营养不良筛查工具。

鉴于肿瘤患者中普遍存在营养不良，其营养不良与其较差临床结局相关，中国抗癌协会肿瘤营养专业委员会推荐所有已明确诊断的肿瘤患者必须进行营养筛查，工具可以酌情选择上述任何一种。对经筛查有风险的患者进行营养评估。这些肿瘤患者既包括肿瘤治疗

不同阶段的人群、进入姑息治疗阶段以及治愈的人群,也包括住院患者、门诊及社区患者。营养风险筛查除涵盖肿瘤患者外,还应涵盖肿瘤幸存者,即肿瘤已被治愈的患者。

(陆军特色医学中心　许红霞,首都医科大学附属北京世纪坛医院　石汉平)

参 考 文 献

[1] 杨剑,张明,蒋朱明,等. 营养筛查与营养评定:理念、临床应用及误区 [J]. 中华临床营养杂志,2017,25(1):59-64.

[2] STRATTON R J, KING C L, STROUD M A, et al. Malnutrition universal screening tool' predicts mortality and length of hospital stay in acutely ill elderly[J]. Br J Nutr, 2006, 95(2): 325-330.

[3] MILLER K D, SIEGEL R L, LIN C C, et al. Cancer treatment and survivorship statistics, 2016[J]. CA Cancer J Clin, 2016, 66(4): 271-289.

[4] CEDERHOLM T, BOSAEUS I, BARAZZONI R, et al. Diagnostic criteria for malnutrition - an ESPEN consensus statement[J]. Clin Nutr, 2015, 34(3): 335-340.

[5] 石汉平,赵青川,王昆华,等. 营养不良的三级诊断 [J]. 肿瘤代谢与营养电子杂志,2015,2(2):31-36.

[6] 杨家君,黄学军,邓俊晖,等. PG-SGA 在常见消化道恶性肿瘤患者中的应用研究 [J]. 肿瘤代谢与营养电子杂志,2017,4(2):189-193.

[7] ARENDS J, BACHMANN P, BARACOS V, et al. ESPEN guidelines on nutrition in cancer patients[J]. Clin Nutr, 2017, 36(1): 11-48.

第二节　营 养 评 估

经过营养筛查后,对于存在风险的患者,还要进行营养评估(nutritional assessment)。营养评估是由受过培训的专业人员,使用营养评估工具,为制订营养治疗方案提供依据。通过营养评估将患者分为营养良好、营养不良两类,并判断营养不良的严重程度,从而指导进行相应的营养治疗。

一、内容与方法

营养评估的方法非常多,争议也非常大。目前国际上较为常用的有主观全面评定(subjective global assessment,SGA)、微型营养评定(mini-nutritional assessment,MNA)、患者参与的主观全面评定(patient-generated subjective global assessment,PG-SGA)等。SGA 是一种通用型临床营养评估工具,是目前临床营养评估的"金标准",适用于一般成年住院患者。MNA 是专门为老人开发的工具,比 SGA 更适合于 65 岁以上老年人,主要用于社区居民,也适用于住院患者及家庭照护患者。PG-SGA 是专门为肿瘤患者设计的肿瘤特异性营养评估工具,具体内容包括体重、进食情况、症状、活动和身体功能、疾病与营养需求的关系、代谢需求、体格检查七个方面,前四个方面由患者自己评估,后三个方面由医务人员评估,评估结果包括定性评估及定量评估两种。定性评估将患者分为营养良好、可疑或中度营养不良、重度营养不良三类;定量评估将患者分为 0～1 分(无营养不良),2～3 分(可疑或轻度营养不良)、4～8 分(中度营养不良)、≥9 分(重度营养不良)四类。定量评估更加方便,已经成为国家卫生行业标准。中国抗癌协会肿瘤营养专业委员会根据 PG-SGA 定量评估结果,制订了肿瘤患者分类营养治疗临床路径（图2-2-1）。

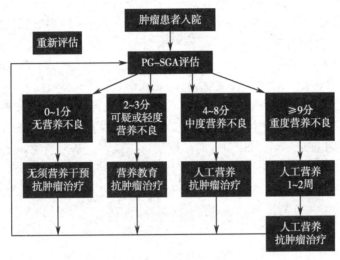

图 2-2-1　肿瘤患者分类营养治疗临床径路

注：抗肿瘤治疗泛指手术、化疗、放疗、免疫治疗等，人工营养指肠内营养（enteral nutrition，EN）及肠外营养（parenteral nutrition，PN）

二、适用对象、实施时机与实施人员

对营养筛查阳性患者、特殊患者人群如全部肿瘤患者、老年患者及危重病患者应该常规进行营养评估。在患者入院后 48 小时内由营养专业人员（营养护士、营养师或医师）完成完成。护士具有如下资质之一者视为营养护士：

(1) 营养师资格证；
(2) 临床营养科进修 3 个月以上；
(3) 从事临床营养工作满 6 个月。

门诊的适用对象在其就诊时进行营养评估，住院的适用对象在其入院后 48 小时内进行营养评估。家居肿瘤患者每 3 个月到门诊接受一次营养评估，住院肿瘤患者在一个治疗疗程结束后再次进行营养评估或每 2 周进行一次营养评估。实施人员应该有在他人（有评估经验者）指导下完成至少 10 例患者的评估经历，才能独立进行营养评估。

三、后续处理

对营养良好的患者，可实施营养教育，无须人工营养。对营养不良的患者，应该进一步实施综合评价，或者同时实施营养治疗。

四、常用营养评估工具

（一）患者参与的主观全面评定（patient-generated subjective global assessment，PG-SGA）

PG-SGA 是由美国 Ottery FD 于 1994 年提出，专门为肿瘤患者设计的营养状况评估方法，是在主观全面评定的基础上发展起来的。临床研究提示，PG-SGA 是一种有效的肿瘤患者特异性营养状况评估工具，因而得到美国营养师协会（American Dietetic Association，ADA）等单位的广泛推广与应用。

PG-SGA 由患者自我评估及医务人员评估两部分组成，具体内容包括体重、进食情况、症状、活动和身体功能、合并疾病、应激、体格检查七个方面，前四个方面由患者自我评估，后三个方面由医务人员评估。

（二）主观全面评定（subjective global assessment, SGA）

SGA 是 20 世纪 80 年代由加拿大 Baker 教授等建立的一种简单而有效的临床营养评估工具，是目前临床营养评估的金标准，得到美国肠外肠内营养学会（American Society for Parental and Enteral Nutrition, ASPEN）的高度认可与推荐。是目前临床上使用最为广泛的一种通用临床营养状况评价工具，广泛使用于门诊及住院、不同疾病及不同年龄患者的营养状况评估。SGA 评估内容包括病史（体重变化、进食量变化、胃肠道症状、活动能力改变、疾病状态下的代谢需求）与体格检查（包括皮下脂肪的丢失、肌肉的消耗、水肿情况）两个方面。

SGA 评分等级：

A = 营养良好（大部分是 A，或明显改善）

B = 轻～中度营养不良

C = 重度营养不良（大部分是 C，明显的躯体症状）

（三）微型营养评定（mini-nutritional assessment, MNA）

目前，临床上使用的 MNA 有全面版 MNA（full MNA，简称全版 MNA）及简捷版 MNA（MNA short form, MNA-SF，简称简版 MNA，还有人称它为微型营养评价精法）。前者又分为传统版 MNA 及新版 MNA^R，后者也分为新旧两个版本。

传统版 MNA 是瑞士雀巢公司营养部的 Guigoz Y 于 1994 年创建的，并于 1996 年进行完善，从而形成了现在的传统版 MNA。它是专门为老年患者设计的营养筛查与评估方法。传统版 MNA 由人体学测量、整体评估、饮食评估及主观评估 4 个方面，共 18 个问题（参数）组成。人体学测量指标有体重、身高、上臂围、腓肠肌围、体重下降等；整体评估有 6 个与生活方式、医疗及活动能力相关的项目；饮食评估是与进餐数、食物、水分及饮食方式相关的 6 个参数；主观评估包括自我评估与他人评估。Guigoz Y 等将营养状况按 MNA 所得分值分为三类：营养正常，MNA 值≥24 分；潜在营养不良或营养不良风险，MNA 值 17～23.5 分；营养不良，MNA 值＜17 分。MNA 18 个参数的总分为 30 分。

Rubenstein LZ 等在 2001 年改造传统 MNA、设计 MNA-SF 的同时，提出可以将传统 MNA 分为筛查与评估两部分，分两步实施，从而形成了新版 MNA^R。MNA^R 由两个部分（两个表格）构成，第一部分采用 MNA-SF 的 6 个条目（与 MNA-SF 完全相同，总分为 14 分），第二部分由 12 个条目组成。他们认为，对老年受试者可以先采用第一部分（即 MNA-SF）进行营养风险筛查，如果受试者存在营养不良风险，则进而采用第二部分进行营养评估。所以，MNA^R 第一步应该视为筛查，第二步为评估。当第一部分评分＞12 分时，提示患者营养状况良好，不需进行第二部分评估。当第一部分评分≤11 分时，应该进行第二部分评估，以判断患者的营养状态。将测得的两部分总分相加，进行患者营养状况的最后评定，评定标准与传统 MNA 一致，即：MNA≥24 分，营养正常；MNA 17～23.5 分，潜在营养不良；MNA＜17 分，营养不良。由于 MNA^R 分为筛查与评估两步实施，通过筛查先剔除营养正常的受试者，使他们免受评估之扰,也使评估更有针对性,使评估对象大大减少,从而节省了大量的医疗资源,也更加方便受试者,从而使MNA^{R}更加容易被接受、被实施。

MNA适用于所有老年人群,2003年ESPEN推荐使用MNA进行老年人的营养评估。

小　结

营养筛查与营养评估是两个不同的概念,但营养筛查与评估的目的是一致的,其共同目的是发现具有营养风险和营养不良的患者,确定营养治疗的对象,进而实施营养治疗,以预防临床并发症,减少治疗失败率,降低医疗健康保健费用,从而达到改善临床结局的总效应。

(首都医科大学附属北京世纪坛医院　石汉平　杨柳青　王晓琳　张艳,
中国科学院北京转化医学研究院/中国医科大学航空总医院　曲芊诺)

参 考 文 献

[1] MUELLER C, COMPHER C, ELLEN D M, et al. A.S.P.E.N.clinical guidelines nutrition screening, assessment, and intervention in adults[J]. JPEN J Parenter Enteral Nutr, 2011, 35(1):16-24.

[2] 石汉平,李薇,齐玉梅,等. 营养筛查与评估[M]. 北京:人民卫生出版社,2014.

[3] OTTERY F D. Rethinking nutritional support of the cancer patient: the new field of nutritional oncology[J]. Semin Oncol, 1994, 21(6):770-778.

[4] BAKER J P, DETSKY A S, WESSON D E, et al. Nutritional assessment: a comparison of clinical judgement and objective measurements[J]. N Engl J Med, 1982, 306(16):969-972.

[5] DETSKY A S, MCLAUGHLIN J R, BAKER J P, et al. What is subjective global assessment of nutritional status?[J]. JPEN J Parenter Enteral Nutr, 1987, 11(1):8-13.

[6] GUIGOZ Y, VELLAS B, GARRY P J, et al. Mini nutritional assessment: a practical assessment tool for grading the nutritional state of elderly patients[J]. Facts Res Gerontonol, 1994, 2(11):31-36.

[7] BAUER J, CAPRA S, FERGUSON M. Use of the scored Patient-Generated Subjective Global Assessment (PG-SGA) as a nutrition assessment tool in patients with cancer[J]. Eur J Clin Nutr, 2002, 56(8):779-785.

[8] 石汉平,余红兰,吴承堂,等. 普通外科营养学[M]. 北京:人民军医出版社,2012.

[9] RUBENSTEIN L Z, HARKER J O, SALVÀ A, et al. Screening for undernutrition in geriatric practice: developing the short-form mini-nutritional assessment(MNA-SF)[J]. J Gerontol A Biol Sci Med Sci, 2001, 56(6):M366-372.

第三节　综合评价

肿瘤患者的营养诊断应该遵循三级诊断(three grade diagnosis)原则,即第一级诊断:营养筛查(nutritional screening);第二级诊断:营养评估(nutritional assessment);第三级诊断:综合评价(comprehensive investigation)(图2-3-1)。

通过营养评估,患者的营养不良及其严重程度已经明确,为了进一步了解营养不良的原因、类型及其后果,需要对患者实施进一步的多维度调查,称综合评价。

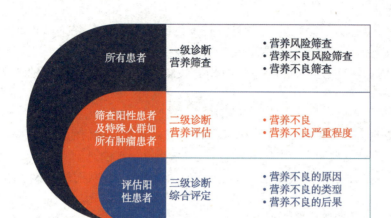

图 2-3-1　营养不良三级诊断模式图

一、内容与方法

综合评价的内容包括能耗水平、应激程度、炎症反应、代谢状况、器官功能、人体组成、心理状况、体能等方面。综合评价的方法仍然是一般疾病诊断中常用的手段,如病史采集、体格体能检查、实验室检查、器械检查,但是具体项目与一般疾病诊断有显著不同,重点关注营养不良对患者的影响(表 2-3-1)。

表 2-3-1　营养不良三级诊断(综合评价)主要内容

病史采集	体格体能检查	实验室检查	器械检查
现病史	体格检查	血液学基础	影像学检查
既往史	人体学测量*	重要器官功能	PET-CT*
膳食调查*	体能测定*	激素水平*	人体组成评定*
健康状况评分*		炎症反应*	代谢车*
生活质量评估*		营养组合*	
心理调查*		代谢因子及产物*	

注:*营养不良三级诊断(综合评价)时关注的内容。

通过综合评价对患者的营养不良进行四维度分析,判断患者能量消耗多少、应激程度轻重、炎症水平高低及代谢紊乱有无,从而指导临床治疗(图 2-3-2)。

二、适用对象、实施时机与实施人员

理论上,任何营养不良患者都应该进行综合评价。但是,在实际工作中,出于卫生经济学考虑,轻、中度营养不良患者可不常规进行综合评价,重度营养不良患者应该常规实施综合评价。一般来说,综合评价应该在入院后 72 小时内完成。由不同学科人员实施。

三、后续处理

综合评价阴性(无代谢紊乱、无器官功能不全、无心理障碍)患者只需要营养治疗;对综合评价阳性的患者,要实施综合治疗,包括营养治疗、炎症修饰、代谢调节、免疫调理、功能维护、心理支持等。

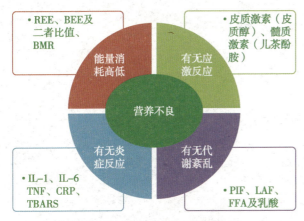

注：REE. resting energy expenditure，静息能量消耗；BEE. basal energy expenditure，基础能量消耗；IL-1. interleukin 1，白细胞介素 1；IL-6. interleukin 6，白细胞介素 6；TNF. tumor necrosis factor，肿瘤坏死因子；CRP. C-reactive protein，C 反应蛋白；TBARS. thiobarbituric acid reactive substances，硫代巴比妥酸反应产物；PIF. proteolysis-inducing factor，蛋白水解诱导因子；LAF. lipid mobilizing factor，脂肪动员因子；NEFA. non-esterified fatty acids，非酯化脂肪酸

图 2-3-2　营养不良的四维度分析

营养不良的三级诊断与营养不良的治疗密切相关。第一级诊断是发现风险，是早期，阳性患者此时可能只需要营养教育，不需要人工营养；第二级诊断是发现营养不良，是中期，阳性患者此时既需要营养教育，也需要人工营养，但不需要综合治疗；第三级诊断是判断营养不良对患者生理（身体组成及功能）、心理的影响，是严重阶段，阳性患者此时常常需要综合治疗，而不仅仅是营养治疗。营养不良的三级诊断与治疗流程见图 2-3-3。

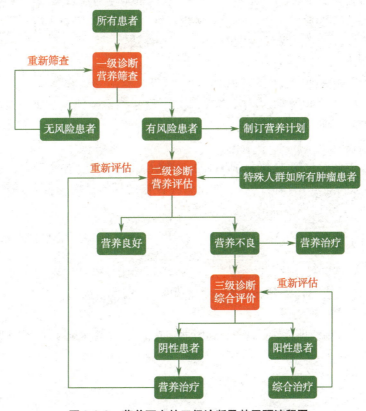

图 2-3-3　营养不良的三级诊断及其干预流程图

（首都医科大学附属北京世纪坛医院　石汉平　杨柳青　王晓琳　张艳，中国科学院北京转化医学研究院/中国医科大学航空总医院　曲芊诺）

参 考 文 献

[1] 石汉平，李薇，齐玉梅，等. 营养筛查与评估 [M]. 北京：人民卫生出版社，2014.
[2] 石汉平，赵青川，王昆华，等. 营养不良的三级诊断 [J]. 肿瘤代谢与营养电子杂志，2015，2(2)：31-36.

第四节　国家卫生行业标准——PG-SGA

本标准规定了对肿瘤患者进行营养评估的方法、范围、内容和结果判定等。

本标准适用于对已经确诊的尚未治疗和已经进行过治疗的恶性肿瘤患者进行营养评估，以确定其营养状况。

一、评估对象和方法

（一）评估对象

评估对象应符合下列条件，即：年龄18岁以上的成年人，病理确诊为恶性肿瘤，神志清楚，无交流障碍，愿意接受评估，非濒临死亡。

（二）评估时间

门诊的适用对象在其就诊时进行营养评估，住院的适用对象在其入院后48小时内进行营养评估。家居肿瘤患者每3个月到门诊接受一次营养评估，住院肿瘤患者在一个治疗疗程结束后再次进行营养评估或每2周进行一次营养评估。

（三）实施人员

受过培训的临床医师、临床营养师和护师。

培训内容包括评估的程序、方法、内容、标准、结果判定及处理。实施人员应该有在他人（有评估经验者）指导下完成至少10例患者的评估经历，才能独立进行营养评估。

（四）评估对象的告知

评估前应向评估对象简要介绍评估目的、内容及其必要性。如果营养评估是常规的诊治行为，则无需获得患者的知情同意。如果营养评估的目的是用于科学研究，则应获得患者的知情同意，并需要得到医院伦理委员会的批准。

二、评估内容

PG-SGA由患者自我评估及医务人员评估两部分组成，具体内容包括体重、进食情况、症状、活动和身体功能、合并疾病、应激、体格检查七个方面，前四个方面由患者自我评估，后三个方面由医务人员评估。

采用PG-SGA对肿瘤患者进行营养评估时要实时记录，患者主观全面评定记录见表2-4-1、表2-4-2。

表 2-4-1　患者自我评估记录表

1. 体重			2. 进食情况
1个月内体重下降率	评分	6个月内体重下降率	在过去的1个月里，我的进食情况与平时情况相比： □无变化（0） □大于平常（0） □小于平常（1） 我目前进食： □正常饮食（0） □正常饮食，但比正常情况少（1） □进食少量固体食物（2） □只能进食流质食物（3） □只能口服营养制剂（3） □几乎吃不下食物（4） □只能依赖管饲或静脉营养（0） 第2项计分：
≥10%	4	≥20%	^
5%～9.9%	3	10%～19.9%	^
3%～4.9%	2	6%～9.9%	^
2%～2.9%	1	2%～5.9%	^
0～1.9%	0	0%～1.9%	^
2周内体重无变化	0		^
2周内体重下降	1		^
第1项计分：			^

3. 症状	4. 活动和身体功能
近2周来，我有以下的问题，影响我的饮食： □没有饮食问题（0） □恶心（1）□口干（1） □便秘（1）□食物没有味道（1） □食物气味不好（1）□吃一会儿就饱了（1） □其他（如抑郁、经济问题、牙齿问题）（1） □口腔溃疡（2）□吞咽困难（2） □腹泻（3）□呕吐（3） □疼痛（部位）（3） □没有食欲，不想吃饭（3）	在过去的1个月，我的活动： □正常，无限制（0） □与平常相比稍差，但尚能正常活动（1） □多数时候不想起床活动，但卧床或坐着时间不超过12h（2） □活动很少，一天多数时间卧床或坐着（3） □几乎卧床不起，很少下床（3） 第4项计分：
第3项计分：	第1～4项计分（A评分）：

操作说明：

患者目前体重为实测体重。任何原因使患者不能自行测量体重时，可抱起患者一起测量，再测量并减去抱起人的体重。

1个月前的体重和6个月前的体重患者可能记不清，此时，可采取在目前体重的基础上逐渐加量询问或逐渐减量询问，根据患者本人选定的近似值填写体重。例如，患者目前体重为50kg，可以询问患者1个月前大约有51kg、52kg、53kg、54kg、55kg，或49kg、48kg、47kg、46kg、45kg，然后根据患者本人选定的数字，作为1个月前的体重。

体重下降百分率是指下降体重占原体重的百分比。例如，患者1个月前体重50kg，目前体重46kg，1个月内下降4kg，则下降百分比为（50－46）/50＝8%。

表2-4-1以1个月的体重变化情况评分，没有1个月体重变化资料时，则以6个月体重变化情况评分。2周内体重下降需另计1分，无下降为0分。两者相加为体重总分。

无法准确了解具体体重时，可根据患者体重下降程度：无/轻/中/重/极重，自我评分为0/1/2/3/4分。

表2-4-1第1项计分方法：本项为累计计分。

表2-4-1第2项计分方法：本项为多选，但是计分不做累加，以最高分选项为本项计分。

表2-4-1第3项计分方法：本项症状为近2周内经常出现的症状，偶尔一次出现的症状不能作为选择，本项为多选，累计计分。如没有食欲、不想吃，计3分；恶心，计1分；呕吐，计3分；口腔溃疡，计2分；腹泻，计3分；该项最后得分为3＋1＋3＋2＋3＝12分

表2-4-1第4项计分方法：本项为单选，取最符合的一项作为本项计分。

表2-4-2 医务人员评估记录表

5. 合并疾病	
疾病	评分
肿瘤	1
艾滋病	1
呼吸或心脏疾病恶液质	1
存在开放性伤口或肠瘘或压疮	1
创伤	1
年龄	评分
超过65岁	1
第5项计分（B评分）	

6. 应激				
应激	无(0)	轻(1分)	中(2分)	重(3分)
发热	无	37.2～38.3℃	38.3～38.8℃	>38.8℃
发热持续时间	无	<72h	72h	>72h
是否用激素（泼尼松）	无	低剂量（<10mg/d泼尼松或相当剂量的其他激素）	中剂量（10～30mg/d泼尼松或相当剂量的其他激素）	大剂量（>30mg/d泼尼松或相当剂量的其他激素）
第6项计分（C评分）				

7. 体格检查				
项目	0分	1分	2分	3分
肌肉状况				
颞部（颞肌）				
锁骨部位（胸部三角肌）				
肩部（三角肌）				
肩胛部（背阔肌、斜方肌、三角肌）				
手背骨间肌				
大腿（四头肌）				
小腿（腓肠肌）				
总体肌肉丢失评分				
第7项计分（D评分）				
总分＝A＋B＋C＋D_____				

操作说明：

表2-4-2第5项为单项或多项选择，累计计分。如果患者存在表2-4-2第5项中没有列举出来的疾病，不予计分。

患者体温为评估当时实测体温。这里的"发热"定义为本次调查时刻的体温升高，而不是病历体温单记录的体温升高。如果调查时体温升高，需了解此前3天的体温及激素使用情况。如果调查时刻体温不升高，即记录为无发热。

发热持续时间为本次发热已经持续的时间。

激素使用是指因为本次发热而使用的激素，如果连续多日使用不同剂量的激素，取其平均值作为激素剂量。其他原因如结缔组织病使用的激素，不作评估。

C评分为累计评分。如果患者体温37.5℃，计1分；持续发热已经4天，计3分；每天使用20mg泼尼松，计2分。总计分为6分。

体格检查包括肌肉的七个方面。检查顺序是从上到下，从头到脚。先看颞肌，再往下到锁骨部位（胸部三角肌）、肩部（三角肌）、肩胛部（背阔肌、斜方肌、三角肌），再检查手背骨间肌肉（尤其是虎口处）；最后依次检查大腿（四头肌）、小腿（腓肠肌）。按多数部位情况确定患者肌肉得分，如多数部位肌肉为轻度丢失，则肌肉情况的最终得分即为轻度，计1分；如多数部位肌肉为中度丢失，则肌肉情况的最终得分为2分。

三、评分标准

(一)患者自评表(A评分)

体重评分见表2-4-3。

表2-4-3 患者体重变化评分

目前我的体重约为_____kg
目前我的身高约为_____cm
1个月前我的体重约为_____kg
6个月前我的体重约为_____kg

最近两周内我的体重
无改变(0)
增加(0)
下降(1)

(二)医务人员评估表

1. 合并疾病(B评分)(表2-4-4)

表2-4-4 合并疾病(B评分)

合并疾病及其与营养需求的关系
相关诊断(详细说明):
肿瘤分期:Ⅰ Ⅱ Ⅲ Ⅳ
其他
年龄

操作说明
　　按表2-4-2第5项进行单项或多项选择,累计计分。如果患者存在表2-4-2第5项中没有列举出来的疾病,不予计分。B评分中的"其他"指分期不确定或不同分期体系。

2. 应激(C评分)(表2-4-5)

表2-4-5 应激(C评分)

目前体温_____℃;
如果为发热,发热持续时间_____h;
是否用糖皮质激素 □是 药名_____ 最大总剂量/(mg/d)_____ □否

操作说明
　　患者体温为评估当时实测体温。这里的"发热"定义为本次调查时的体温升高,而不是病历体温单记录的体温升高。如果调查时体温升高,需了解此刻前3天的体温及激素使用情况。如果调查时刻体温不升高,即记录为无发热。
　　发热持续时间为本次发热已经持续的时间。
　　激素使用是指因为本次发热而使用的激素,如果连续多日使用不同剂量的激素,取其平均值作为激素剂量。其他原因如结缔组织病使用的激素,不作评估。
　　C评分为累计评分。如患者体温37.5℃,计1分;持续发热已经4天,计3分;每天使用20mg泼尼松,计2分。总计分为6分。

3. 体格检查（D 评分） 在体格检查的肌肉、脂肪及液体三方面，肌肉权重最大，所以体格检查项目评分，以肌肉丢失得分为体格检查项目的最终得分。肌肉检查包括七个方面，检查顺序是从上到下，从头到脚。先看颞肌，再往下到锁骨部位（胸部三角肌）、肩部（三角肌）、肩胛部（背阔肌、斜方肌、三角肌），再检查手背骨间肌肉（尤其是虎口处）；最后依次检查大腿（四头肌）、小腿（腓肠肌）（表 2-4-6、表 2-4-7）。

表 2-4-6 体格检查（D 评分）

项目	得分
肌肉	

操作说明

按多数部位情况确定患者肌肉得分，如多数部位肌肉为轻度丢失，则肌肉情况的最终得分即为轻度，计 1 分；如多数部位肌肉为中度丢失，则肌肉情况的最终得分为 2 分。

表 2-4-7 肌肉情况评估

部位	检查要旨	0 分	1 分	2 分	3 分
颞部（颞肌）	直接观察，让患者头转向一边	看不到明显凹陷	轻度凹陷	凹陷	显著凹陷
锁骨部位（胸部三角肌）	看锁骨是否凸出及其程度	青年男性看不到锁骨，女性及成年男性、看到但不凸出	部分凸出	凸出	明显凸出
肩部（三角肌）	看肩部是否凸出，形状，手下垂	圆形	肩峰轻度凸出	介于 1 分与 3 分之间	肩锁关节方形，骨骼凸出
手背骨间肌	观察手背，拇指和示指对捏，观察虎口处是否凹陷	拇指和示指对捏时肌肉凸出，女性可平坦	平坦	平坦和凹陷	明显凹陷
肩胛骨（背阔肌、斜方肌、三角肌）	患者双手前推，看肩胛骨是否凸出	肩胛骨不凸出，肩胛骨内侧不凹陷	肩胛骨轻度凸出，肋、肩胛、肩、脊柱间轻度凹陷	肩胛骨凸出，肋、肩胛、肩、脊柱间凹陷	肩胛骨明显凸出，肋、肩胛、肩、脊柱间显著凹陷
大腿（股四头肌）	圆润，张力明显	轻度消瘦，肌肉较弱	介于二者之间	大腿明显消瘦，几乎无肌张力	
小腿（腓肠肌）		肌肉发达	消瘦，有肌肉轮廓	消瘦，肌肉轮廓模糊	消瘦，无肌肉轮廓，肌肉松弛无力
肌肉消耗得分					

（三）结果判定与营养干预

1. 结果评定 根据 PG-SGA 得分，将肿瘤患者的营养状况分为四类（表 2-4-8）。

表 2-4-8　PG-SGA 分级评估结果判断

得分	评判结果
0～1 分	营养良好
2～3 分	可疑或轻度营养不良
4～8 分	中度营养不良
≥9 分	重度营养不良

2. 营养干预

0～1 分：此时不需要干预措施，治疗期间保持常规随诊及评估。

2～3 分：由营养师、护师或医师进行患者或患者家庭教育，并可根据患者存在的症状和实验室检查结果，进行药物干预。

4～8 分：由营养师进行干预，并可根据症状的严重程度，与医师、药师及护师联合进行营养干预。

≥9 分：急需进行症状改善和/或同时进行营养干预。

参 考 文 献

中华人民共和国卫生行业标准：肿瘤患者主观整体营养评估. WS/T 555—2017.

第三章 营养治疗实施规程

第一节 能量、制剂与配方

恶性肿瘤可导致机体发生能量、营养素代谢的异常变化,通过多种途径使患者内脏和躯体蛋白质消耗,损害组织结构和器官功能,减弱机体免疫力,最终造成肿瘤患者营养不良和极度消瘦的肿瘤恶液质状态。营养不良使机体抵抗力降低,增加宿主易患性,降低肿瘤患者放疗、化疗耐受性,增加放疗、化疗并发症,直接缩短生存期,导致死亡率增高、医疗成本提高、住院费用增加和住院时间延长等。因此,肿瘤患者营养疗法的重要性不言而喻。营养疗法可分为肠内营养(enteral nutrition,EN)和肠外营养(parenteral nutrition,PN)。临床上恶性肿瘤患者往往存在不同程度胃肠功能障碍,需要根据患者的胃肠功能选择合适的营养制剂和配方。

一、能量

(一)肿瘤患者能量及物质代谢变化

能量代谢是指三大营养物质在体内代谢过程中所伴随的能量产生和利用过程。机体在不同的生理或病理状态下,能量代谢特点也有所不同。大多数研究者认为,无论是与健康者比较,还是与 H-B 公式预测值比较,初诊肿瘤患者的静息能量消耗(resting energy expenditure,REE)均升高,且与 C 反应蛋白(C-reactive protein,CRP)及一些炎症因子释放有关。经有效的治疗(根治术或对放疗、化疗有反应)后,其 REE 有不同程度地下降。不同类型肿瘤间机体能量消耗变化不同,肿瘤的分期及分化程度对机体代谢也有影响,肿瘤患者的能量代谢之所以具有其特殊性,这主要源于肿瘤本身的作用、机体对肿瘤的反应以及抗肿瘤治疗的相关因素等。它的主要代谢改变是葡萄糖合成率的变化,糖异生、糖酵解增加,脂肪动员和氧化加速,蛋白质合成减少。为了维持细胞的持续增殖,肿瘤细胞通过调整能量代谢以适应其生物合成的需要。

1. 糖代谢　肿瘤患者的糖代谢异常主要表现为葡萄糖的氧化和利用降低,葡萄糖转化增加,胰岛素抵抗和胰岛素分泌相对不足。1920 年,著名生化学家 Otto Warburg 发现,在有氧条件下肿瘤细胞大量摄取葡萄糖,并产生乳酸的现象,被称为"Warburg 效应"。大多数正常组织在有氧时通过糖的有氧分解获取能量,只有在缺氧时,才进行无氧糖酵解。肿瘤组织则不同,即使在有氧条件下也主要以糖酵解获取能量,肿瘤细胞的糖酵解能力是正常细胞的 20~30 倍。尽管有氧糖酵解产生的 ATP 较线粒体的氧化磷酸化(oxidative

phosphorylation）低18倍，但肿瘤细胞还是采取有氧糖酵解代谢方式的原因是，除了糖酵解能够快速产生ATP以及代谢终产物形成的酸性微环境适应肿瘤生存外，最重要的是重组能量代谢能够促进肿瘤细胞对营养物质的摄取并合成生物大分子（如核苷、氨基酸和脂质）。

葡萄糖在肿瘤细胞内酵解仅生成2分子ATP和2分子乳酸。乳酸在肝内重新生成1分子葡萄糖时需消耗6分子ATP，因此每一次循环有4个高能磷酸键的损失，因而在这一无效循环（也称乳酸循环，Cori循环）中浪费了大量的能量，据研究估测，恶性肿瘤患者Cori循环每日额外消耗约300kcal能量。正常情况下，Cori循环仅占葡萄糖转化的20%，而在肿瘤恶液质患者中却增加至50%，60%的乳酸再次进入Cori循环。研究表明，Cori循环活性的增强和体重消耗之间有关联。肿瘤患者乳酸水平与肿瘤的转移和复发率呈正相关，与患者生存率呈负相关。乳酸、甘油和生糖氨基酸的糖异生作用增加，是肿瘤患者葡萄糖转化增加的最主要特征，葡萄糖转化增加的量直接受到肿瘤分期、组织类型以及是否存在恶液质等方面的影响。另有研究证实恶性肿瘤患者存在胰岛素抵抗，胰岛素敏感性在发病早期即降低，出现胰岛素抵抗，而且这种变化与肿瘤分期、肿瘤的部位无关。肿瘤的存在，是诱导胰岛素抵抗的主要原因，炎性反应等其他因素也参与胰岛素抵抗的发生。

2. 蛋白质和氨基酸代谢　肿瘤患者蛋白质和氨基酸代谢总体表现为蛋白质合成和分解均增加、分解速度超过合成速度呈负氮平衡，蛋白质转化率升高、低蛋白血症、血浆氨基酸谱异常，骨骼肌萎缩、瘦体组织下降、内脏蛋白消耗。为适应肿瘤生长，肝脏蛋白质合成增高，对氨基酸需求增加，加速骨骼肌消耗，所需氨基酸与肌肉消耗氨基酸组成不匹配，导致持续性氨基酸储备消耗、总蛋白质转化率和净蛋白分解率增加。肿瘤分解蛋白释放大量氨基酸，患者血浆氨基酸谱异常，并以糖异生方式满足肿瘤组织对糖的需求。

肿瘤细胞常常加强蛋白质合成和增加一些氨基酸的摄取和代谢，包括谷氨酰胺摄取和分解代谢加强、蛋氨酸依赖性增强、支链氨基酸（branched chain amino acid，BCAA）摄取和氧化分解增加、精氨酸需求增加而再合成能力下降等。

3. 脂肪代谢　肿瘤患者的脂肪代谢改变主要表现为内源性脂肪动员和脂肪氧化增加、脂肪合成减少、甘油三酯转化率增加、外源性甘油三酯水解减弱。这导致肿瘤患者血浆非酯化脂肪酸浓度升高、脂肪分解和脂肪酸氧化增加、体脂储存量下降。脂肪分解而来的脂肪酸部分再酯化为甘油三酯，甘油三酯和脂肪酸循环增强、能量消耗增加。因而，肿瘤患者静息能量消耗明显升高，只是不同类型肿瘤间机体能量消耗变化不同。肿瘤患者的脂肪代谢变化，在肿瘤发生的早期即已存在。脂肪酸是荷瘤状态下机体的主要能量物质，即使给予外源性葡萄糖，也不能抑制体内脂肪的持续分解和氧化。

肿瘤细胞的脂肪酸从头合成增强，磷脂和胆固醇合成增强，并且不受其代谢通路调节，研究发现脂肪细胞内脂肪酸从头合成增加与细胞脂类水平无关，其原因还不清楚，这可能与肿瘤细胞不断增殖需要合成大量膜脂有关，并且与肿瘤细胞恶性表现（侵袭和迁移等）有关。

（二）肿瘤患者能量及营养素需求量

1. 能量　尽管肿瘤患者的代谢情况差异较大，但是整体上肿瘤患者处于高代谢状态，适量且充足的能量供给，对于疾病的支持治疗及患者生活质量的提高有重要意义。能量需求量常由静息能量消耗（REE）来预测，REE值可通过测定法和计算法获得。①测定法，可通过量热计直接测量法和代谢车间接测热法测定；②估算法，具体方法是用公式计算，目前，已发表的估算公式共有200多种，《中国肿瘤营养治疗指南》推荐能量需求的估算公式采用 Mifflin-St Jeor 公式：

男性：REE（kcal/d）= 9.99 × W + 6.25 × H − 4.92 × A + 5

女性：REE（kcal/d）= 9.99 × W + 6.25 × H − 4.92 × A − 161

W：weight，体重（kg）；H，height，身高（cm）；A：age，年龄（Y）

非蛋白能量（non-protein calorie，NPC）在代谢支持时一般按 REE 的 1.1~1.3 倍给予，营养治疗按 REE 1.3~1.5 倍给予。临床上也可用拇指法则简单估算，卧床患者每日需要能量 20~25kcal/kg，有活动能力的患者每日需要能量 25~30kcal/kg。

2. 宏量营养素　非荷瘤状态下三大营养素的供能比例为：糖类 50%~55%、脂肪 25%~30%、蛋白质 15%；荷瘤患者应该减少糖类在总能量中的供能比例，提高蛋白质、脂肪的供能比例（表 3-1-1）。关于蛋白质的供给量，2009 年 ESPEN 指南中推荐肿瘤患者的氨基酸需要量范围最少为 1g/(kg·d) 到目标需要量的 1.2~2g/(kg·d) 之间。Bozzetti F 等认为，肿瘤恶液质患者蛋白质的总摄入量（静脉 + 口服）应该达到 1.8~2g/(kg·d)，BCAA 应该≥0.6g/(kg·d)，必需氨基酸（essential amino acid，EAA）应该≥1.2g/(kg·d)。严重营养不良肿瘤患者的短期冲击营养治疗阶段，蛋白质给予量应该达到 2g/(kg·d)；轻、中度营养不良肿瘤患者的长期营养补充治疗阶段，蛋白质给予量应该达到 1.5（1.25~1.7）g/(kg·d)。日常饮食不足时，应该口服营养补充，口服营养补充仍然不足时，应该由静脉补充。不同种类的糖类对肿瘤发生、发展过程的影响存在显著差异，过量摄入高血糖指数（glycemic index，GI）/血糖负荷（glycemic load，GL）食物可增加肿瘤发生风险。肿瘤患者应用肠外营养时应常规包括脂肪乳剂，且优先选择中/长链脂肪酸，鱼油脂肪乳剂可降低接受外科治疗的肿瘤患者围手术期的感染性并发症，富含 ω-3 多不饱和脂肪酸（polyunsaturated fatty acid，PUFA）的肿瘤专用型肠内营养制剂可能有益于肿瘤患者。

表 3-1-1　三大营养素供能比例

营养方式	荷瘤患者	非荷瘤患者
肠内营养	C：F：P = 30~45：40~25：25~30	C：F：P = 50~55：25~30：15
肠外营养	C：F = 40~60：60~40	C：F = 70：30

注：C. carbohydrate，糖类；F. fat，脂肪；P. protein，蛋白质。

3. 微量营养素　电解质的供给，除按日常需要量外，必须强调及时监测和调整供给量。维生素（尤其是 B 族）、微量元素的供给量尚无准确判断，特别是在应激状态时需要量明显增加，故应注意充分补充。

二、制剂与配方

随着肠内、肠外营养制剂种类的不断增加和组成成分的改进，越来越多的肠内、肠外营养制剂应用于临床，为使肠内、肠外营养制剂在临床上得到更加科学合理地应用，使用者应充分了解每一种肠内、肠外营养制剂的配方特点、适用对象等。

（一）肠内营养制剂

国际营养指南均推荐"应用全营养支持，首选肠内营养，必要时肠内营养与肠外营养联合使用"的原则。肠内营养是通过口服或管饲等方式经肠道提供代谢需要的能量及营养基质。应用EN有助于维持肠黏膜细胞结构与功能的完整性，预防肠道黏膜内细菌或其代谢产物的易位，同时可保护与改善肝功能，刺激消化液和胃肠道激素分泌，促进胆囊收缩，降低肝胆并发症发生率。因此要努力恢复EN，贯彻"如果肠内有功能，就应使用肠道"的原则。

目前，已在临床应用的EN制剂有数十种之多，分类方法很多。根据批准文号方面的不同，分为药品和特医食品两种，前者国药准字，属药品；后者为"国食注字TY"，属食品。根据剂型分为液体和粉剂两种，前者袋装、瓶装与灌装，在开启后均可直接使用，后者需加水配制。经北京地区EN专家、国家基本药物工作委员会、国家药典委员会和国家市场监督管理总局药品评价中心等四个方面专家集体讨论，建议将EN制剂分为：①氨基酸型、短肽型（要素型），又分为平衡型、疾病特异型；②整蛋白型（非要素型），又分为平衡型、疾病特异型、其他类型；③组件式EN制剂。

1. 氨基酸型、短肽型（要素型）　这类制剂是氨基酸或短肽、葡萄糖、脂肪、矿物质和维生素的混合物。此类制剂的特点：以要素或接近要素形式组成，无须胃、胰、胆等消化液的作用，可直接或稍加消化即可吸收利用；成分明确，便于使用时对其进行选择，并可根据病理生理需要，增减某种或某些营养素成分或改变其比例（如热氮比等），以达到治疗效果；不含残渣或残渣极少，服用后仅有少量内源性残渣进入大肠，使大便数量显著减少；渗透浓度一般为400～700mmol/L，浓度过高或应用剂量不当易出现腹胀、腹泻；不含乳糖；适口性差，适宜管饲患者使用，主要适合于胃肠道消化和吸收功能部分受损的患者，如短肠综合征、胰腺炎等。这类制剂又可进一步分为：①平衡型，如氨基酸型EN制剂维沃[肠内营养粉（AA）]、短肽型肠内营养剂百普素（粉剂）和百普力（混悬剂）[肠内营养混悬液（SP）]等；②疾病特异型，如苯丙氨酸代谢障碍型等。

2. 整蛋白型（非要素型）　该类肠内制剂以整蛋白或蛋白质游离物为氮源，渗透压接近等渗（300～450mmol/L），口感较好，适于口服，亦可管饲。具有使用方便，耐受性强的优点。适用于胃肠道功能较好的患者，口服或管饲均可，是临床上应用最广泛的EN制剂。这类制剂又进一步分为：

（1）平衡型：可用于疾病状态下消化吸收功能正常或接近正常的患者，作为每日营养素提供全部来源或部分营养素的补充，适用于烧伤、创伤、意识障碍、昏迷、营养不良患者的围手术期、肿瘤患者、有消化功能但不能正常进食的患者等。此类EN制剂品种较多，按照是否含有部分特定营养素，可分为含膳食纤维配方或不含膳食纤维配方；含中链甘油三酯或不含中链甘油三酯配方；含牛奶配方或不含乳糖配方等。根据剂型分为液体和粉剂，液体制剂包括整蛋白型EN乳剂（如瑞素）和整蛋白型EN混悬液TPF（能全力、含膳食纤维），粉剂如整蛋白型EN粉剂（能全素、安素、力存均衡营养型与糖尿病专用型、沛可全营素、佳膳、佳膳纤维等）。

（2）疾病特异型：包括糖尿病型EN制剂如瑞代、雅培益力佳等；肿瘤病型EN制剂如瑞能、大元素（肿瘤型）等；免疫加强型EN制剂如茚沛等；肺疾病型EN制剂如益菲佳；创伤用EN制剂如瑞高；肝病用EN制剂如力存的肝病专用型和立适康的支链氨基酸复合粉等；肾病用EN制剂如沛可肾病匀浆膳、力存的低蛋白型粉剂等。

（3）其他类型：如老年人适用型和儿童适用型等。

3. 组件式EN制剂　该类制剂也称不完全制剂，是仅以某种或某类营养素为主的EN

制剂。它可作为平衡型 EN 制剂的补充或强化,以弥补疾病状态下使用平衡型 EN 制剂的不足及个体间的差异。也可采用两种或两种以上的组件制剂构成组件配方,以适应患者的个体需要。这类制剂包括蛋白质组件、脂肪组件、糖类组件、维生素组件和矿物质组件等。

(1) 蛋白质组件:其氮源为氨基酸混合物、蛋白质水解物或高生物价整蛋白(酪蛋白、乳清蛋白、大豆蛋白分离物等),不同氮源成分其营养价值、渗透压、黏度及口味都不同。蛋白质组件适用于创(烧)伤、大手术、感染、消耗性疾病等需要增加蛋白质的疾病状态,也可用于肾衰竭或肝性脑病需限制蛋白质的患者。

(2) 脂肪组件:原料包括长链甘油三酯(long-chain triglyceride,LCT)及中链甘油三酯(medium-chain triglyceride,MCT)。LCT 适用于必需脂肪酸缺乏的患者。MCT 分子量小,溶解度高,水解更快、更完全。MCT 不经淋巴系统,直接由门静脉系统进入肝脏,适用于脂肪吸收不良的患者,其中包括淋巴系统异常及乳糜微粒合成障碍者。因不含必需脂肪酸,不可长期单独使用;当病情需要使用 1 周以上时,则需补充 LCT,使其所含的亚油酸的供能比例达到 3%~4%。此外,MCT 的生酮作用较强,糖尿病酮症酸中毒患者不宜使用。

(3) 糖类组件:原料采用单糖(包括葡萄糖、果糖、半乳糖)、双糖(包括蔗糖、乳糖和麦芽糖)、低聚糖(包括糊精、葡萄糖低聚糖、麦芽三糖和麦芽糊精)或多糖(淀粉和糖原),不同糖类组件其功能、作用不同。为降低甜度及渗透压以提高患者耐受性,多采用麦芽糊精或葡萄糖多聚体,它们对升高血糖及引起胰岛素反应的作用较葡萄糖及蔗糖低。临床上常用于能量不足、营养代谢失调,消化功能障碍的疾病状态。

(4) 维生素及矿物质组件:维生素组件含水溶性和脂溶性维生素,矿物质组件含各种电解质和微量元素。不同种类的维生素、矿物质组件其内容、含量、作用不同。疾病状态时常出现维生素、电解质和微量元素的缺乏、失衡,需注意补充、调整。

(5) 膳食纤维组件:原料包括水溶性膳食纤维、不可溶性膳食纤维,具有低能量、低血糖指数、改善人体肠道内有益菌群、防止便秘、降低血脂和胆固醇等功能,适用于需要增加膳食纤维的患者,尤其适用于长期卧床、进食种类受限的患者。

根据《特殊医学用途配方食品通则》(GB 29922—2013),将特殊医学用途配方食品分为:

(1) 全营养配方食品:即平衡型,是指可作为单一营养来源满足目标人群营养需求的特殊医学用途配方食品。

(2) 特定全营养配方食品:即疾病特异型,是指可作为单一营养来源满足目标人群在特定疾病或者医学状况下营养需求的特殊医学用途配方食品。如肝病、糖尿病、肾病、肿瘤等全营养配方食品等。

(3) 非全营养配方食品:即营养素组件(蛋白质组件、脂肪组件、糖类组件)、电解质配方、增稠组件、流质配方和氨基酸代谢障碍配方等。

(二) 肠外营养制剂

PN 是指经静脉系统提供人体包括氨基酸、脂肪、糖类、维生素及矿物质在内的营养素,它可使不能进食或进食很少的人、危重症及高代谢的患者维持良好的营养状况,增进自身免疫能力,促进伤口愈合。应根据患者年龄、性别、体重或体表面积、代谢情况以及病情需要配制成个体化的肠外营养制剂。

PN 制剂是按药品生产要求将各种营养素配制成符合标准的静脉滴注混合液,可分为脂肪乳剂(长链脂肪乳剂、中长链脂肪乳剂、单不饱和脂肪酸乳剂、ω-3 脂肪乳剂、结构脂肪乳剂)、氨基酸制剂(支链氨基酸制剂、高支链复方氨基酸制剂、复方肾用氨基酸制剂、平衡氨基酸制剂 18AA)、糖类制剂(葡萄糖、果糖、糖醇制剂)、电解质单体(氯化钠、氯化钾、碳酸氢钠溶液、葡萄糖酸钙、氯化钙、硫酸镁、磷制剂、乳酸钠溶液)、维生素单体或混合制剂(维生素 C 制剂和脂溶性维生素制剂、水溶性维生素制剂)、微量元素混合制剂。

1. 脂肪乳剂　脂肪乳剂是 PN 应用中的一种静脉制剂,脂肪乳主要提供能量和生物合成的碳原子,还可提供人体必需脂肪酸、甘油三酯和磷脂,以维持细胞膜的完整性和人体脂肪组织的稳定。具有能量密度高、富含必需脂肪酸、等渗、不从尿排泄、对静脉壁刺激小,可经外周静脉输入、无高渗性利尿等作用。脂肪乳与葡萄糖混合使用有节氮效应,但单独输注脂肪乳时无此作用。脂肪乳对液体入量受限的患者有着特殊作用。

(1) 长链脂肪乳:主要从大豆油、红花油提取,以卵磷脂为乳化剂,含少量甘油以调节渗透压。长链脂肪乳剂不仅为机体提供能量,也提供人体生物膜和生物活性物质代谢所需要的必需脂肪酸,临床上可用于预防或纠正必需脂肪酸缺乏症。由于其亚油酸含量较高,抗氧化剂含量较低,在创伤、感染等高代谢状态时,可影响粒细胞活性,导致机体免疫功能受损、脂质过氧化增加,对机体有一定的影响。因此,临床上越来越多地应用中长链脂肪乳。

(2) 中长链脂肪乳:研究发现,当肠外给予 MCT 时,MCT 不在脂肪组织中储存,也较少发生肝脏脂肪浸润。MCT 穿过线粒体膜时较少依赖肉毒碱-酰基肉毒碱转移酶系统。但 MCT 的生酮作用要高于 LCT,且 MCT 不含必需脂肪酸,单纯 MCT 输注时有一定神经毒性作用。因此,临床上选择应用中长链脂肪乳。另外,在中长链脂肪乳中添加维生素 E,可以防止机体受氧自由基或脂质过氧化产物的损害。

(3) 橄榄油脂肪乳:由 20% 大豆油和 80% 的橄榄油组成,橄榄油富含单不饱和脂肪酸,可降低血浆总胆固醇、低密度脂蛋白及总甘油三酯,增加高密度脂蛋白,进而降低肝脏脂肪含量、延缓和减轻动脉粥样斑块的形成。

(4) 鱼油脂肪乳:鱼油脂肪乳富含 ω-3 多不饱和脂肪酸,有助于降低心血管疾病的发生率,减少血小板活化聚集和血栓形成,减轻炎症反应,提高免疫功能,防止肿瘤生长,对创伤、早期败血症、肿瘤及危重患者有一定作用。

(5) 新型脂肪乳剂:新型脂肪乳剂(soybean oil, medium-chain triglycerides, olive oil and fish oil, SMOF)是将大豆油、中链甘油三酯、橄榄油及鱼油按一定比例物理混合而成,减少了 ω-6 脂肪酸的含量,增加了 ω-3 脂肪酸的含量,并提供了适宜单不饱和脂肪酸和维生素 E,可以有效地调节机体免疫功能,起到良好的临床营养治疗效果。

2. 氨基酸制剂　氨基酸制剂是 PN 中氮的最好来源。氨基酸制剂能提供人体蛋白质合成所必需的原料。氨基酸制剂品种繁多,均按人乳、全蛋模式配比而成,可归纳为两类:平衡型与非平衡型氨基酸制剂。

(1) 平衡型氨基酸制剂:是由 8 种必需氨基酸和非必需氨基酸按一定比例配制而成,生物利用度高,可使机体有效合成蛋白质,纠正因蛋白质供给不足引起的恶性循环;改善外科大、中型手术前、后患者的营养状态,烧伤、严重创伤、感染所致的蛋白质损失以及由各种疾病引起的低蛋白血症等。

另外,还有儿童专用平衡型氨基酸制剂,特别添加了适量的牛磺酸、谷氨酸和天冬氨酸。适用于小儿消化系统疾病不能经胃肠摄食者、各种疾病引起的低蛋白血症;严重创伤、烧伤及败血症等体内氮平衡失调者及早产儿、低体重儿。

（2）非平衡型氨基酸制剂：是针对某一疾病的代谢特点而设计，具有营养治疗的作用，目前主要有肝病专用、肾病专用和创伤专用型氨基酸等。

（3）其他型氨基酸：含糖类或木糖醇的氨基酸制剂。此类制剂的特点是含氮量较低，适用于一般能量不足和氨基酸缺乏的补充使用，但不适合重症感染、大手术、创伤等患者。单独输注该注射液可有节氮作用。

3．糖类制剂　目前，供静脉使用的糖类制剂种类较多，如葡萄糖、果糖、转化糖、木糖醇、山梨醇、麦芽糖等。其中，葡萄糖最符合生理需求，是常用的糖类制剂。它可提供机体代谢所需能量的50%~60%。葡萄糖制剂配伍禁忌少，是PN中主要营养素之一。

4．矿物质制剂　包括电解质制剂和微量元素制剂。现已有供成年人使用的复方微量元素制剂和儿童专用微量元素制剂，每支含量均可满足成人或儿童每日正常需要量，根据病情需要可加减量。

5．维生素制剂　维生素制剂有水溶性制剂、脂溶性制剂和混合性维生素制剂，每支制剂中的维生素含量可满足正常成年人每日的需要量。脂溶性维生素制剂不能直接静脉注射，临床使用时需溶于全营养混合液或脂肪乳剂中。

6．免疫营养制剂　目前比较受关注的免疫营养制剂有谷氨酰胺、精氨酸及富含ω-3多不饱和脂肪酸的鱼油脂肪乳剂等。

（河北医科大学第四医院　高淑清）

参 考 文 献

[1] 张展强,石汉平．肿瘤条件下的三大营养物质代谢[J]．肠外与肠内营养,2009,16(5)：315-318.
[2] 李苏宜．恶性肿瘤能量—营养素代谢治疗新思维[J]．肿瘤学杂志,2014,20(8)：615-618.
[3] 石汉平．肿瘤营养疗法[J]．中国肿瘤临床,2014,41(18)：1141-1145.
[4] 张百红,岳红云．肿瘤的能量代谢重组[J]．肿瘤,2014,34(12)：1157-1160.
[5] 石汉平,凌文华,李薇．肿瘤营养学[M]．北京：人民卫生出版社,2012.
[6] BOZZETTI F, BOZZETTI V. Is the intravenous supplementation of amino acid to cancer patients adequate? A critical appraisal of literature[J]. Clin Nutr, 2013, 32(1)：142-146.

第二节　营养不良的阶梯治疗

营养不良治疗的基本要求应该是满足能量、蛋白质、液体及微量营养素的目标需要量，即要求四达标；营养不良治疗的最终目标是调节异常代谢、改善免疫功能、控制疾病（如肿瘤）、提高生活质量、延长生存时间。

营养不良的规范治疗应该遵循五阶梯治疗原则（图3-2-1）：营养不良干预的第一个阶梯是饮食+营养教育，根据患者营养不良的严重程度和患者的身体状况，依次向上晋级选择饮食+口服营养补充（oral nutritional supplements,ONS）、全肠内营养（total enteral nutrition, TEN）、部分肠内营养+部分肠外营养（partial parenteral nutrition, PPN）以及全肠外营养（total parenteral nutrition, TPN）。参照欧洲肠外肠内营养学会ESPEN指南建议，当目前阶梯不能满足60%目标能量需求的3~5天时，应该选择上一阶梯。

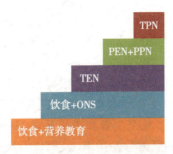

图 3-2-1　营养不良患者营养干预五阶梯治疗模式

注：TPN. total parenteral nutrition，全肠外营养；TEN. total enteral nutrition，全肠内营养；PPN. partial parenteral nutrition，部分肠外营养；PEN. partial enteral nutrition，部分肠内营养；ONS. oral nutritional supplements，口服营养补充；营养教育包括营养咨询、饮食指导与饮食调整

一、第一阶梯：饮食 + 营养教育

饮食 + 营养教育是所有营养不良患者（不能经口摄食的患者除外）首选的治疗方法，是一项经济、实用而且有效的措施，是所有营养不良治疗的基础。轻度营养不良患者使用第一阶梯治疗即可能完全治愈。营养教育包括营养咨询、饮食指导及饮食调整。

1. 评估营养不良严重程度　采用通用的营养评估方法如主观全面评定（subjective global assessment，SGA）、患者参与的主观全面评定（patients generated subjective global assessment，PG-SGA）、微型营养评定（mini-nutritional assessment，MNA）等方法对不同患者的营养不良进行评估，判断营养不良的严重（轻度、中度、重度）程度，为进一步治疗提供指导。

2. 判断营养不良类型　通过膳食调查、实验室检查、人体组成评定等手段明确蛋白质 - 能量营养不良（protein-energy malnutrition，PEM）的类型，如能量缺乏型（marasmus 综合征）、蛋白质缺乏型（kwashiorkor 综合征），从而使营养治疗更加有针对性。

3. 分析营养不良的原因　了解患者的家庭、社会、文化、宗教信仰、经济状况，了解疾病的病理生理、治疗情况及其对饮食和营养的影响，从而分析患者营养不良的原因，如经济拮据、照护不周、食物色香味问题、食欲下降、咀嚼障碍、吞咽困难、消化不良、胃肠道梗阻、排便异常、治疗干扰及药物影响等。

4. 提供个体化饮食指导　在详细了解患者营养不良严重程度、类别及原因的基础上，提出针对性的、个体化的营养宣教和饮食指导及饮食调整建议，如调整饮食结构，增加饮食频次，优化食物加工制作，改善就餐环境等。饮食指导可以避免疾病治疗过程中出现的体重丢失或者治疗中断。制订一份食物计划表、改善就餐环境等都可以改善患者的营养状况。

5. 讨论或处理营养不良的非饮食原因　除个体化饮食指导外，还应该积极与患者及其亲属讨论营养不良的家庭、社会、宗教信仰及经济原因，与相关专家讨论导致营养不良的疾病以及心理、生理问题，如疼痛、厌食、吞咽困难、药物影响等，寻求解决营养不良的办法。

二、第二阶梯：饮食 + 口服营养补充

当患者可以经口摄入但无法达到目标能量或全面的营养素摄入时，应该首先考虑口服营养补充（ONS）以达到维持体重和改善营养状况的目的。口服营养补充是在日常饮食基

础上,以特殊医学用途配方食品(food for special medical purposes,FSMP)经口服途径摄入,补充日常饮食的不足。ESPEN 于 2006 年发布的肿瘤肠内营养指南中,认为 ONS 和强化营养咨询是放疗患者首选的营养治疗方式。

ONS 通常是液态产品,也可以是粉末状、零食条或者其他类型。属于营养治疗中的肠内营养。相较于管饲途径,ONS 更接近患者自然的进食过程,具有更好的依从性。口服营养补充制剂可以是肠内营养剂、多元维生素和微量元素,甚至是鱼油、谷氨酰胺等药理性营养素。基于目前众多临床研究和肠内营养指南,我们认为最首要考虑的是如何采用 ONS 途径使得患者得到足够全面的营养。

ONS 主要是用于医疗用途,因此可以根据其实际应用分为以下 3 类:

1. 全营养素标准食物(nutritionally complete standard foods) 主要针对已经存在营养不良或者可能发生营养不良的患者,由于长期营养素缺乏,或者有疾病导致的营养素需求增加或营养素吸收不良,主要面对广泛意义上的因为食物摄入不足导致营养不良的患者而非针对某一类型的特殊患者。

2. 特殊疾病的全营养素标准食物(nutritionally complete foods for specific diseases) 主要针对特殊疾病患者设计,例如恶性肿瘤、肾病、肝病、胃肠道疾病、呼吸系统疾病以及重症患者等。特殊疾病患者往往需要增加、减少或者消除食物中某一种或者某一类特殊营养素。在此类情况下,ONS 除了管理疾病本身以外,还要提供机体所需的其他营养素。

3. 非全营养素(nutritionally incomplete foods) 此类 ONS 无法单独使用来作为患者适宜的营养来源,不论是从营养素的种类和/或营养素的含量上均无法满足患者的实际需求。这些食物可以是标准的或为特定的疾病患者准备的,也可以针对那些无法正常获得他们所需要的正常饮食的患者。使用方法是与一定量的正常食品结合使用或作为能量或营养素的补充摄入。

研究发现,每天通过 ONS 提供的能量达到 300~600kcal 有助于机体营养状况的改善。如果饮食与营养教育不能达到目标需要量,则应该选择饮食+ONS。

三、第三阶梯:全肠内营养

全肠内营养(total enteral nutrition,TEN)特指在完全没有进食条件下,所有的营养素完全由 FSMP 提供。当饮食+ONS 不能满足目标需要量或者某些完全不能经口进食的条件下如食管癌完全梗阻、吞咽障碍、严重胃瘫,TEN 是理想选择。营养不良条件下的 TEN 实施,多数需要管饲,常用的喂养途径有鼻胃管、鼻肠管、胃造口、空肠造口。在食管完全梗阻的条件下,优先选择胃、肠造口。TEN 的输注方法有连续输注及周期输注两种,夜间的周期性输注法更加适合临床应用,因为白天患者多数需要接受各种各样的检查及操作,不能够完全、长期卧床接受 TEN。实施 TEN 时,要注意掌握"一、二、三、四、五"(表 3-2-1)。

在一些特定情况下,TEN 不仅是一种营养补充手段,而且是一种独特的治疗方法,单一(或完)肠内营养(exclusive enteral nutrition,EEN)在克罗恩病(Crohn's disease,CD)治疗中的作用就是如此。2014 年 10 月,欧洲儿童胃肠病学、肝病学及营养学学会(European society of pediatric gastroenterology, hepatology and nutrition,ESPGHAN)和欧洲克罗恩病及结肠炎组织(European Crohn's and colitis organization,ECCO)发布最新指南,对尚未完全发育成熟的儿童及青少年 CD 患者,EEN 是诱导治疗的第一选择,其安全性良好,疗效优于皮

表 3-2-1　实施 TEN 应该掌握的核心内容

内容
一、一个原则，即个体化，根据每一位患者的实际情况选择合适的营养制剂及用量、输注途径及其方法
二、了解两个不耐受，即胃不耐受及肠不耐受；前者多与胃动力有关，后者多与使用方法不当有关
三、观察上、中、下三个部位；上，即上消化道表现，如恶心、呕吐；中，即腹部，观察腹痛、腹胀、肠型、肠鸣音；下，即下消化道表现，如腹泻、便秘、大便次数、性质与形状
四、特别重视四个问题，即误吸、反流、腹胀、腹泻
五、注意五个度，即输注速度、液体温度、液体浓度、耐受程度（总量）及坡度（患者体位，30°~45°）

质激素（corticosteroids）。实际上，EEN 并非仅仅适用于 CD 儿童，同样适用于成年人，其对病情的缓解率高达 80%。对不能实施激素治疗的成年 CD 患者，肠内营养是唯一有效手段。研究还发现，只有在完全没有任何食物的条件下，肠内营养才表现出很好的抗炎效果，所以 CD 的肠内营养治疗选择是 EEN，而不是 PEN，后者只是 CD 手术前的治疗手段。相对于 CD 来说，肠内营养对溃疡性结肠炎的疗效较差。

四、第四阶梯：部分肠内营养 + 部分肠外营养

在 TEN 不能满足目标需要量的条件下，应该选择部分肠内营养（partial enteral nutrition，PEN）+ 部分肠外营养（partial parenteral nutrition，PPN），或者说在肠内营养的基础上补充性增加肠外营养。尽管完全饮食或完全肠内营养是理想的方法，但是，在临床实际工作中 PEN + PPN 是更现实的选择。因为厌食、早饱、肿瘤相关性胃肠病、治疗不良反应等使患者食欲减退、吞咽困难、消化不良，此时的 PPN 或补充性肠外营养（supplemental parenteral nutrition，SPN）就显得特别重要。PEN 与 PPN 两者提供的能量比例没有一个固定值，主要取决于肠内营养的耐受情况，肠内营养耐受越好，需要 PPN 提供的能量就越少，反之则越多。不同能量密度的工业化多腔袋小容量肠外营养制剂为临床 PPN 的实施提供了极大的便利。

尽管肠内营养具有简单、并发症少、促进肠道功能、释放胃肠激素、改善门静脉循环、防止肠黏膜萎缩和细菌移位等优点，但在危重患者特别是在严重创伤的早期或是腹部创伤（手术）者，都具有不同程度的肠道功能障碍，主要包括运动、消化、吸收功能的限制。某些疾病还会导致消化道梗阻和吸收障碍，这都使肠内营养难以实施，此时肠外营养便成为营养治疗的重要途径；但肠外营养也存在感染并发症如导管感染和肠源性感染，肝功能损伤，代谢并发症如高血糖、低血糖、酮症酸中毒、高渗性非酮性昏迷。因此，要尽量缩短肠外营养治疗时间，一旦肠功能开始恢复立即增强肠内营养途径。肠内营养与肠外营养各有其适应证，需结合患者的具体情况来选择合适的营养治疗方式。

五、第五阶梯：全肠外营养

肠外营养一直都是临床营养治疗体系中重要的组成部分，应用于临床医学的多个领域。恶性肿瘤患者的代谢几乎始终处于慢性消耗和慢性炎症过程中，充足的营养是维持患者正常体重和代谢状况的重要条件。在肠道完全不能使用的情况下，全肠外营养（total parenteral nutrition，TPN）是维持患者生存的唯一营养来源，其适应证有：

1. 消化道功能丧失。
2. 消化道不能被利用　完全肠梗阻、腹膜炎、顽固性呕吐、严重腹泻、高流量肠瘘、短肠综合征、严重吸收不良。
3. 需要肠道休息　如急性胰腺炎患者肠内营养不能实施时。
4. 终末期患者　有争议，可能是一个相对适应证，对部分患者有价值。
5. 严重的分解代谢状态　大面积烧伤、严重的复合伤、感染等。
6. 重症胰腺炎。
7. 严重营养不良的肿瘤患者。

决定选择 TPN 时，除了参考上述适应证外，还应该考虑患者的实际营养状况。研究提示，应该观察患者营养评估的评分及白蛋白水平，重度营养不良或白蛋白 <25g/L 是实施 TPN 的有力指征。

小　　结

营养不良治疗的五个阶梯实际上也是营养不良治疗的五种手段或方法，其中，营养教育是所有营养不良患者的基础治疗措施，是第一选择；饮食＋ONS 是居家患者最多的选择；PEN＋PPN 是围手术期、围化疗期、围放疗期患者最现实的选择。对营养不良的治疗来说，第一阶梯（饮食＋营养教育）是理想，第四阶梯（PEN＋PPN）是现实，第五阶梯（TPN）是无奈，我们要追求理想，面对现实，也应该接受无奈。这五个阶梯既相互连续，又相对独立。一般情况下，我们应该遵循阶梯治疗原则，由下往上依次进行；但是阶梯与阶梯之间并非不可逾越，患者可能逾越上一阶梯直接跳级进入上上阶梯，而且不同阶梯常常同时使用，如饮食＋营养教育＋ONS＋PPN。对手术后患者，从上而下的阶梯是一种必然，手术后患者可能被迫选择肠外营养，应该加快过渡到肠内营养、日常饮食。在临床营养工作实践中，我们应该根据患者的具体情况，进行个体化的营养治疗。

（首都医科大学附属北京世纪坛医院　石汉平　杨柳青　王晓琳　张艳，
中国科学院北京转化医学研究院/中国医科大学航空总医院　曲芊诺）

参 考 文 献

[1] 石汉平，余红兰，吴承堂. 普通外科营养学 [M]. 北京：人民军医出版社，2012.
[2] 石汉平，凌文华，李薇. 肿瘤营养学 [M]. 北京：人民卫生出版社，2012.
[3] BOZZETTI F, ARENDS J, LUNDHOLM K, et al. ESPEN Guide lines on Parenteral Nutrition: non-surgical oncology[J]. Clin Nutr, 2009, 28（4）: 445-454.
[4] SHANG E, WEISS C, POST S, et al. The influence of early supplementation of parenteral nutrition on quality of life and body composition in patients with advanced cancer[J]. J Parenter Enteral Nutr, 2006, 30（3）: 222-230.
[5] 石汉平，许红霞，李苏宜，等. 中国抗癌协会肿瘤营养与支持治疗专业委员会. 营养不良的五阶梯治疗 [J]. 肿瘤代谢与营养电子杂志，2015，2（1）: 29-33.

第三节 膳食指导与营养教育

恶性肿瘤是一种营养、饮食及生活方式相关性疾病，90%～95%的恶性肿瘤与外在因素有关，其中膳食占30%～35%、烟草占25%～30%、肥胖占10%～20%、酒精占4%～6%。膳食结构不合理以及脂肪摄入过高、微量营养素不足、食品污染等，使人群肿瘤发生的危险性增加。

肿瘤患者不同时期有着不同的营养素需求，应根据疾病状况、体重与身体成分组成、生理功能变化等进行个体化评估，制订合理化方案。科学的膳食指导和营养教育对肿瘤治疗来说是十分必要的，营养疗法应成为肿瘤治疗中必不可少的一部分。营养教育（nutrition education）是营养干预的基本内容（图3-3-1），是营养治疗的首选方法。肿瘤患者的营养教育遵循一般人群营养教育的基本原则，但更具针对性，其内容比一般人群营养教育更加丰富。破除营养误区、充分认识营养治疗的重要作用是营养教育的核心内容。无证据表明营养治疗促进肿瘤生长，应该明确告知患者不必担心这个理论问题。研究证明肿瘤患者营养教育是一项经济、实用而且有效的措施。营养教育不仅仅是传授饮食、营养知识，更加重要的是学习如何改善营养，改变饮食行为，养成良好的饮食、营养习惯，从而改善营养与健康。因此，营养教育是一个长期的过程，是一个养成过程。肿瘤患者由于营养不良发生率更高、原因更加复杂、后果更为严重，因而更加需要接受长期的营养教育，以缩短住院时间、减少并发症、改善临床结局，进而提高生活质量、延长生存时间。

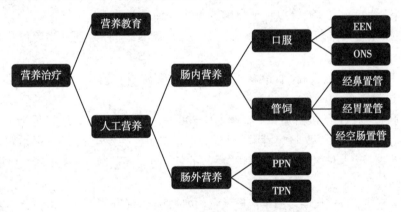

图3-3-1 营养教育是营养治疗的核心内容

一、膳食指导

（一）常规膳食

恶性肿瘤患者常规的膳食包括普通膳食、软食、半流质膳食和流质膳食。

1. 普通膳食 普通膳食简称普食，与健康人平时所用膳食基本相同。能量及各类营养素必须充足供应，膳食结构应符合平衡膳食的原则，应用范围最广。

（1）适用范围：凡是体温正常或接近正常，无咀嚼、吞咽或消化吸收功能障碍，无特殊膳食要求又无膳食限制的肿瘤患者。

（2）配膳原则：①合理分配，早餐25%～30%，午餐40%，晚餐30%～35%；②能量，根据基础能量消耗(basal energy expenditure,BEE)、食物特殊动力作用(food special dynamic action)、体力活动与肿瘤应激状态下的消耗等计算所需能量为2 200~2 600kcal/d;③蛋白质,供能占总能量的12%~14%,供给量70~90g/d,其中动物蛋白质应达到蛋白质总量的30%,优质蛋白质应占总量的40%以上;④脂肪,供能占总能量的20%~25%,不超过30%,供给量60~70g/d,包括主、副食中含的脂肪以及20g左右的烹调用油;⑤糖类,占总能量的60%~65%,供给量为350~450g/d,包括米面等粮食类;⑥维生素,每天供给维生素A 750μg视黄醇当量左右,其中1/3来源于动物食品。维生素B_1 1.2~1.5mg/d、维生素B_2 1.2~1.5mg/d、烟酸12~15mg/d、维生素C 60mg/d、维生素D 5μg/d。

(3)注意事项:①品种多样化,运用科学的烹调方法,做到色、香、味、形俱全,以增进食欲并促进消化;②保证体积,每餐食物必须保持适当体积,以满足饱腹感。

2. 软食 软食比普食易消化,质地软、少渣、易咀嚼,是由半流质膳食向普食过渡的中间膳食。

(1)适用范围:轻度发热、消化不良、咀嚼困难而不能进食大块食物、消化能力较弱,易引起消化不良或老年肿瘤患者。

(2)配膳原则:①平衡膳食,能量为2 200~2 400kcal/d,蛋白质70~80g/d,其他营养素按正常需要量供给;②供给细软易消化的食物,细软、易咀嚼、易消化,少用含膳食纤维和动物肌纤维多的食物或切碎煮烂后食用,如烂饭、面条、馄饨、肉丸、鱼片、豆腐、瓜茎类蔬菜和加工过的水果等。

(3)注意事项:软食中的菜及肉类均需切碎、煮烂,导致维生素和矿物质损失较多,应多补充菜(果)汁、菜(果)泥等以保证足够的维生素和矿物质。

3. 半流质膳食 半流质膳食是介于软食和流质膳食之间,外观呈半流体状态,细软、更易于咀嚼和消化的膳食。

(1)适用范围:发热较高、食欲缺乏、咀嚼或吞咽困难和消化功能欠佳的恶性肿瘤患者或术前作为过渡膳食。

(2)配膳原则:①量供给适宜,能量为1 500~1 800kcal/d;②选择呈半流体状态的食物,应细软,膳食纤维少,易咀嚼吞咽,易消化吸收,如各种粥类、面条、蒸嫩鸡蛋、奶制品、蔬果汁、肉糜等;③少量多餐,每日可进餐5~6次,两餐间间隔2~3小时,主食定量,一般不超过300g/d。

(3)注意事项:若需长期食用半流质膳食,更应注意含有高热能、高蛋白和丰富的维生素。

4. 流质膳食 流质膳食是极易消化、含渣很少,呈流体状态或在口腔内能融化为液体的膳食。常用的流质膳食一般分5种形式,即流质、浓流质、清流质、冷流质和不胀气流质。

(1)适用范围:适用于极度衰弱、无力咀嚼、高热、病情危重、各种大手术后以及肠道手术术前准备等的肿瘤患者。由肠外营养向全流质或半流质膳食过渡之前,宜先采用清流质或不胀气流质。

(2)配膳原则:①保证能量供给,流质膳食所提供的能量及营养素均不足,每日总能量在800kcal左右,清流质能量更低,浓流质最多可达1 600kcal/d,故常作为过渡期膳食短期应用;②选用流质饮食食物,所用食物均为流体状态,或进入口腔后即溶化的液体,易吞咽,易消化,同时应甜、咸适宜,以增进食欲,如藕粉、米汤、牛奶、蔬果汁等;③少量多餐,每餐液体量以200~250ml为宜,每日6~7餐。

(3) 注意事项：流质膳食是不平衡膳食，不宜长期食用。要注意增加膳食中的能量、蛋白质、各种维生素和无机盐等。一切非流质固体、多纤维、过分油腻及含辛辣浓烈调味品的食物均不适用于制备流质膳食。

（二）治疗膳食

治疗膳食，也称调整成分膳食，是指根据患者不同生理病理情况，调整膳食的成分和质地，从而起到治疗疾病和促进健康作用的膳食。基本原则是以平衡膳食为基础，在允许的范围内，除必须限制的营养素外，其他均应供给齐全，配比合理。常见种类如下：

1. 高能量高蛋白膳食

(1) 适用范围：分解代谢亢进、合成代谢不足、围手术期及神经性厌食的肿瘤患者；肿瘤引起的营养不良、贫血和低蛋白血症等。

(2) 配膳原则：①增加进食量，食欲佳者可增加主食量和添加富含蛋白质的食物；食欲差者可用高能量、高蛋白的肠内营养制剂。增加摄入量应循序渐进，少量多餐。除三餐外，可分别在上午、下午、晚上加2~3餐点心；在正餐中增加蛋、奶、鱼、肉等优质蛋白质丰富的食物，其中优质蛋白质占1/2~2/3。②能量供给，35~50kcal/(kg·d)，一般每日额外增加300~500kcal，总能量2 000~3 000kcal/d。③糖类，足量400~500g/d，供能占55%~60%。④蛋白质，1.2~2.0g/(kg·d)，供能约占20%，热氮比为(100~200kcal):1g。⑤脂肪，适量60~80g/d，供能占20%~25%。⑥补钙，蛋白质摄入量增加，尿钙排出增加，应选富含钙质的乳类和豆类食物。⑦维生素，适宜补充维生素A、维生素B_1、维生素B_2、烟酸，贫血者补充富含维生素C、铁、叶酸、维生素B_{12}的食物。

(3) 注意事项：对于老年人、胃肠功能差和营养不良病程较长的患者，循序渐进增加蛋白质，并注意观察肾功能。长期处于饥饿或半饥饿状态的肿瘤患者，不宜立即供给高能量高蛋白饮食，应由少到多，逐渐适应，从低蛋白流质开始，每次200~300ml。

2. 低脂低胆固醇膳食　在低脂膳食基础上控制每日胆固醇含量300mg以下。

(1) 适用范围：肝硬化及脂肪肝致肝癌、胆囊癌、胰腺癌、乳腺癌、肠癌等肿瘤患者。

(2) 配膳原则：①控制总热量，达到或维持理想体重，成年人不少于1 000kcal/d。糖类供能占60%~70%，以复合糖类为主，少用精制糖。②限制脂肪摄入量，根据病情不同脂肪摄入的控制量也有所不同。可分为一般限制、中等限制和严格限制，其中饱和脂肪酸占总能量<10%。一般限制为脂肪供能<25%(<50g)；中等限制为<20%(30g)；严格限制为极少量脂肪，全日<15g，一般不用烹调油。③调整脂肪酸的构成，多选用单不饱和脂肪酸含量丰富的茶油、橄榄油等，多不饱和脂肪酸和饱和脂肪酸比例(P/S)以达到1.0~1.5为宜。④食物配制宜清淡，烹调方式以蒸、煮、炖、烩、拌为主。⑤限制胆固醇摄入，胆固醇在300mg/d以下，可用大豆等优质植物性蛋白质代替部分动物性蛋白质。⑥充足的维生素、矿物质和膳食纤维，适当选用粗杂粮、新鲜蔬菜和水果。适宜补充维生素E、维生素C、胡萝卜素和硒等抗氧化营养素和钙。

(3) 注意事项：限制奶油、动物油、肥肉、巧克力、花生、核桃、油炸食品、蛋、全脂奶等高脂肪食物和蟹黄、脑、肾等动物内脏高胆固醇食物以及辣椒、芥末、咖喱、浓咖啡、胡椒等刺激性调味品。

3. 少渣膳食　少渣膳食(低纤维膳食)是一种膳食纤维和肌肉、结缔组织含量极少，易于消化的膳食，目的是减少膳食纤维对胃肠道的刺激和梗阻，减慢肠蠕动，减少粪便量。

(1) 适用范围：咽喉部肿瘤、食管肿瘤、胃肿瘤、肠道肿瘤、肛门肿瘤术后恢复患者等。

(2) 配膳原则：①限制膳食纤维多的食物，如粗粮、蔬菜、水果以及含结缔组织多的动物跟腱、老的肌肉；②限制摄入脂肪过多的食物以防脂肪泻；③烹调方法，将食物切碎煮烂制成泥状，忌用油煎油炸，禁用刺激性调味品；④少量多餐，注意营养素平衡：由于限制蔬菜和水果，易引起维生素和矿物质的缺乏，必要时补充相应制剂；⑤应选择细软、渣少、便于咀嚼和吞咽食物，如嫩的瘦肉，蔬菜的嫩叶、花果部分，去皮的瓜类，果汁，精制米面制品，奶制品、牛奶用量要以患者的耐受力而定。

(3) 注意事项：限制以下食物的摄入，如粗杂粮、油炸食品、整粒的豆、坚果、多纤维的蔬果如芹菜、韭菜、笋类、菠萝、易产气的葱头、萝卜、大块的肉、油炸食物、强烈的调味品如辣椒、胡椒、咖喱、芥末等。

4. 高纤维膳食　高纤维膳食的目的在于增加粪便体积及含水量、刺激肠道蠕动、降低肠腔内的压力，促进粪便中的胆汁酸和肠道有害物质的排出。

(1) 适用范围：伴单纯性（迟缓性）便秘、肥胖症、高脂血症、糖尿病等的肿瘤患者。

(2) 配膳原则：①增加含纤维丰富的食物，膳食纤维总量应不低于 30g/d，如全麦面包、各种杂豆、细糠麸、芹菜、韭菜、海带、苹果等。②多饮水，每日应饮水 6～8 杯（2 000ml/d）以上，空腹可饮用淡盐水或温开水，以刺激肠道蠕动。③情况允许下可采用膳食纤维制品。

(3) 注意事项：不宜选择过于精细的食品和辛辣刺激的食物。

二、营养教育

按照世界卫生组织的定义，营养教育是指通过有计划、有组织、有系统的社会和教育活动，促使人们自愿采取有利于健康的行为，消除或减轻影响健康的危险因素，预防疾病，促进健康，提高生活质量。

肿瘤患者营养不良发生率可高达 40%～80%。在饮食营养行为方面，许多患者及家属存在不正确的理念和饮食行为，更加重营养不良状态，导致治疗中断。肿瘤患者需要正确的指导饮食行为，经口摄入足够合理的营养，从而改善营养状况，促进机体康复。

(一) 基本内容

由于医院规模及人员素质的不同，以及肿瘤种类、患者状态的不同，患者营养教育的内容也不尽相同，其基本内容如下：

1. 营养与肿瘤的关系　包括营养对肿瘤的发生、发展、转归的影响等。
2. 食物的种类、功能及制备　包括各类食品与肿瘤的关系，食品的加工方法对肿瘤的影响等。
3. 饮食宜忌　可提供不同肿瘤的食物选择和宜忌。
4. 营养状况的评价　通过营养教育使患者掌握初步评价自己营养状况的基本技能，如体重变化，观察营养不良症状，了解化验单中与营养相关的基础指标。
5. 营养疗法在临床综合治疗过程中的重要性。
6. 向患者介绍与康复相关的营养知识，以及出院后的营养保健知识。

(二) 实施

营养教育的对象不仅是住院患者，还可以是社区恶性肿瘤患者，家庭肿瘤患者。教育方式可以是面对面咨询、授课、电话咨询，也可用电视、广播、小册子、多媒体等，地点可选在门诊、病房、候诊室、会议室、教室、社区等。

世界癌症基金会和美国癌症研究所1997年推出"防癌膳食指南"：

（1）合理安排膳食：每天饮食中植物性食物如蔬菜、水果和谷类豆类应占2/3以上。

（2）控制体重：避免过轻或过重，BMI在20～23kg/m²之间为理想体重。

（3）坚持体育锻炼：如果工作时很少活动或仅有轻度活动，每天应有约1小时的快走或类似运动量。每周至少进行1小时出汗的剧烈运动。

（4）多吃水果蔬菜：每天吃400～800g果蔬、绿叶蔬菜、胡萝卜、土豆和柑橘类水果防癌作用最强。每天吃5种以上果蔬且常年坚持才有持续的防癌作用。

（5）每天吃粗粮：600～800g各种谷物、豆类、植物类根茎，加工越少的食物越好，少吃精制糖。

（6）不提倡饮酒。

（7）每天吃红肉（即牛、羊、猪肉）不应超过90g，最好以鱼和家禽肉替代红肉。

（8）少吃高脂食物，特别是动物性脂肪。

（9）少吃盐。

（10）不要食用在常温下存放时间过长，可能受真菌毒素污染的食物。

（11）用冷藏或其他适宜方法保存易腐烂的食物。

（12）食品中的添加剂、污染物及残留物的水平低于规定的限量即是安全的，但乱用或使用不当可能影响健康。

（13）不吃烧焦的食物、直接在火上烧烤的鱼和肉或腌肉、熏肉。

（14）对于饮食基本遵循以上建议的人，一般不需要给营养补充剂。

（三）家庭营养教育与饮食指导

肿瘤是危害人类生命和健康的一种严重疾病，对肿瘤患者在治疗期间进行营养教育、饮食调节可从根本上起到有效治疗的辅助作用。家庭营养教育是指通过针对肿瘤患者家庭的一系列教育活动，促使人们自愿采取有益于自身健康的行为，消除或减轻影响健康的危险因素，达到预防肿瘤发生发展、促进健康、提高生活质量的目的。常见饮食指导内容：

1. 烹饪方法的选择　采用煮、蒸，二者优于煎、炒、炸、熏、烤，油炸和烧烤应尽量避免，烧焦的鱼、肉和豆制品不应当食用。注意饮食安全。

2. 烹调用具的选择　用微波炉烹饪不会导致癌症，使用铁锅比铝锅为好，用不粘锅不能过度加热。

3. 食物选择　①按照合理平衡膳食的要求选择食物，增加全谷类、新鲜蔬菜水果，不吃霉变食物、不清洁食物。②忌烟熏烧烤食物、限制食盐和腌制食品。③忌高脂肪食物，使体重控制在理想范围。

小　结

中国抗癌协会肿瘤营养专业委员会最近就肿瘤患者的营养教育内容进行了规范，包括如下10个方面：回答患者、家属及照护者提出的问题；告知营养诊断目的；完成饮食、营养与功能评价；查看实验室及仪器检查结果；传授营养知识，提出饮食、营养建议；介绍肿瘤的病理生理知识；讨论个体化营养干预方案；告知营养干预可能遇到的问题及对策；预测营养干预效果；规划并实施营养随访（图3-3-2）。

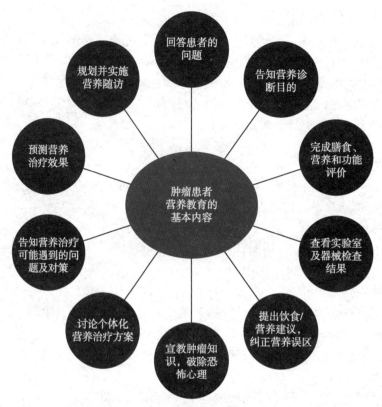

图 3-3-2　肿瘤患者营养教育的基本内容

（同济大学附属第十人民医院　韩婷　李伟　宋振顺　卢列盛，
首都医科大学附属北京世纪坛医院　石汉平）

参 考 文 献

[1] 石汉平,凌文华,李薇. 肿瘤营养学 [M]. 北京：人民卫生出版社,2012.

[2] 黄承钰. 医学营养学 [M]. 北京：人民卫生出版社,2006.

[3] 于康,石汉平. 肿瘤患者必备营养手册 [M]. 北京：人民卫生出版社,2014.

[4] CSCO 肿瘤营养治疗专家委员会. 恶性肿瘤病人的营养治疗专家共识 [J]. 临床肿瘤学杂志,2012,17（1）：59-73.

[5] 王革非,任建安,黎介寿. 肿瘤患者的代谢特点 [J]. 中国实用外科杂志,2002,11（22）：690-692.

[6] ROCK C L, DOYLE C, DEMARK-WAHNEFRIED W, et al. Nutrition and physical activity guidelines for cancer survivors[J]. CA Cancer J Clin, 2012, 62（4）：243-274.

[7] 石汉平,杨剑,张艳. 肿瘤患者营养教育 [J]. 肿瘤代谢与营养电子杂志,2017,4（1）：1-6.

第四节　肠 内 营 养

在正常情况下，人类通过摄食获取必需的营养物质，以满足机体的营养需要。当由于各种原因不能经口摄食时，只能通过营养疗法来提供维持生命所需要的营养物质。目前临床上营养供给途径包括通过静脉滴注营养液维持机体代谢平衡的肠外营养（parenteral nutrition，PN），及经消化道给予营养物质的肠内营养（enteral nutrition，EN）。临床医师应根据疾病的性质及患者的状态来选择合理的营养供给途径。随着人们对疾病营养疗法认识的加深、营养制剂的改进和对机体代谢改变研究的深入，营养供给的途径也在不断地改变（表3-4-1）。

表3-4-1 营养供给途径"金标准"的改变

年代	营养供给途径
20世纪70年代	当患者需要营养支持时，首先静脉营养
20世纪80年代	当患者需要营养支持时，首先周围静脉营养
20世纪90年代	当肠道有功能，且能安全使用时，使用EN
当前	应用全营养支持，首选EN，必要时EN与PN联合使用

EN系指经胃肠道用口服或管饲来提供代谢需要的营养基质及其他各种营养素的方法，是符合生理、安全的营养治疗方式。应用EN有助于维持肠黏膜细胞结构与功能的完整性，预防肠道黏膜内细菌或其代谢产物的易位，同时可保护与改善肝功能，刺激消化液和胃肠道激素分泌，促进胆囊收缩，降低肝胆并发症发生率。因此要努力恢复EN，贯彻"如果肠内有功能，就应使用肠道"的原则。EN途径因营养制剂的类型、患者的耐受程度而有所不同。EN的输入途径有口服营养补充和管饲两种。多数患者因经口摄食受限或不足而采用管饲。管饲又分为鼻饲、胃造口、空肠造口、经"T"形管空肠置管等多种，临床上应用最多的是鼻胃管、鼻十二指肠管和空肠造口等。

一、EN的输注途径

1. 口服营养补充（oral nutritional supplements，ONS） ONS是以特殊医学用途配方食品（foods for special medical purpose，FSMP）经口服途径摄入，补充日常饮食的不足。相较于管饲途径，ONS更接近于患者自然的进食过程，具有更好的依从性，是胃肠功能正常肿瘤患者接受肠内营养的首选途径。

2. 鼻饲 鼻饲营养途径包括有鼻胃管、鼻十二指肠管及鼻空肠喂养等，具体投给途径的选择需取决于疾病情况、喂养时间长短、患者精神状态及胃肠道功能。鼻胃管喂养的优点在于胃的容量大，对营养液的渗透压不敏感，适合于各种完全性营养配方。缺点是有反流与吸入气管的危险。鼻胃管通常用于需短期EN、胃功能良好的患者。鼻肠管分单腔和双腔两种。单腔鼻肠管为临床常用，双腔鼻肠管较少应用。双腔鼻肠管中的一个管腔的开口用作胃肠减压，另一管腔开口于鼻肠管的尖端，作营养治疗用。鼻肠管适用于需短期EN但有高吸入危险者、胃功能不良或消化道手术后既需胃肠减压又需要营养治疗者。鼻肠喂养可因管腔细小而易致阻塞，喂养时应注意保持通畅。鼻胃或鼻肠置管进行EN简单易行，是临床上使用最多的方法。但长期使用者可出现鼻咽部不适、局部黏膜溃疡等并发症。因此，鼻饲营养不适合长期EN治疗的患者。不同鼻饲途径的适应证、禁忌证及可能发生的并发症见表3-4-2。

表 3-4-2　不同鼻饲途径的比较

途径	适应证	禁忌证	并发症
鼻胃管	胃肠道完整，不能主动经口摄食或经口摄食不足；代谢需要增加（短期应用）；补充能量（厌食、炎症性肠道疾病、肿瘤、生长迟缓）；精神障碍或昏迷（短期应用）；早产儿、低体重儿	严重胃肠功能障碍；胃排空障碍；食管炎、食管狭窄；严重反复呕吐、胃反流	鼻、咽及食管损伤；反流、吸入性肺炎
鼻十二指肠/空肠管	需短期EN但有高吸入危险者（昏迷患者、老年人、婴幼儿等）；胃动力障碍者；急性胰腺炎应选择鼻空肠途径	远端肠道梗阻；小肠吸收不良；小肠运动障碍	导管移位；倾倒综合征；腹泻、腹胀、肠痉挛

3. 空肠造口　当利用鼻肠管做长期EN治疗时，部分患者不能接受喂养管对鼻咽部的刺激，故可通过外科手术作空肠造口。该方法优点是较少发生反流而引起呕吐与误吸。主要适用于以下人群：①需长期EN者；②高吸入危险者（昏迷患者、老年人、婴幼儿等）；③胃动力障碍者；④重症胰腺炎患者；⑤发生胆瘘、胰瘘或上消化道术后吻合口瘘者，对胃十二指肠外瘘及胰腺疾病患者尤为适宜。患者无明显不适，机体和心理负担小，活动方便。

空肠置管方法：空肠造口手术可在原发疾病手术的同时附加完成，亦可单独施行。考虑手术后患者的恢复和营养需要，下述患者在原发疾病手术治疗的同时宜施行空肠造口：①手术时有营养不良的患者；②重大复杂的上腹部手术后早期肠道营养灌注；③坏死性胰腺炎；④需要剖腹探查的多处创伤患者；⑤食管、胃十二指肠手术后备用性空肠造口，以备发生吻合口瘘等并发症时维持营养用。

另外，还有一种经T形管空肠置管喂养途径，但不需要在空肠造口，常用于胆道手术。方法是术中留置T管时经T管的长臂穿刺置入空肠营养管，经T管短臂送入胆总管下端，再经Oddi括约肌置入十二指肠远端或空肠内。

4. 胃造口　经胃造口置管喂养途径进行EN避免了鼻腔的刺激，而且可用于胃肠减压、pH监测、给药等。胃造口可在术时或单独实施。该方法优点：①管腔直径大，不易阻塞，喂养时快捷、简便；②固定于胃壁，不易移位，减少了鼻胃管喂养时发生误吸的可能；③感官上更能接受。适用于胃肠功能良好的以下患者：①吞咽功能障碍；②食管术后吻合口瘘或各种原因引起的食管气管瘘；③食管狭窄或梗阻。

近年来，经皮内镜下胃造口术（percutaneous endoscopic gastrostomy，PEG）及经皮内镜下空肠造口术（percutaneous endoscopic jejunostomy，PEJ），因其简易、安全，不需要全麻，创伤小，能在门诊患者中实施而得以被医师和患者接受。术后可立即灌食，可置管数月至数年，满足长期喂养的需求。长期需要EN并能活动的患者可从PEG或PEJ获益。

二、EN的输注方法

根据喂养管尖端所在位置和胃肠道承受能力，EN也可通过分次给予或连续输注方式给予。

1. 分次推注　将配好的液体饮食用注射器或喂食器通过喂养管缓慢地注入胃内，每次给予的量约 100~300ml，每日 6~8 次，每次入量在 10~20min 完成；分次推注适用于喂养管尖端位于胃内及胃功能良好者，其优点是较接近一日三餐的饮食习惯和生理状态。但部分患者初始易出现腹胀、腹痛、腹泻、恶心与呕吐，大部分患者经过几天的适应可逐步耐受。当营养液进入胃内时，胃蠕动暂停，并分泌胃液直至胃内容物成为等渗，再通过胃和幽门括约肌的调节，缓慢进入十二指肠消化，继而吸收，不易发生"倾倒综合征"。此方法适用于导管尖端位于胃内的患者。此法易实施，患者更自由。

2. 间歇重力滴注　将营养液置输液瓶或营养袋内，经输注管与 EN 喂养管相连，缓慢滴注，每次 250~500ml，速率 20~30ml/min，每日滴注 4~6 次，每次间隔约 2~3 小时。如患者胃肠道正常或病情不严重时，多数可以耐受。此种方式较为常用，其优点较连续输注有较多的活动时间，并类似正常膳食的间隔时间，具体视患者耐受程度而定。

3. 连续输注　通过重力或输液泵连续 12~24 小时输注。目前多主张用此种投给方式，适用于导管尖端位于十二指肠或空肠内的患者及危重患者。输入的体积、浓度、速率必须从低值逐渐调节至患者能耐受的程度。当营养液直接进入小肠时，小肠稀释渗透负荷的能力有限，而小分子的 EN 液多为高渗，为避免因容量和渗透作用所致的急性肠扩张、"倾倒"和腹泻，最好应用输液泵控制滴速，初速 20ml/h，视适应程度逐渐递增，3~5 天后逐渐增加至 100~125ml/h，再逐渐增加浓度，体积。通常需 7~10 天时间才能达到 EN 需要。

（河北医科大学第四医院　高淑清）

参 考 文 献

[1] 石汉平，余红兰，吴承堂. 普通外科营养学 [M]. 第 1 版. 北京：人民军医出版社，2012.
[2] 曹伟新. 临床营养新概念与新技术 [M]. 北京：人民军医出版社，2002.

第五节　口服营养补充

一、概述

（一）定义

根据欧洲临床营养和代谢学会（European society for clinical nutrition and metabolism，原 ESPEN）2006 年发表的肠内营养专有名词使用规范，将口服营养补充定义为："Supplementary oral intake of dietary food for special medical purposes in addition to the normal food"，口服营养补充是以特殊医疗用途配方食品（foods for special medical purpose，FSMP）经口服途径摄入，补充日常饮食的不足。该定义有四个要素：第一，是在正常饮食基础上，而不是禁食基础上；第二，是经口摄入，而不是管饲；第三，是补充性的，而不是替代性的；第四，是用 FSMP，而不是其他如饮料、牛奶、食物匀浆。

（二）背景

对肿瘤患者来说，发生营养不足和恶液质是其预后不良的重要影响因素。多项研究已为肿瘤患者建议使用 ONS 提供证据。ONS 作为一种常见的日常饮食外营养补充手段，广泛地应用于慢性阻塞性肺疾病（chronic obstructive pulmonary disease，COPD）、肿瘤以及艾滋病等慢性消耗性疾病患者的营养补充。ESPEN 高度肯定了 ONS 途径对肿瘤患者的作用，并将其推荐作为肿瘤放疗患者的首要营养治疗途径。但是，指南中并不推荐全部使用特殊医学用途配方食品取代饮食，可作为饮食摄入不足或不全的补充。

2006 年，ESPEN 在发布的肿瘤肠内营养指南中，认为 ONS 和强化营养咨询是放疗患者首选的营养支持方式。2012 年 Baldwin 等纳入了 13 个随机对照试验（randomized controlled trial，RCT）研究，研究包括 1 414 例肿瘤患者，meta 分析结果显示，强化口服营养干预能够增加存在营养风险和营养不良的肿瘤患者的营养摄入，并改善患者的部分生活质量，但对于病死率没有显著影响。其中，该研究定义的口服营养干预措施包括①膳食咨询建议；②口服营养补充制剂；③膳食咨询建议＋口服营养补充制剂。

此外，ONS 的应用效果还得到大量的临床研究证实。2013 年，Philipson TJ 等在 Am J Manag Care 上发表了大样本临床研究，回顾性分析美国 the Premier Perspectives 数据库 2000—2010 年的数据，结论表明：临床应用 ONS 可以缩短住院时间、节约医疗费用，减少 30 天内再次入院风险。相较于管饲途径，ONS 更符合人体生理特点，安全、经济、易于吸收且依从性较好等特点，是营养治疗的首选手段。

口服营养补充制剂可以是肠内营养剂、多元维生素和微量元素，甚至是鱼油、谷氨酰胺等药理性营养素。基于目前众多临床研究和肠内营养指南，我们认为首要考虑的是如何采用 ONS 途径使得患者得到足够且全面的营养治疗。肿瘤患者的营养不良或营养（不良）风险发病率高，当患者经口摄入达不到目标能量或全面的营养素时，应该首先考虑 ONS，以达到维持体重和改善营养状况的目的。

二、营养筛查与评估

在使用 ONS 之前需要专业人员对患者的营养状况进行筛查及评估，PG-SGA 是专门为肿瘤患者设计的营养状况评估方法，具体参见第二章第一、第二节。

三、营养干预

（一）适应证

英国肠外肠内营养学会（British association of parenteral and enteral nutrition，BAPEN）将 ONS 的适应证归纳为如下几个方面：

1. 营养不良患者手术前准备；
2. 诊断明确的炎症性肠病；
3. 短肠综合征；
4. 棘手的吸收障碍；
5. 全胃切除术后；
6. 吞咽困难；
7. 肠瘘　适用于所提供的营养素不从瘘孔中流出的患者。否则建议先采用肠外营养治疗，情况好转后再转为肠内营养治疗。
8. 疾病相关营养不良。

肿瘤患者可能合并或者罹患前面七条病症，但最多的情况是第八条，与肿瘤相关（肿瘤本身或治疗肿瘤导致）的营养不良。

（二）能量、制剂与配方

一般而言，口服营养补充剂以液体形式出现，其宏量营养素比例均衡，部分口服营养补充也可以粉末或半液体形式出现，其营养素的类型取决于实际营养应用的需求，如针对一些特殊的营养素需求，也可以为某种单一营养素的高剂量补充剂，如单一的糖类或单一的脂肪制剂等。具体参见本书第三章第一节。

（三）实施

建议给予高能量密度的ONS制剂（2kcal/ml，通常的ONS大多为1kcal/ml），每次20～50ml，间隔20～30分钟服用，每日总量不少于400～600kcal。营养时相学研究发现，晚上（睡前）加餐ONS更加有利于纠正营养不良。中国抗癌协会肿瘤营养专业委员会推荐3顿正餐加3顿ONS的模式，即3+3模式（图3-5-1）。

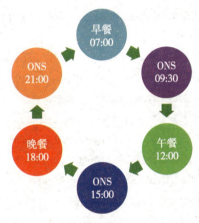

图3-5-1　肿瘤患者3+3 ONS计划

四、疗效评价

参见本书第三章第八节。

五、随访

使用ONS期间对患者的观察尤为重要，包括患者的依从性、接受度，患者的临床以及营养学指标的变化，是否需要适时地调整营养制剂的类型及比例等。对于长期需要肠内营养治疗支持的社区患者，还需要针对不同的基础疾病，考虑ONS的具体营养素的配方比、口味、质地以及不同产品的营养素组分的一致性，以保证患者服用的依从性以及改善营养状况的可持续性。

除了补充能量、蛋白质、微量元素外，针对可以检测的或已知的营养素的缺乏，需要使用ONS进行针对性的纠正。

口服营养补充作为肠内营养的重要途径之一，在临床使用中需要注意与其他肠内营养制剂同样的问题，即频次、温度、速度、浓度。作为经口摄食的补充，ONS可以餐内给予，也可以餐间给予，温度以40℃为佳，浓度根据各种类型的ONS而定，理论上由稀到浓，按照患者的肠道适应性循序渐进。

六、家庭营养教育与饮食指导

普通膳食是可以经口进食的居家肿瘤患者最理想的营养摄入方式,由于受到肿瘤负荷、消化道症状及心理因素等多种因素影响,大多数患者无法进食固体食物或只能进食少量的固体食物,而普通半流质或流质饮食并不能满足其营养需求,此时 ONS 就成为这些患者营养治疗的主要方式,参见本书第三章第七节。

(四川大学华西医院 胡雯,首都医科大学附属北京世纪坛医院 石汉平)

参 考 文 献

[1] ARENDS J, BODOKY G, BOZZETTI F, et al. ESPEN Guidelines on Enteral Nutrition: Non-surgical oncology[J]. Clin Nutr, 2006, 25(2): 245-259.

[2] LOCHS H, ALLISON S P, MEIER R, et al. Introductory to the ESPEN guidelines on enteral nutrition terminology, definitions and general topics[J]. Clin Nutr, 2006, 25(2): 180-186.

[3] IJPMA I, RENKEN R J, HORST G J T, et al. The palatability of oral nutritional supplements: before, during, and after chemotherapy[J]. Support Care Cancer, 2016, 24(10): 4301-4308.

[4] RIGHINI C A, TIMI N, JUNET P, et al. Assessment of nutritional status at the time of diagnosis in patients treated for head and neck cancer[J]. Eur Ann Otorhinolaryngol Head Neck Dis, 2013, 130(1): 8-14.

[5] BALDWIN C, SPIRO A, AHERN R, et al. Oral nutritional interventions in malnourished patients with cancer: a systematic review and meta-analysis[J]. J Natl Cancer Inst, 2012, 104(5): 371-385.

[6] PHILIPSON T J, SNIDER J T, LAKDAWALLA D N, et al. Impact of oral nutritional supplementation on hospital outcomes[J]. Am J Manag Care, 2013, 19(2): 121-128.

[7] 中国抗癌协会. 口服营养补充指南[J]. 肿瘤代谢与营养电子杂志, 2015, 2(4): 33-34.

第六节 肠 外 营 养

根据病情和输入肠外营养液的内容,输入途径主要有中心静脉和外周静脉两种。以高渗葡萄糖为主要能量来源者需经中心静脉输入。用糖类和脂肪乳剂作混合能量来源者可经周围静脉输入。预计患者只需短期(<2 周)营养治疗或中心静脉置管有困难时宜由外周静脉输入。"全合一"营养液的应用增加了经外周静脉输入的机会。

一、PN 输注途径

1. 中心静脉插管(central venous catheter, CVC) 经颈内静脉、锁骨下静脉达上腔静脉。适用于 PN 超过 2 周、营养液渗透压高于 1 200mOsm/L 者。优缺点:经锁骨下静脉置管易于活动和护理,主要并发症是气胸。经颈内静脉置管使转颈活动和贴敷料稍受限,局部血肿、动脉损伤及置管感染并发症稍多。

2. 经外周静脉穿刺的中心静脉导管(peripherally inserted central venous catheter, PICC) 经外周肘部浅静脉穿刺,将导管末端置于上腔静脉,导管可与外部装置连接,形成经周围静脉输液的系统。与传统的深静脉置管技术相比,其操作简易,能放置较长时间,插管舒适,容易固定且不需要严格限制上肢活动,很少发生气胸、血胸或空气栓塞等高危并发症,是一条安全、快捷、效果良好的静脉输液途径，目前在临床上已被广泛应用于危重患者的抢救、肿瘤化疗、PN 和长期输液治疗。在临床上可达到与 CVC 相同的目的，在 PN 时可代替 CVC 成为全营养混合液输注的主要途径。优点：患者活动方便、便于长期使用、护理方便、感染率低、静脉炎发生率低；缺点：价钱较高。

3．植入式静脉输液港（venous port access，VPA） 植入式静脉输液港又称植入式中央静脉导管系统（central venous port access system，CVPAS），是一种可植入式皮下、长期留置在体内的静脉输液装置，主要由供穿刺的注射座和静脉导管系统组成，可用于输注各种药物、补液、营养治疗、输血、血样采集等。主要适应于需长期静脉输液者或者肿瘤化疗以及 PN 的患者，可将各种药物直接输送到中心静脉处，从而减少反复穿刺的痛苦和难度，是患者静脉输液的永久性通道。

4．经外周静脉输注 为了获得舒适、可靠的静脉治疗，选择合适的外周静脉穿刺是完成 PN 疗法首先要考虑的问题，适合于进行短期 PN 治疗的患者，但需防治血栓性静脉炎。

5．动静脉瘘（arteriovenous fistula，AVF） 近年来国外陆续有报道自体动静脉瘘手术在家庭肠外营养支持中的应用，部分研究结果表明，此方法较中心静脉置管的肠外营养更安全，更适合需要长期接受肠外营养治疗的患者。

二、PN 输注方法

1．全营养混合液方式输注 为使机体每日所需的各种营养物质得到更好的利用，将各种营养物质同时输入，即在无菌条件下将各种营养物质先混合入由聚合材料制成的输液袋中成为"全合一"（all-in-one，AIO）或全营养混合液（total nutrients admixture，TNA）后静脉滴注。TNA 方式提供 PN 的优点：①增加节氮效果，有利于机体合成代谢；②简化输液过程，节省护理时间；③降低与 PN 有关并发症的发生率；④全部营养素混合后同时均匀输入，有利于更好的代谢和利用；⑤高渗葡萄糖和脂肪乳在"全合一"营养液中被稀释，减少甚至避免单独输注时可能发生的不良反应；⑥全封闭输液系统，减少被污染和气栓的发生率。

2．单瓶输注 PN 采用单瓶输注时，方便、快捷，但存在很多的弊端：①单独输注氨基酸时，由于能量供给不足，外源性氨基酸经糖异生途径转化为糖，起不到促进蛋白合成的作用；由于机体不能储存氨基酸，过快或过量输注氨基酸会加重代谢负担，对脑、肝脏功能造成损害，加重肾脏负担；氨基酸注射液渗透压高，可能损伤血管内皮，导致血栓性静脉炎。②单独输注葡萄糖时，如葡萄糖输入过快，会造成胰岛素分泌不足，发生高血糖；同时输入高渗葡萄糖时，胰岛素分泌会迅速增加，停输后血糖会发生骤降，但胰岛素浓度是逐渐下降的，从而引发低血糖。所以输注高渗葡萄糖溶液后应以含葡萄糖的等渗溶液过渡，以防发生低血糖。③单瓶输注脂肪乳过快会造成以血浆甘油三酯、非酯化脂肪酸浓度迅速增高、发热、心率加快、血小板水平降低等主要特征的脂肪超载综合征。采用单瓶输注 PN 液时，氨基酸与非蛋白能量液体应合理间隔输注，先输能量。

3．多瓶串输 多瓶营养液通过"三通"或 Y 形输液接管混合串输。虽简便易行，但弊端多，不提倡使用。

4．隔膜袋 近年来新技术、新型材质塑料（聚乙烯／聚丙烯聚合物）已用于 PN 液成品袋生产。新型全营养液产品（两腔袋、三腔袋）可在常温下保存 24 个月，避免了医院内配制营养液的污染问题。能够更安全便捷用于不同营养需求患者经中心静脉或经周围静脉的

PN 液输注。缺点是无法做到配方的个体化，并且不含维生素、微量元素。应用时请仔细阅读说明书，了解营养成分及含量，合理添加维生素、微量元素。

（河北医科大学第四医院　高淑清）

参 考 文 献

[1] 石汉平，余红兰，吴承堂．普通外科营养学[M]．北京：人民军医出版社，2012.
[2] 曹伟新．临床营养新概念与新技术[M]．北京：人民军医出版社，2002.

第七节　家庭营养治疗

家庭营养治疗是指在专业营养支持小组的指导下，让病情相对平稳而需进行营养治疗的患者在家中接受营养支持。家庭营养支持分为家庭肠内营养（home enteral nutrition，HEN）和家庭肠外营养（home parenteral nutrition，HPN）。目前家庭营养支持以 HEN 为主。以医院为基础的营养支持团队可以由一名医师、一名护士、一名药剂师、一位社会工作者、一位营养师和两个秘书（一个为医师工作，一个用于整个团队）组成。

家庭营养治疗应符合下列基本条件：

1．患者及其家属均渴望和要求能出院在家中继续治疗；
2．患者的基础疾病已完全稳定；
3．预期进行营养治疗的时间在 6 周以上；
4．营养治疗必须在医院开始，并且在良好耐受 1 周后；
5．患者或家属在出院前必须得到足够的营养治疗护理方面的培训，社会和家庭环境能保证家庭营养治疗的安全实施；
6．必须要有专业营养支持小组。

一、家庭肠内营养

家庭肠内营养（home enteral nutrition，HEN）指由于各种原因不能进食，或正常饮食不能维持身体代谢和生长发育需要，必须通过额外的途径或补充特殊的营养制剂，以摄取足够的能量和各种营养素，满足机体细胞维持功能、结构和代谢的需要。

（一）适应证

1．一般适应证

（1）胃肠功能存在营养风险及经口摄食不足以维持正常营养状态的患者。

（2）不能、不足或不愿意足量进食来维持营养储量的患者。当出现以下状况时，家庭肠内营养治疗十分必要。①全天能量摄入不足 20kcal/kg；②长期使用肠内营养泵的肿瘤患者；③医师处方内包含特殊营养素需长期随访的肿瘤患者；④高热的肿瘤患者。

2．可能获益的适应证　①神经系统疾病引起不能吞咽者（休克、中枢神经系统疾病损害吞咽功能，如运动性神经元疾病、多发性硬化、脑胶质瘤术后）；②上消化道机械性梗阻者（肠道失弛缓性、恶性肿瘤、良性的食管狭窄）；③吸收不良的患者（如放射性肠炎）；④疾病引起的慢性营养不良患者（如肝癌消耗过程）；⑤某些胃肠道功能衰竭的患者，如小肠肿瘤术后短肠综合征患者；而家庭肠外营养（HPN）是严重胃肠道衰竭患者的必要治疗手段。

（二）能量

能量供给应根据肿瘤患者的基础能量代谢、体力活动、应激状态等制订个体化的营养治疗方案，以 20～25kcal/(kg·d) 来估算卧床患者，25～30kcal/(kg·d) 来估算能下床活动的患者。

（三）途径

具体参见图 3-7-1。

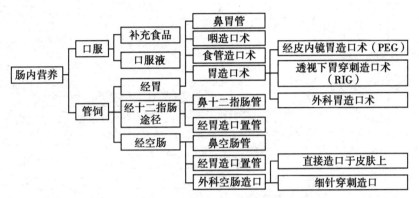

图 3-7-1　常见家庭肠内营养支持途径

（四）制剂与配方

参见图 3-7-2 及图 3-7-3。

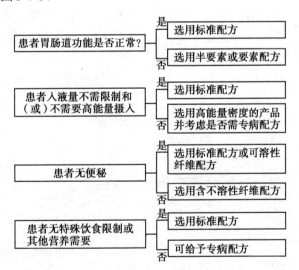

图 3-7-2　选择家庭肠内营养制剂的结构式途径

（五）实施

1. 家庭肠内营养常见的输注方式

（1）间歇推注法：将一定量的营养液在一定时间内用大容量注射器缓慢推注，速度不能快于 30ml/min。多用于能够活动或不想连续使用喂养泵的患者。

（2）间歇滴注法：24 小时循环滴注，但有间歇休息期。如输注 3 小时，然后休息 2 小时，如此循环重复。可让患者有较大的活动度。

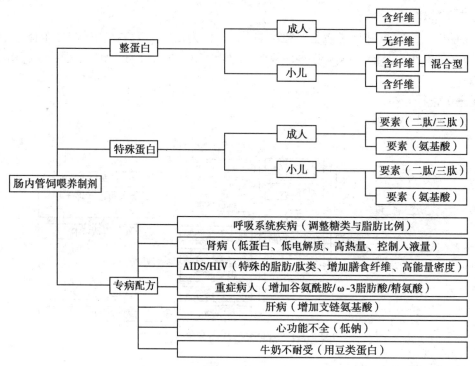

图 3-7-3　家庭肠内营养制剂种类的选择

（3）整夜输注法：患者夜晚输注，白天不输。作为补充口服摄入不足，但应避免给予过多液体量。

（4）连续输注法：不间断输注肠内营养，最长可达 20 小时。最好能用肠内营养输液泵连续输注。如条件不允许，也可采用重力滴注法进行连续输注。

2．实施过程中注意事项

（1）标准配方肠内营养液的能量密度均为 1kcal/ml；

（2）泵入最大输注速率为 125～150ml/h；

（3）输注温度一般 37℃左右；

（4）输注体位：坐位、半坐位、头高脚低位（上身抬高 30°以上）输注，以防反流，输注结束后维持该体位 30 分钟；

（5）现配现用，配制后常温下放置时间不超过 4 小时；

（6）配制完毕但暂时未能输注的肠内营养液应放置于冰箱 4℃环境中，最长保存时间不超过 24 小时，输注前加温使用；

（7）教育患者及家庭志愿者学习"四度"以减少肠内营养并发症的发生。①角度：喂养时患者采取半卧位，呈 30°～45°；②温度：保持室温或 35～40℃微温的状态；③浓度：早期喂养时可适当减少浓度，避免胃肠道不耐受；④速度：早期避免过快输注。

（六）注意事项

1．操作前必须洗手，严格遵守无菌操作原则。

2．输注系统（包括营养液容器、输注管道）应专人专用，每 24 小时应更换输注系统 1 次。最好使用一次性营养液容器和一次性输注管道。

3. 开封后的瓶装及用粉剂配制的肠内营养液悬挂输液时间不超过 8 小时，Pack 袋装营养液悬挂输注时间不超过 24 小时。

4. 已开启的营养液应在推荐时间内输完。若超过规定时间未能完成，应丢弃。

5. 连续输注期间，每 6～8 小时冲洗喂养管 1 次。每次输注结束时，应用温开水或生理盐水冲洗管道，保持管道通畅。

6. 细的喂养管，禁止输注颗粒状、粉末状药物，以免堵管。一旦发生阻塞，应先考虑排除阻塞，如热水冲管与抽吸相交替的方法，而非拔管。

7. 应妥善固定导管，每次喂养前，应确认导管是否有移位、脱出等，避免误吸（鼻喂养管）与渗漏（胃或空肠造口管）。

（七）家庭肠内营养常见并发症

1. 消化道并发症　如恶心、呕吐、便秘、腹泻及胃肠出血。

2. 管道及输注并发症　如喂养管阻塞、输注泵故障、喂养管移位、渗漏、皮肤疼痛及误吸。

3. 代谢并发症　如高血糖症、低血糖症、体液和电解质失衡。

二、家庭肠外营养

家庭肠外营养（home parental nutrition，HPN）是让需要长期或较长期肠外营养治疗的患者在家中实施，以维持和改善患者的营养状况，提高生括质量，增强体力活动能力，恢复家庭生活。部分患者可重新参加工作和学习，同时可明显节省开支。

（一）适应证与禁忌证

1. 适应证　其主要适应证在于：

（1）严重持久性的消化系统疾病，阻止吸收足够营养素来维持正常生理状况。

（2）因肿瘤所致的以下情况：①不可代偿的短肠综合征；②放疗所致的急、慢性放射性肠炎；③肠动力性疾病；④广泛的术后肠梗阻，不能再通过外科手术解除；⑤胃肠道瘘，行选择性手术的患者；⑥存在肿瘤原因引起的多发性肠梗阻；⑦吸收不良和/或腹泻者，包括肿瘤或手术所致腹泻。

2. 禁忌证　HPN 不能用于以下情况：

（1）已被证明或被估计患有不可治愈的晚期疾病（或预期寿命不超过 2 周）。

（2）必须住院治疗的患者。

（3）患者、家庭以及护理人员不能掌握 HPN 有关的技术和实施步骤。

（4）仅是单纯的吞咽问题。

（5）暂时性的胃通过能力不足。

（6）影响进食的严重心理疾病，比如严重抑郁症。

（7）仅有新陈代谢改变导致的轻度食欲减退，比如肿瘤化疗。

（8）严重肺部或心脏疾病引起的呼吸困难。

（9）药物的继发性效应造成进食不足。

（二）能量

1. 总能量的需求一般应按照正常推荐水平 20～35kcal/（kg·d）。

2. 准确计算能量需求，也可以按照 Schofield 公式或者 Mifflin-St.Jeor 公式、Ireton-Jones

公式等进行计算,但大多数均在 20～35kcal/(kg·d)范围之内,很少超过 40kcal/(kg·d)。

3. 随着肠功能逐渐好转,应根据经口进食的增加逐步减少 HPN 的能量。

(三) 途径

用于家庭肠外营养输注的静脉置管途径可分为外周静脉导管(peripherally-inserted catheter,PIC)与中心静脉导管(central venous catheter,CVC)。中心静脉置管又可分为经外周静脉穿刺的中心静脉导管(peripherally inserted central venous catheter,PICC)、直接经皮穿刺中心静脉置管、隧道式中心静脉导管(central venous tunnel catheter,CVTC)、完全植入式装置(totally implantable devices,TID)。

(四) 制剂与配方

1. 液体入量　①液体入量的评估至关重要,不平衡易出现脱水或液体潴留;② 18～60 岁按 35ml/kg,>60 岁按 30ml/kg 估计液体需要量;③发热时可按每增加 1℃体温(超过 37℃)增加 2～2.5ml/kg;④腹水时的总液量和总钠量,不超过 30ml/kg 和 1mmol/kg。

2. 总能量　总能量的需求参考本章节"能量"部分。

3. 氨基酸　①推荐剂量成人蛋白质安全剂量为 0.75g/(kg·d)。肠外营养液中,氨基酸的常用剂量 0.8～1.2g/(kg·d),疾病恢复阶段 1～2g/(kg·d)。②非蛋白能量,氨基酸氮一般在 150～200:1;高应激状况或高蛋白需要时(肝肾功能正常),可达到 100:1。③制剂选择尽可能选用含氨基酸种类完整的平衡氨基酸溶液。

4. 脂肪乳剂　①推荐剂量,脂肪所提供的能量可占非蛋白热量的 30%～50%,某些情况下(如肝功能正常的慢性阻塞性肺疾病)可达到 50% 以上。成人常用剂量为 1.2～1.5g/(kg·d)。为了保证必需脂肪酸的摄入,长期完全禁食者的脂肪乳剂最低用量应不低于 0.2g/(kg·d)(按纯大豆油脂肪乳剂计算)。②肝功能异常者建议使用中/长链脂肪乳及鱼油脂肪乳。③一般情况下可选择纯大豆油脂肪乳剂(即 100% 长链脂肪乳剂);肿瘤患者建议选用鱼油脂肪乳。

5. 葡萄糖　①推荐剂量总量 300～400g/d,输注速度不超过 5mg/(kg·min)。②输注浓度根据肠外营养输注途径决定"全合一"营养液中的输注浓度。经周围静脉输注,葡萄糖浓度不超过 10%。

6. 电解质　推荐剂量因个体而异,须根据不同临床条件调整。电解质应每天供给,推荐需要量见表 3-7-1。目前已有商品化磷制剂,推荐剂量为 1 支/天。

表 3-7-1　电解质推荐量

电解质	标准 TPN 中的含量 /mmol	常用制剂	常用制剂的量 /ml
钠	80～100	10% NaCl	45～60
钾	40～60	10% KCl	30～45
镁	8～12	25% $MgSO_4$	8～12
磷	10	甘油磷酸钠制剂	10
钙	2.5～5	10% 葡萄糖酸钙	10～20

7. 微量营养素　①肠外营养时须补充 13 种维生素和微量元素。常用剂量为商品化复合制剂各加 1 支;②每日 HPN 供给量略高于推荐摄入水平,应按时监测,避免过量或不足;③目前不推荐常规增加维生素和微量元素的供给量;④出院时的 PN 配方短期内仍是适用

的,在持续 HPN 时可根据患者情况的变化对营养成分进行调整,为保证稳定性,尽可能按周为单位进行调整。

(五)实施

1. 人员培训　①出院前,由医院营养治疗组医护人员为患者和负责给患者实施 HPN 的家属或指定人员做 HPN 技术和有关知识的培训,内容包括无菌观念、无菌操作基本规程、静脉输液技术、静脉留置导管护理、输液泵的使用及"全合一"营养液的配制,最终经评估认为完全合格为止;②一旦患者有疑问或有困难时,医院可通过电话或是上门解决困难(图3-7-4)。

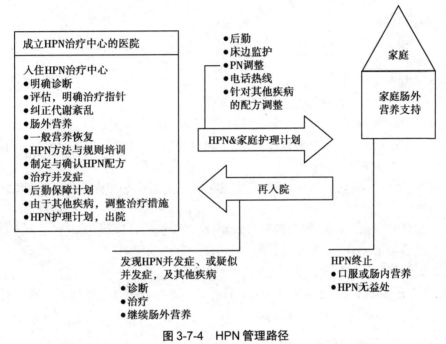

图 3-7-4　HPN 管理路径

2. 方法　①营养液输注方式可采用 24 小时持续滴注、间歇性输注、周期性输注。②大部分患者选择在夜间进行滴注营养液 8~12 小时。其最大优点是白天可停止输液。每次输液结束后可注入 5ml 肝素液(1mg 肝素/ml 等渗盐水),缺点是夜间输液可引起排尿增加,影响睡眠。③监测和管理,HPN 患者应该认真做好自我监测,包括体重、体温及静脉摄入量。并定期复诊,检查电解质、总蛋白、白蛋白、肝肾功能、血常规、血脂等营养相关指标,及时调整治疗方案。

(六)注意事项

1. 腔静脉导管感染是最常见、最易发生的并发症。定期对腔静脉导管进行换药。患者每天监测体温也非常必要,一旦出现寒战、体温升高,在排除了其他感染的可能性后,应立即住院处理。使用经外周静脉穿刺的中心静脉导管可减少感染的发生率。

2. 定期监测水、电解质和微量元素。一旦异常,及时调整营养液配方。必要时停用 PN,待检测结果得到纠正后,再恢复 PN 支持。

3. 预防发生空气、血栓和肺栓塞。操作应仔细,对患者和家属进行及时的宣教,充分重视对导管的护理,杜绝发生栓塞。

4. 严密观察肝胆并发症,及早发现并及时处理,以免进一步发展,最终导致肝功能不可逆损害。

(七) 家庭肠外营养常见并发症

机械性并发症如气栓、导管内血栓、连接器破损、导管破口、导管阻塞、输液泵故障、置入口漏出;感染性并发症如导管相关性血流感染;代谢性并发症如高血糖症、低血糖症、体液和电解质失衡。

三、疗效评价与随访

(一) 疗效评价

参见本书第三章第八节。

(二) 随访

参见本书第三章第八节。

1. 随访形式　可采取家庭随访和电话随访两种方式。
2. 随访频次　出院当天随访1次,出院后1周内再随访1次。以后每周都需进行1次家庭随访,直至患者逐渐熟悉各种操作后,可适当延长随访的周期,最后改为每个月1次。
3. 随访内容
(1) 客观指标:主要有机体组成和皮下脂肪厚度,检测外周血淋巴细胞计数和血浆蛋白质等。
(2) 主观营养指标:体重、饮食情况、体力状况、活动能力以及不适症状是否改善等。
(3) 生活质量指标:应作为一项重要的指标进行评估和监测。
(4) 家庭营养实施的情况:无菌操作、导管护理等。

若上述情况发现异常,营养支持小组成员应及时进行评估并调整患者的家庭营养治疗方案。对外地患者可采取电话随访的形式。

四、家庭营养教育与饮食指导

1. 营养治疗小组应对患者和家属进行详细的营养支持相关教育,包括营养液输注技术和管道的常规护理,常见并发症的监测、预防和处理;发放家庭营养治疗宣传册,记录患者详细的家庭住址和联系方式等。
2. HEN特殊技巧培训包括估计肠内营养管的位置,检查营养液残余量,使患者保持适当体位的能力,以及适当的洁净技巧。

应学习如何储存和处理残留营养液,这方面的技巧包括①检查营养产品以核实成分和产品有效期;②对所提供营养输注设备恰当使用;③了解营养液能在袋子里存放多久;④了解营养液在室温中的稳定性(特别是在使用开放的输注系统时);⑤密闭系统的使用是非常有益的,特别是当家庭卫生存放存在问题时;⑥学习营养输注泵的使用及报警的处理。

(同济大学附属第十人民医院　宋振顺　卢列盛　韩婷　李伟)

参 考 文 献

[1] 石汉平,凌文华,李薇. 肿瘤营养学[M]. 北京:人民卫生出版社,2012.
[2] 中华医学会. 临床技术操作规范肠外肠内营养学分册[M]. 北京:人民军医出版社,2008.

[3] 李强,江志伟.家庭营养支持的研究进展[J].肠外与肠内营养,2009,16(5):309-311.

[4] 蔡东联,齐阳.家庭营养治疗[J].药物服务于研究,2012,12(6):406-410.

[5] 蔡东联.家庭肠外营养临床应用及注意事项[J].肠外与肠内营养,2002,9(1):62-64.

[6] CSCO肿瘤营养治疗专家委员会.恶性肿瘤患者的营养治疗专家共识[J].临床肿瘤学杂志,2012,17(1):59-73.

[7] AUGUST D A, HUHMANN M B. American Society for Parenteral and Enteral Nutrition (A.S.P.E.N.) Board of Directors.A.S.P.E.N. clinical guidelines: nutrition support therapy during adult anticancer treatment and in hematopoietic cell transplantation[J]. JPEN J Parenter Enteral Nutr, 2009, 33(5): 472-500.

[8] STAUN M, PIRONI L, BOZZETTI F, et al. ESPEN Guidelines on Parenteral Nutrition: home parenteral nutrition (HPN) in adult patients[J]. Clin Nutr, 2009, 28(4): 467-479.

[9] WENGLER A, MICKLEWRIGHT A, HÉBUTERNE X, et al. Monitoring of patients on home parenteral nutrition (HPN) in Europe: a questionnaire based study on monitoring practice in 42 centres[J]. Clin Nutr, 2006, 25(4): 693-700.

[10] BOZZETTI F, ARENDS J, LUNDHOLM K, et al. ESPEN Guidelines on Parenteral Nutrition: non-surgical oncology[J]. Clin Nutr, 2009, 28(4): 445-454.

第八节　疗效评价与随访

营养治疗作为一种基础治疗手段,其疗效是应该评价的,也是可以评价的。传统评价营养治疗疗效常用血清白蛋白水平及体重。由于营养治疗是一种整体治疗,其作用涉及生理、心理、行为、功能与结构等多个方面,因此其疗效也需要整体评价。应该从以下10个方面整体评价营养治疗的疗效。

一、营养知识-态度-行为

实施营养教育、破除营养误区是营养治疗的首要任务,是营养五阶梯治疗的第一阶梯,因此,营养相关知识、态度和行为(knowledge, attitude, practice, KAP)应是营养治疗疗效评价的首要参数。实际生活中,营养KAP问题很多,评价营养疗效时,只需请患者回答下列4个典型问题,即可了解患者的营养KAP(表3-8-1)。

表3-8-1　评价患者营养KAP的问题

问题	回答
疾病情况下能量消耗有何变化?	增加　　减少　　不变
担心增加营养会促进疾病发展吗?	很担心　　有些担心　　不担心
日常饮食中忌口吗?	严格忌口　　有点忌口　　不忌口
如果忌口,忌口什么食物?(可多选)	蛋　奶　鱼　虾　蟹　肉(牛、羊、猪、鸡、鸭、鹅)　豆　蔬菜　水果

传统观念认为,肿瘤本身高代谢消耗、抗肿瘤治疗不良反应分别是肿瘤患者营养不良的第一、第二位原因,发达国家的实际情况也是如此。中国抗癌协会肿瘤营养专业委员会调查发现,营养KAP误区是我国肿瘤患者营养不良的第一原因,抗肿瘤治疗不良反应及肿瘤本

身高代谢消耗则分列第二、第三位,这是我国肿瘤患者营养不良的一个显著特征(图3-8-1)。从明华等调查535例肿瘤内科住院患者发现:99.6%患者存在膳食知识误区,认为患病后不可食用某类或全部富含蛋白质的食物;90.0%以上患者服用灵芝孢子粉、海参、人参、冬虫夏草以及其他类保健食品;93.0%患者未接受过规范的营养教育。其严重程度和营养教育的必要性由此可见一斑。

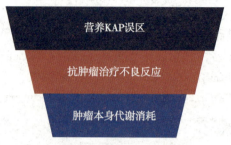

图3-8-1 我国肿瘤患者营养不良原因排序
注:梯形面积提示重要性大小

二、摄食情况

摄食情况改善与否是营养疗效评价的核心参数,摄食情况评价包括食欲、食物性状及摄食量。

(一)食欲

食欲是一个非常主观的评价指标,是营养治疗疗效评价的必需参数,建议采用食欲刻度尺来评价食欲,"0"为食欲最差、完全没有食欲,"10"为食欲最好,其他介于0和10之间,让患者根据自己的食欲情况在刻度尺上选择数字(图3-8-2)。

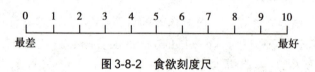

图3-8-2 食欲刻度尺

(二)食物性状及摄食量

食物性状、种类及摄食量常用膳食调查方法,包括称重法、记账法、化学分析法、食物频率法及询问法。询问法包括膳食史法和24小时膳食回顾法,临床上以24小时膳食回顾法最为常用。但是上述方法均要求专业人员实施,不适用于临床工作中评价营养疗效。为方便使用,建议比较患者营养治疗前后饮食性质:①流食;②半流食;③软食;④普食(表3-8-2)。同时对摄食量进行标化处理,请患者根据自己摄食量变化情况,选择相应的数字(图3-8-3、图3-8-4)。

表3-8-2 患者进食食物性状调查

问题	回答			
您是否可以进食?	可以	不能		
如果可以进食,进食什么食物?	全流食	半流食	软食	普食

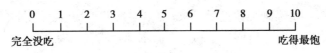

图 3-8-3 摄食量评估刻尺

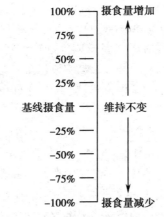

图 3-8-4 摄食量变化评估刻度计

三、营养状况评价

动态评估是营养评估本身的要求,更是营养治疗疗效评价的要求。营养评估的方法很多,国内常用的方法有主观全面评定(subjective global assessment,SGA)、患者参与的主观全面评定(patient-generated subjective global assessment,PG-SGA)及微型营养评价(mini nutritional assessment,MNA)3种。具体内容参见本书第二章第二节。

四、人体学测量

人体学测量是一种最常用的静态营养评估方法,主要包括对身高、体重、身体围度(上臂、大腿、小腿、腰围、臀围等)、皮褶厚度(三头肌、二头肌、肩胛下、腹壁和髂骨等)4种参数的测定。人体学测量的突出优点是操作简便,局限性是灵敏度较低、变化较慢。在上述参数中,以体重、小腿围的变化较为敏感,因此在评价营养疗效时,测量体重及小腿围即可。

(一) 体重

患者清晨起床、排空大小便、空腹、穿单衣裤、赤足立于体重计中心,读数,以公斤(kg)为单位,精确到小数点后一位数字,测量3次取平均值。由体重衍生出下述2个数据。

体重变化率:体重变化率(%) = $\dfrac{原体重(kg) - 现体重(kg)}{原体重(kg)} \times 100\%$,正数为体重丢失率,负数为体重增加率。

体重指数(BMI):BMI(kg/m²) = $\dfrac{体重(kg)}{身高(m) \times 身高(m)}$

(二) 小腿围

小腿围反映人体腿部肌肉及(皮下)脂肪水平。测量时,患者坐位、小腿与大腿呈90°直立踏地、两腿分开同肩宽、自然放松,检测者将带尺在小腿最粗壮处以水平位绕其一周计量,单位为厘米(cm),精确到小数点后一位,测量3次取平均值。右利者测量左小腿,左利者测量右小腿,动态测量时测量同一小腿。下肢水肿时测量上臂围。

五、人体组成评定

人体组成评定(body composition assessment,BCA)是采用不同方法如双能 X 射线吸收法(dual energy X-Ray absorptiometry,DEXA)、生物电阻抗法(bioelectric impedance analysis,BIA)、CM、MRI、B 超等对人体组成成分进行测定。上述方法中,BIA 由于简便、无创、价廉等优势,近年来得到广泛应用。重要参数包括实际体重,标准体重、脂肪百分比、体脂量、非脂肪量、肌肉量、体重指数、相位角、健康评分(fitness score)及基础代谢率等。

(一)肌肉量

BCA 的一个重要意义是可以了解体重变化(丢失或增加)的成分。不同条件下,相同的体重丢失量,丢失的成分各不相同,图 3-8-5 展示了 3 种情况下相同的 10kg 体重丢失的成分来源。任何情况下,骨骼肌丢失与临床结局差、生存时间短密切相关,骨骼肌丢失超过 40% 时,患者 100% 死亡。然而脂肪丢失则并非必然是不利因素。恶性肿瘤患者的一个显著特征是骨骼肌的丢失。反过来,手术后或营养治疗后的体重增加过快多数是脂肪组织的增加,应该尽量避免,理想的营养治疗是增加骨骼肌。

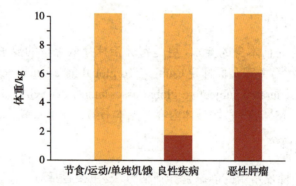

图 3-8-5 不同条件下体成分丢失模式图

注:不同条件下,相同的体重丢失(10kg),丢失的成分不同,黄色代表脂肪,红色代表肌肉

(二)脂肪分布

人体脂肪组织有内脏脂肪(visceral adipose tissue,VAT)和皮下脂肪(subcutaneous adipose tissue,SAT),Fox CS 等调查 3001 例 50 岁以上受试者发现:尽管 VAT 及 SAT 均与血压、空腹血糖、甘油三酯有关,但是 VAT 与高血压、高血糖、糖尿病及代谢综合征关系更加密切,他们认为 VAT 是病理性脂肪储存(pathogenic fat depot)。

六、体能评价与健康状况评分

(一)体能(physical performance)评价

体能与患者临床预后密切相关,是营养治疗疗效评价的重要参数。体能评价的方法很多,最常用的包括简短身体功能量表(short physical performance battery,SPPB)、日常步速评估法(usual gait speed,UGS)、计时起走测试(timed get up and go test,TGUG)、爬楼实验(stair climb power test，SCPT)、六分钟步行试验（six-minute walking test，6MWT)、功能伸展测试（functional reach test，FRT)、搬运测试（lift and reach）及握力（grip）等。其中以握力、计时起走测试及六分钟步行试验最为实用，建议选择上、下肢测试组合，如握力＋计时起走测试或握力＋六分钟步行试验。

（二）健康状况评分

健康状况是机体功能状态的整体反映，通常采用 Karnofsky 体力状况（Karnofsky performance status，KPS）评分或美国东部肿瘤协作组（Eastern cooperative oncology group，ECOG）评分。KPS 评分越高，健康状况愈好；ECOG 评分越高，健康状况越差。临床上选用任何一种均可，ECOG 评分更加简便（表3-8-3、表3-8-4）。

表3-8-3　体力状况 KPS 评分

身体状况	得分
身体正常，无任何不适	100
能进行正常活动，有轻微不适	90
勉强可正常活动，有一些不适	80
生活可自理，但不能维持正常生活或工作	70
有时需人扶助，多数时间可自理	60
常需人照料	50
生活不能自理，需特别照顾	40
生活严重不能自理	30
病重，需住院积极支持治疗	20
病危，临近死亡	10
死亡	0

表3-8-4　体力状况 ECOG 评分

得分	身体状况
0	活动能力完全正常，与发病前活动能力无任何差异
1	能自由走动及从事轻体力活动，包括一般家务或办公室工作，但不能从事较重的体力活动
2	能自由走动及生活自理，但已丧失工作能力，日间不少于一半时间可以起床活动
3	生活仅能部分自理，日间一半以上时间卧床或坐轮椅
4	卧床不起，生活不能自理
5	死亡

七、心理评价

营养不良的患者常常合并心理障碍，良好的营养治疗可以有效改善心理障碍与痛苦。因此，心理评价应该成为营养治疗疗效评价的必备参数。心理评价的方法纷繁复杂，心理痛苦温度计（distress thermometer，DT）于1998年由 Roth AJ 发明，是一项简便的心理评估方法，得到 NCCN 的推荐。"0"为没有痛苦，"10"为极端痛苦，其他介于0和10之间，患者根据自己的情况选择相应的数字(图3-8-6)。对于心理痛苦评估有中重度痛苦(DT≥5)的患者,还需要进一步询问病史,并选择相应的抑郁、焦虑等心理专业评估量表进行评价,分析心理痛苦原因(表3-8-5)。

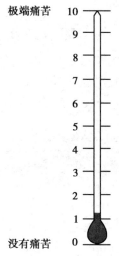

图 3-8-6　心理痛苦温度计

表 3-8-5　心理痛苦原因分析

实际问题				
□无时间精力照顾孩子/老人	□无时间精力做家务	□经济问题	□交通出行	
□工作/上学	□周围环境			
交往问题				
□与孩子/老人相处	□与伴侣相处	□与亲友相处	□与医护人员相处	
情绪问题				
□抑郁	□恐惧	□孤独	□紧张	□悲伤 □担忧 □对日常活动丧失兴趣
□睡眠问题	□记忆力下降/注意力不集中			
身体问题				
□外表/形体	□洗澡/穿衣	□呼吸	□排尿改变	□便秘 □腹泻 □进食
□疲乏	□水肿	□发热	□头晕	□消化不良 □口腔疼痛 □恶心 □疼痛
□鼻子干燥/充血	□性	□皮肤干燥	□手/脚麻木	□身体活动受限制
信仰/宗教问题	□信仰/宗教问题			
其他问题_____				

八、生活质量评价

生活质量已经成为几乎所有治疗疗效评价的必选参数,包括营养治疗,常用 EORTC QLQ-C30 V3.0 中文版(表 3-8-6)。QLQ 量表体系除核心模块 QLQ-C30 主量表外,还有适用于不同癌种疾病和症状特异模块的子量表。QLQ-C30 主量表与各相应癌症的子量表结合应用,可完整测定患者的生活质量。

表 3-8-6　EORTC QLQ-C30 V3.0 中文版

问题	没有	有点	相当	非常
1. 您从事一些费力活动有困难吗？比如提很重的购物袋或手提箱？	1	2	3	4
2. 长距离行走对您来说有困难吗？	1	2	3	4
3. 户外短距离行走对您来说有困难吗？	1	2	3	4
4. 您白天需要待在床上或椅子上吗？	1	2	3	4
5. 您吃饭、穿衣、洗澡或上厕所时需要他人帮忙吗？	1	2	3	4
在过去的一星期内：	没有	有点	相当	非常
6. 您在工作和日常活动中是否受到限制？	1	2	3	4
7. 您在从事您的爱好或休闲活动时是否受到限制？	1	2	3	4
8. 您有气促吗？	1	2	3	4
9. 您有疼痛吗？	1	2	3	4
10. 您需要休息吗？	1	2	3	4
11. 您睡眠有困难吗？	1	2	3	4
12. 您觉得虚弱吗？	1	2	3	4
13. 您食欲减退（没有胃口）吗？	1	2	3	4
14. 您觉得恶心吗？	1	2	3	4
15. 您有呕吐吗？	1	2	3	4
16. 您有便秘吗？	1	2	3	4
17. 您有腹泻吗？	1	2	3	4
18. 您觉得累吗？	1	2	3	4
19. 疼痛影响您的日常活动吗？	1	2	3	4
20. 您集中精力做事有困难吗，如读报纸或看电视？	1	2	3	4
21. 您觉得紧张吗？	1	2	3	4
22. 您觉得忧虑吗？	1	2	3	4
23. 您觉得脾气急躁吗？	1	2	3	4
24. 您觉得压抑（情绪低落）吗？	1	2	3	4
25. 您感到记忆困难吗？	1	2	3	4
26. 您的身体状况或治疗影响您的家庭生活吗？	1	2	3	4
27. 您的身体状况或治疗影响您的社交活动吗？	1	2	3	4
28. 您的身体状况或治疗使您陷入经济困难吗？	1	2	3	4
请在1～7之间选出一个最适合您的数字并画圈	非常差			非常好
29. 您如何评价在过去一星期内您总的健康情况？	1　2　3　4　5　6　7			
30. 您如何评价在过去一星期内您总的生命质量？	1　2　3　4　5　6　7			

九、实验室检查

广义的实验室检查内容非常丰富，包括血液、尿液、粪便及其他体液检查，检查项目也是包罗万象。营养诊断及营养治疗疗效评价应该包括血液学基础（血常规、血生物化学、维生素、矿物质等）、重要器官功能（如肝、肾功能）、激素水平、炎症因子（IL-1、IL-6、TNF）、蛋白水平（白蛋白、运铁蛋白、前白蛋白、C反应蛋白）、代谢因子及其产物（蛋白水解诱导因子、脂肪动员因子、乳酸）等。出于卫生经济学及普适性的考虑，通常只检查血常规及血生化（表3-8-7、表3-8-8）。

表 3-8-7 血常规检查项目

项目名称	结果	单位
血红蛋白		g/L
白细胞		10^9/L
中性粒细胞		10^9/L
淋巴细胞		10^9/L
红细胞		10^{12}/L
血小板		10^9/L

表 3-8-8 血生化检查项目

项目名称	结果	单位	项目名称	结果	单位
总蛋白		g/L	肌酐		μmol/L
白蛋白		g/L	尿素氮		mmol/L
前白蛋白		mg/L	总胆红素		μmol/L
C 反应蛋白		mg/L	直接胆红素		μmol/L
血糖		mmol/L	总胆固醇		mmol/L
AST		U/L	甘油三酯		mmol/L
ALT		U/L	高密度脂蛋白胆固醇		mmol/L
胆碱酯酶		U/L	低密度脂蛋白胆固醇		mmol/L

十、肿瘤患者特异性营养治疗疗效评价

除外上述参数，肿瘤患者特异性营养治疗疗效评价还应该包括①病灶大小；②代谢活性；③肿瘤标志物；④生存时间。肿瘤代谢活性的降低与肿瘤病灶的缩小具有相同的意义，通过 PET-CT 的 SUV 值变化可以准确了解肿瘤代谢活性的变化。

小 结

营养治疗的疗效评价要求动态监测营养治疗前、营养治疗过程中及治疗后的上述各参数变化情况。考虑营养治疗的临床疗效出现较慢，建议以 4 周为一个疗程。营养治疗后不同参数对治疗发生反应的时间不一致，因此，不同参数评价（复查）的间隔时间也各不相同。根据反应时间长短将上述参数分为 3 类：

（1）快速反应参数：如实验室检查、摄食量、体能等，每 1~2 周检测 1 次。

（2）中速反应参数：如人体学测量（体重、小腿围）、人体组成评定、影像学检查、肿瘤病灶体积、肿瘤代谢活性、生活质量及心理变化，每 4~12 周复查一次。

（3）慢速反应参数：生存时间，每年评估一次。

所有严重营养不良患者出院后均应该定期到医院营养门诊或接受电话营养随访，至少每 3 个月一次。

（首都医科大学附属世纪坛医院　石汉平　张艳，
吉林大学白求恩第一医院　梁婷婷　李薇）

参 考 文 献

[1] 石汉平,许红霞,李苏宜,等. 中国抗癌协会肿瘤营养与支持治疗专业委员会. 营养不良的五阶梯治疗[J]. 肿瘤代谢与营养电子杂志,2015,2(1):29-33.

[2] 丛明华,王杰军,方玉,等. 肿瘤内科住院患者膳食认知行为横断面多中心研究[J]. 肿瘤代谢与营养电子杂志,2017,4(1):39-44.

[3] 英圣艳,路潜,任晖,等. 胃癌根治术患者饮食及营养状况的调查[J]. 护理管理杂志,2013,13(8):549-551.

[4] BAKER J P, DETSKY A S, WESSON D E, et al. Nutritional assessment: a comparison of clinical judgement and objective measurements[J]. N Engl J Med, 1982, 306(16): 969-972.

[5] OTTERY F D. Rethinking nutritional support of the cancer patient: the new field of nutritional oncology[J]. Semin Oncol, 1994, 21(6): 770-778.

[6] 中华人民共和国国家卫生和计划生育委员会 WS/T 555-2017. 肿瘤患者主观整体营养评估.

[7] GUIGOZ Y. The Mini Nutritional Assessment (MNA) review of the literature--What does it tell us?[J]. J Nutr Health Aging, 2006, 10(6): 466-485.

[8] DEMLING R H. Nutrition, anabolism, and the wound healing process: an overview[J]. Eplasty, 2009, 9: e9.

[9] CHOI M H, OH S N, LEE I K, et al. Sarcopenia is negatively associated with long-term outcomes in locally advanced rectal cancer[J]. J Cachexia Sarcopenia Muscle. 2018, 9(1): 53-59.

[10] Chindapasirt J. Sarcopenia in Cancer Patients[J]. Asian Pac J Cancer Prev, 2015, 16(18): 8075-8077.

[11] FOX C S, MASSARO J M, HOFFMANN U, et al. Abdominal visceral and subcutaneous adipose tissue compartments: association with metabolic risk factors in the Framingham Heart Study[J]. Circulation, 2007, 116(1): 39-48.

[12] 陈梅梅,石汉平. 肌肉功能评价方法[J]. 肿瘤代谢与营养电子杂志,2014,1(3):49-52.

[13] ROTH A J, KORNBLITH A B, BATEL-COPEL L, et al. Rapid screening for psychologic distress in men with prostate carcinoma: a pilot study[J]. Cancer, 1998, 82(10): 1904-1908.

[14] 石汉平. 肿瘤营养疗法[J]. 中国肿瘤临床,2014,41(18):1141-1145.

第四章 不同治疗方法规程

第一节 免疫营养

一、概述

目前,营养疗法逐渐从以能量和蛋白质为主向以选择性营养素为主的个体化营养疗法模式发展,其中免疫营养因其独特的治疗价值,在肿瘤综合治疗、围手术期营养疗法、创伤康复治疗、危重症支持治疗、慢性营养不良等领域得到了广泛应用。免疫营养(immunonutrition)是通过补充具有免疫药理作用的特定营养素,改善机体的营养状态,调节免疫系统功能,从而达到改善胃肠功能、增强免疫应答功能、减轻炎症反应和感染、减少创伤并发症和促进疾病康复等临床获益效应的营养治疗过程。

肿瘤患者常常存在不同程度的营养不良、代谢紊乱和免疫功能抑制,严重影响患者的生活质量和康复,特别是在手术、放疗、化疗等治疗后,营养低下症状尤为突出。免疫营养通过肠内营养或者肠外营养方式补充具有免疫调节作用的营养素,可以改善肿瘤患者的营养状态,提高机体抗肿瘤免疫力,减轻手术、放疗、化疗等导致的免疫损伤和不良反应,逐渐成为肿瘤综合治疗中的重要辅助治疗手段之一。

临床推荐应用的免疫营养素主要包括谷氨酰胺、精氨酸、ω-3 脂肪酸、核苷酸、牛磺酸、维生素、微量元素等。谷氨酰胺是血浆中含量最丰富的氨基酸,也是快速增殖细胞和免疫活化细胞的主要代谢能量,它不仅可以调节和保护肠道屏障功能,还能上调免疫细胞功能,参与合成内源性抗氧化剂谷胱甘肽;此外,机体在应激状态下对谷氨酰胺的需求量急剧增加,及时的谷氨酰胺补给能够减少术后感染的发生率。精氨酸对免疫功能和创伤修复具有重要作用,它是脯氨酸、鸟氨酸、多胺类和一氧化氮(nitric oxide,NO)合成的前体物质,不仅可以促进胶原合成和累积,还具有促进外周血淋巴细胞有丝分裂和活化作用,并间接抑制肿瘤生长,是目前临床常用的免疫营养素之一。ω-3 脂肪酸属多不饱和脂肪酸,可以快速整合到细胞膜,通过减少前列腺素 E_2 和白三烯水平,减轻过度的炎性损伤,促进炎性损伤的快速恢复。核苷酸增加细胞蛋白合成,参与调节 T 细胞介导的免疫应答,核苷酸缺乏会导致辅助性 T 细胞选择性缺失,抑制 IL-2 产生。牛磺酸是非蛋白氨基酸,不参与蛋白合成,高表达于淋巴细胞和中性粒细胞,发挥抗氧化和维持细胞免疫活力作用。维生素 C、维生素 E 等和锌、铁、硒等微量元素对维持和增强免疫细胞功能具有重要作用,同时具有抗氧化作用,有利于改善肿瘤的免疫抑制状态。总之,根据临床需要选择合适的免疫营养制剂,可以改善肿瘤患者营养状态，增强抗肿瘤免疫力，有利于肿瘤患者的临床康复。

二、营养筛查与评估

参见本书第二章第一节、第二节。

三、营养干预

由于肿瘤细胞的异常代谢，肿瘤不仅易导致营养不良，还会直接干预机体免疫系统功能，引起免疫细胞功能低下，因此，适时给予充足的免疫营养素，有利于改善肿瘤患者的营养不良状态，同时可以逆转肿瘤诱发的免疫抑制，起到一定的辅助抗肿瘤作用。现将免疫营养疗法在肿瘤的临床应用原则和方法简述如下。

（一）适应证

肿瘤患者无论基础营养状态是否良好，在围手术期或放化疗期间给予免疫营养疗法，均可以起到一定的减少感染并发症、减少不良反应和缩短住院时间的临床疗效，特别是胃肠道肿瘤，免疫营养疗法已成为A级证据推荐的围手术期辅助治疗方法之一。同时对于合并慢性营养不良的肿瘤患者，给予免疫营养，可以改善营养不良状态，提高机体免疫功能，利于肿瘤患者康复。截至目前，免疫营养疗法的临床适应证主要有：

1. 胃肠道肿瘤、头颈部肿瘤等患者围手术期免疫营养疗法。
2. 肿瘤放疗、化疗等治疗中的辅助治疗。
3. 合并营养不良（NRS 2002≥3分）或者恶液质肿瘤患者的免疫营养疗法。

（二）制剂与配方

1. 临床推荐应用不同免疫营养制剂的配方，暂不主张长期大量应用单一免疫营养制剂。目前常用的免疫营养制剂主要有谷氨酰胺制剂、精氨酸制剂、ω-3脂肪酸制剂、核苷酸制剂等，现简述如下：

（1）谷氨酰胺制剂：临床常用谷氨酰胺制剂为力肽。力肽是肠外免疫营养的重要组成成分，使用时必须加入到与之可配伍的载体溶液中，不可单独静脉滴注。规格：50ml/瓶或者100ml/瓶；每日剂量：1.5～2.0ml/kg。

（2）精氨酸制剂：临床常用精氨酸制剂为盐酸精氨酸注射液。精氨酸是免疫营养的重要组成成分，与谷氨酰胺制剂合用，具有联合增效作用。规格：20ml/支（5g）；每日用量：15～20g。

（3）ω-3脂肪酸制剂：临床常用ω-3脂肪酸制剂为ω-3鱼油脂肪乳注射液。ω-3鱼油脂肪乳主要免疫营养素为二十碳五烯酸（eicosapentenoic acid，EPA）与二十二碳六烯酸（docosahexenoic acid，DHA），每100ml含量分别为1.25～2.82g EPA、1.44～3.09g DHA。规格：50ml/瓶或者100ml/瓶；每日剂量：1～2ml/kg体重，连续使用时间不宜超过4周。

（4）核苷酸制剂：临床常用核苷酸制剂为脱氧核苷酸钠注射液。它是复方制剂，其组成成分为脱氧核糖胞嘧啶核苷酸、脱氧核糖腺嘌呤核苷酸、脱氧核糖胸腺嘧啶核苷酸及脱氧核糖鸟嘌呤核苷酸钠盐。规格：2ml/支（50mg）；每日剂量：50～150mg。

2. 临床推荐应用的免疫营养剂主要有茚沛（Impact）、士强（Stresson）、瑞能（Supportan）等制剂（营养配方见表4-1-1），医院也可以根据临床实际需要配制合理的免疫营养合剂。现将常用的免疫营养制剂简介如下：

（1）茚沛（impact）：茚沛，通用名为肠内营养混悬液（TP-TW），是临床最常用的免疫营养制剂，包含精氨酸、ω-3 脂肪酸及核苷酸等免疫营养素。规格：1 000ml/瓶；用法：推荐剂量为 20～30ml（20～30kcal）/（kg·d），至少 1 000ml/d。

（2）士强（stresson）：士强，通用名为肠内营养混悬液（TPSPA），是一种主要针对于重症患者的肠内营养配方制剂，同时含有谷氨酰胺、精氨酸、ω-3 脂肪酸等免疫营养素成分，能够增强机体细胞和体液免疫功能，改善预后。规格：1 000ml/瓶。一般患者，每天给予 2 000kcal（大约 1 500ml）即可满足机体对营养的需求。对数日未进食的患者，初始剂量最好从每天 500～1 000ml 开始，在 2～3 天内逐渐增加至需要量，最好使用肠内输注泵以便控制输注速率。

（3）瑞能（supportan）：瑞能，通用名为肠内营养乳剂（TPF-T），是一种高脂肪、高能量、低碳水化合物的肠内全营养制剂，也是一种适合肿瘤患者的免疫营养制剂，富含 ω-3 脂肪酸、核苷酸、维生素 C、维生素 E 等。规格：200ml/瓶。用法：以本品为唯一营养来源的患者，推荐剂量为 20～30ml（26～39kcal）/（kg·d）；以本品补充营养的患者，根据患者需要推荐剂量为 400～1 200ml（520～1 460kcal）/d。

表 4-1-1　常用免疫营养合剂营养配方（每 L 含量）

组成成分	茚沛（impact®）	士强（stresson®）	瑞能（supportan®）
总能量 /kcal	1 000	1 250	1 300
蛋白质 /g	55.8	75.0	58.5
脂肪 /g	27.8	41.7	72
糖类 /g	134	145	104
谷氨酰胺 /g	—	13.0	—
精氨酸 /g	12.5	8.9	—
ω-6 脂肪酸：ω-3 脂肪酸	8.3∶10.5	3.45∶1	2.5∶1
ω-3 脂肪酸 /g	3.5	1.09	3
核苷酸 /g	1.2	—	8.9
维生素 C/mg	67	133	80
维生素 E/mg	30	49.2	27
渗透压 /(mOsm/L)	298	380	350

（三）实施

无论肿瘤患者的基础营养状态是否良好，适量补充免疫营养制剂对患者的康复均具有帮助作用。早期肿瘤患者围手术期给予免疫营养可以减少术后感染、非感染并发症和缩短住院时间。根据大量临床试验结果，结合欧洲临床营养和代谢学会的指南，肿瘤围手术期应用免疫营养推荐方案如下：术前给予 5～7 天免疫营养合剂，术后给予 5～7 天免疫营养合剂，1 000～1 500ml/d。

免疫营养也可与放化疗等联合应用，以减轻治疗相关副作用，增强患者免疫力；对于肿瘤合并慢性营养不良（NRS 2002≥3 分）或者营养供应不足（<60% 预计能量消耗量）10 天以上，建议给予包含免疫营养疗法的综合治疗。

终末期肿瘤患者、合并恶液质或者因肿瘤不能进食的患者,在长期给予标准营养治疗的同时可以联合应用免疫营养制剂。

(四)注意事项

1. 免疫营养制剂配制后最好当日使用,不建议贮藏再用。

2. 免疫营养制剂补充要注意适度,定期评价患者的营养状况,根据患者实际需要补充免疫营养制剂。

3. 在治疗前给予免疫营养,越早越好,一般在治疗前5～7天开始,大手术可以在术前10～14天开始给予免疫营养。

4. 严重肝肾功能不全者禁用免疫营养制剂。使用过程中要定期监测肝功能、肾功能和酸碱平衡,出现肝肾功能损害者及时调整剂量或停药观察。

5. 盐酸精氨酸制剂长期应用要注意高氯性酸中毒的风险,对于败血症、血流动力学障碍的患者不推荐应用。

6. 鱼油脂肪乳制剂使用中要定期监测血清甘油三酯水平,使用期间不宜超过3mmol/L。

四、疗效评价

常规疗效评价参见本书第三章第八节,同时在免疫营养治疗前后进行以下免疫学检测:

(1)外周血淋巴细胞免疫表型检测(CD3、CD4、CD8、CD19、CD16、CD56、CD4、CD25、Foxp3):当机体免疫功能增强时,$CD3^+CD8^+$、$CD3^+CD56^+$、$CD3^-CD56^+$、$CD16^+CD56^+$等免疫活化细胞会呈现升高趋势,$CD4^+CD25^+Foxp3^+$细胞比例相对降低;当免疫功能降低时,$CD4^+CD25^+Foxp3^+$细胞比例会增加,免疫活化细胞相对减少。

(2)血清细胞因子检测(IL-2、IL-4、IL-6、IL-10、IL-12、IFN-γ、TNF等):当机体免疫功能增强时,IL-2、IL-12、IFN-γ等免疫活性因子会增高,而IL-4、IL-10等抑制性因子会不同程度下降;当免疫功能下降时,IL-4、IL-10等抑制性因子逐渐升高,而IL-2、IL-12、IFN-γ等免疫活性因子表达水平相对下降。

对于手术患者还需增加如下疗效评价:①术后感染发生率;②术后非感染并发症;③患者住院时间。

五、随访

参见本书第三章第八节。

六、家庭营养教育与饮食指导

随着营养免疫学的兴起和发展,如何调整膳食、补充和均衡营养、增强免疫功能、辅助治疗疾病,已成为当前研究热点。肿瘤导致营养代谢异常,间接地影响机体免疫系统功能,合理调节肿瘤患者饮食,可以起到改善机体免疫功能的作用,对肿瘤患者康复具有重要的帮助作用。

进食富含免疫营养素的食物,是免疫营养疗法的重要组成部分,是对肿瘤治疗的补充。富含ω-3脂肪酸的食物有鱼类,如沙丁鱼、三文鱼、金枪鱼、虹鳟鱼、鲑鱼、鲭鱼、鲱鱼和鳕鱼等,还有胡桃、亚麻籽、南瓜子、花菜等;富含精氨酸的食物有鳝鱼、泥鳅、鱿鱼、带鱼、鳗鱼、海参、墨鱼、章鱼、虾、鸡肉、牛肉、核桃、花生、黄豆、蚕豆等;富含谷氨酰胺的食物有牛肉、牛奶、鸡肉、鸡蛋、鱼肉、谷类、甘蓝菜、甜菜根、豆类、菠菜和西洋芹等；富含维生素、微量元素等抗氧化剂、植物营养素的食物有蘑菇、胡萝卜、猕猴桃、紫菜、卷心菜、苹果、大枣等。补充膳食免疫营养，要遵循规律、定量、多样化、比例适中的原则。将含有不同免疫营养素的食物优化组合，依据北京大学医学出版社《中国食物成分表》计算每日需要量和比例，坚持每天食用，可以起到免疫营养治疗的作用。

（昆明医科大学第三附属医院/云南省肿瘤医院　宋鑫　张志伟）

参 考 文 献

[1] DIAS RODRIGUES V, BARROSO DE PINHO N, ABDELHAY E, et al. Nutrition and immune-modulatory intervention in surgical patients with gastric cancer[J]. Nutr Clin Pract, 2017, 32（1）: 122-129.

[2] YILDIZ S Y, YAZICIOĞLU M B, TIRYAKI Ç, et al. The effect of enteral immunonutrition in upper gastrointestinalsurgery for cancer: a prospective study[J]. Turk J Med Sci, 2016, 46（2）: 393-400.

[3] SUNPAWERAVONG S, PUTTAWIBUL P, RUANGSIN S, et al. Randomized study of antiinflammatory and immune-modulatory effects of enteral immunonutrition during concurrent chemoradiotherapy for esophageal cancer[J]. Nutr Cancer, 2014, 66（1）: 1-5.

[4] 石汉平，凌文华，李薇. 肿瘤营养学[M]. 北京: 人民卫生出版社, 2012.

[5] PRIETO I, MONTEMUIÑO S, LUNA J, et al. The role of immunonutritional support in cancer treatment: Current evidence[J]. Clin Nutr, 2016, 36（6）: 1457-1464.

[6] BOZZETTI F, ARENDS J, LUNDHOLM K, et al. ESPEN Guidelines on Parenteral Nutrition: non-surgical oncology[J]. Clin Nutr, 2009, 28（4）: 445-454.

[7] BRAGA M, LJUNGQVIST O, SOETERS P, et al. ESPEN Guidelines on Parenteral Nutrition: surgery[J]. Clin Nutr, 2009, 28（4）: 378-386.

[8] MARTIN R C, AGLE S, SCHLEGEL M, et al. Efficacy of preoperative immunonutrition in locally advanced pancreatic cancer undergoing irreversible electroporation（IRE）[J]. Eur J Surg Oncol, 2017, 43（4）: 772-779.

[9] PHILPOTT M, FERGUSON L R. Immunonutrition and cancer[J]. Mutat Res, 2004, 551（1-2）: 29-42.

[10] SONG G M, LIU X L, BIAN W, et al. Systematic review with network meta-analysis: comparative efficacy of different enteral immunonutrition formulas in patients underwent gastrectomy[J]. Oncotarget, 2017, 8（14）: 23376-23388.

第二节　肿瘤营养疗法

肿瘤营养疗法（cancer nutrition therapy, CNT）是计划、实施、评价营养干预，以治疗肿瘤及其并发症，从而改善肿瘤患者预后的过程，包括营养诊断（筛查/评估）、营养干预、疗效评价（包括随访）三个阶段。其中营养干预的内容包括营养教育和人工营养（肠内营养、肠外营养）。肿瘤营养疗法是与手术、化疗、放疗、靶向治疗、免疫治疗等肿瘤基本治疗方法并重的另外一种治疗方法，它贯穿于肿瘤治疗全过程，融汇于其他治疗方法之中。营养疗法是在营养支持的基础上发展起来的，当营养支持不仅仅是补充营养素不足，而是被赋予治疗营养不良、调节代谢、调理免疫等使命时，营养支持则升华为营养治疗。它以肿瘤为研究对象，以代谢和营养为研究内容，以肿瘤的营养预防、营养治疗为切入点，以降低肿瘤发病率、延长生存时间、提高生存质量为目的。

一、营养筛查与评估

目前临床上常用的营养筛查与评估工具包括：营养风险筛查2002（nutritional risk screening 2002，NRS 2002）、主观全面评定（subjective globe assessment，SGA）、患者参与的主观全面评定（patient-generated subjective global assessment，PG-SGA）、微型营养评定（mini nutritional assessment，MNA）、营养不良通用筛查工具（malnutrition universal screening tool，MUST）等。

PG-SGA 是在 SGA 基础上发展而成的，是专门为肿瘤患者设计的营养状况评估方法，由患者自我评估部分及医务人员评估部分两部分组成，具体内容包括体重、摄食情况、症状、活动和身体功能、疾病与营养需求的关系、代谢方面的需要、体格检查等 7 个方面，前 4 个方面由患者自己评估，后 3 个方面由医务人员评估，总体评估包括定量评估及定性评估两种。定性评估将肿瘤患者的营养状况分为 A（营养良好）、B（可疑或中度营养不良）、C（重度营养不良）三个等级。定量评估是将 7 个方面的分值相加，得出一个最后积分，根据积分将患者分为 0～1 分（无营养不良）、2～3 分（可疑营养不良）、4～8 分（中度营养不良）、≥9 分（重度营养不良）。临床研究提示，PG-SGA 是一种有效的肿瘤患者特异性营养状况评估工具，是美国营养师协会（American Dietetic Association，ADA）推荐用于肿瘤患者营养评估的首选方法，中国抗癌协会肿瘤营养专业委员会推荐使用。

所有肿瘤患者入院后应该常规进行营养评估，以了解患者的营养状况，从而确立营养诊断。一个完整的肿瘤患者的入院诊断应该常规包括肿瘤诊断及营养诊断两个方面。中国抗癌协会肿瘤营养专业委员会推荐的肿瘤患者营养治疗路径如下：肿瘤患者入院后应该常规进行营养筛查/评估，根据 PG-SGA 评分多少将患者分为无营养不良、可疑或轻度营养不良、中度营养不良及重度营养不良四类。无营养不良者，不需要营养干预，直接进行抗肿瘤治疗；可疑或轻度营养不良者，在营养教育的同时，实施抗肿瘤治疗；中度营养不良者，在人工营养（EN、PN）的同时，实施抗肿瘤治疗；重度营养不良者，应该先进行人工营养（EN、PN）1～2 周，然后在继续营养治疗的同时，进行抗肿瘤治疗。无论有无营养不良，所有患者在完成一个疗程的抗肿瘤治疗后，应该重新进行营养评估。

抗肿瘤治疗泛指手术、化疗、放疗、免疫治疗等，人工营养指 EN（含口服营养补充及管饲）及 PN，营养教育包括饮食指导、饮食调整与饮食咨询。

二、营养治疗

鉴于营养不良在肿瘤人群中的普遍性，以及营养不良导致的严重后果，营养疗法正在逐渐成为肿瘤治疗的基础措施与常规手段，应用于肿瘤患者的全程治疗。

（一）肿瘤营养治疗的原则

1. 原则　营养干预的内容包括营养教育、营养治疗。肿瘤患者的营养干预应该明确区分无肿瘤病灶患者与荷瘤患者，前者按良性疾病处理，后者的营养干预具有明显的特殊性。营养干预的基本要求是满足肿瘤患者目标需要量的 70% 以上能量需求及 100% 蛋白质需求。其实施方法应该遵循五阶梯治疗原则，首先选择营养教育，再选 ONS，次选 EN，最后选 PN。当下一阶梯不能满足目标需要量 70% 能量需求时，应该选择上一阶梯。

肿瘤患者往往口服摄入不足，通过肠外途径补充口服摄入不足的部分，称补充性肠外营养（supplemental parenteral nutrition，SPN），又称部分肠外营养（partial parenteral nutrition，PPN）。SPN 或 PPN 在肿瘤尤其是终末期肿瘤、肿瘤手术后、肿瘤放化疗中扮演重要角色。肠外营养推荐以"全合一"（all in one，AIO）的方式输注，长期使用肠外营养时推荐使用经外周静脉穿刺的中心静脉导管（PICC）、中心静脉导管（central venous catheter，CVC）或完全植入式装置，后者更好。

2. 适应证　肿瘤营养疗法的重要目标在于调节代谢、控制肿瘤。由于所有荷瘤患者均需要代谢调节治疗，所以，其适应证为：①荷瘤肿瘤患者；②营养不良患者。

3. 能量与蛋白质　研究发现，单纯能量达标而蛋白质未达标，不能降低病死率。低氮、低能量营养支持带来的能量赤字及负氮平衡、高能量营养支持带来的高代谢负担均不利于肿瘤患者。

ESPEN 2009 年指南建议：肿瘤患者能量摄入推荐量与普通健康人无异，即卧床患者 20～25kcal/（kg·d）、活动患者 25～30kcal/（kg·d）。同时区分肠外营养与肠内营养，建议采用 20～25kcal/（kg·d）计算非蛋白质能量（肠外营养），采用 25～30kcal/（kg·d）计算总能量（肠内营养）。应该考虑患者的应激系数和活动系数。由于 REE 升高以及放疗、化疗、手术等应激因素的存在，肿瘤患者的实际能量需求常常超过普通健康人，营养治疗的能量最少应该满足患者需要量的 70% 以上。蛋白质需要量应该满足机体 100% 的需求，推荐范围最少为 1g/（kg·d），到目标需要量的 1.2～2g/（kg·d）。非荷瘤状态下三大营养素的供能比例与健康人相同。

4. 三大营养素　非荷瘤状态下三大营养素的供能比例见表 4-2-1；荷瘤患者应该减少糖类在总能量中的供能比例，提高蛋白质、脂肪的供能比例，按 1.5～2.0g/（kg·d）计算蛋白质需要量。优先选择中/长链脂肪酸、ω-3 脂肪酸、ω-9 脂肪酸、富含 BCAA 的氨基酸制剂及水解蛋白等短肽制剂。

表 4-2-1　三大营养素供能比例

	非荷瘤患者	荷瘤患者
肠内营养	C：F：P=（50～55）：（25～30）：15	C：F：P=（30～45）：（25～40）：（15～30）
肠外营养	C：F=70：30	C：F=（40～60）：（60～40）

注：C. carbohydrate，糖类；F. fat，脂肪；P. protein，蛋白质。

5. 微量营养素　按照需要量 100% 补充矿物质及维生素，根据实际情况可调整其中部分微量营养素用量。

6. 制剂选择

（1）非荷瘤状态下：肿瘤患者的营养治疗配方与良性疾病患者无明显差异；荷瘤状态下，配方有别于良性疾病。

（2）糖/脂肪比例：生理条件下，非蛋白质能量的分配一般为葡萄糖/脂肪=（60%～70%）/（40%～30%）；荷瘤状态下尤其是进展期、终末期肿瘤患者，推荐高脂肪低糖类配方，二者比例可以达到 1:1，甚至脂肪供能更多。

（3）脂肪制剂：中/长链脂肪乳剂可能更加适合肿瘤患者，尤其是肝功能障碍患者。ω-9 单不饱和脂肪酸（橄榄油）具有免疫中性及低致炎症反应特征，对免疫功能及肝功能影响较小；其维生素E含量丰富，降低了脂质过氧化反应。ω-3 PUFA有助于降低心血管疾病风险、抑制炎症反应，动物实验证明其具有抑制肿瘤生长的直接作用。

（4）蛋白质/氨基酸制剂：含有35%以上BCAA的氨基酸制剂被很多专家推荐用于肿瘤患者，认为可以改善肿瘤患者的肌肉减少、维护肝脏功能、平衡芳香族氨基酸、改善厌食与早饱。整蛋白型制剂适用于绝大多数肿瘤患者，短肽制剂含水解蛋白无须消化、吸收较快，对消化功能受损伤的患者（如手术后早期患者、放化疗患者、老年患者）有益。

（5）药理营养：在肿瘤患者营养配方中添加精氨酸、ω-3 PUFA、核苷酸、谷氨酰胺等免疫调节配方，有较多研究结果显示对肿瘤患者有正面影响，一般推荐上述四种成分联合使用。单独使用的效果有待证实。

（二）不同情况下的营养治疗

ASPEN、ESPEN、CSPEN及中国抗癌协会肿瘤营养专业委员会（CSONSC），对肿瘤患者的营养治疗提出了指南性意见，可用于指导不同情况下的营养治疗。

1. 非终末期手术患者

（1）肿瘤患者围手术期营养治疗的适应证可参照非肿瘤患者围手术期的营养治疗。

（2）中度营养不良计划实施大手术患者或重度营养不良患者建议在手术前接受营养治疗1～2周，即使手术延迟也是值得的。

（3）开腹大手术患者，无论其营养状况如何，均推荐手术前使用免疫营养5～7天，并持续到手术后7天或患者经口摄食>60%需要量时为止。

（4）需行手术治疗的患者，合并下列情况之一：6个月内体重丢失>10%～15%，或BMI<18.5kg/m^2，或PG-SGA达到C级，或无肝功能不全患者的血清白蛋白<30g/L，营养治疗可以改善患者的临床结局（降低感染率，缩短住院时间）。这些患者应在术前给予营养治疗10～14天，即使手术因此而推迟也是值得的。

（5）任何情况下，只要肠内途径可用，应优先使用肠内营养。手术后应尽早（24小时内）开始肠内营养。

2. 非终末期放、化疗患者

（1）放疗、化疗及联合放、化疗患者不常规推荐营养治疗，因为常规营养治疗对放、化疗治疗效果及不良反应的正面影响尚未得到有效证据支持。

（2）放疗、化疗伴有明显不良反应的患者，如果已有明显营养不良，则应在放、化疗的同时进行营养治疗；放疗或化疗严重影响摄食并预期持续时间大于1周，而放、化疗不能终止，或即使终止后较长时间仍然不能恢复足够饮食者，应给予营养治疗。

（3）肿瘤放疗和/或化疗致摄入减少以及体重丢失时，强化营养咨询可使大多数患者摄入量增多、体重增加，肠内营养可以改善患者营养状况。头颈部肿瘤、吞咽困难、口腔黏膜炎患者管饲比口服更有效。

（4）肠内营养时使用普通标准营养剂，ω-3PUFA强化型肠内营养配方对改善恶液质可能有益，但对一般情况及营养状态的作用有争议。

（5）无证据表明营养治疗促进肿瘤生长，在临床实际工作中不必考虑这个理论问题。

3. 终末期患者

（1）个体化评估，制订合理方案，选择合适的配方与途径。

（2）营养治疗可能提高部分终末期肿瘤患者生活质量。

（3）患者接近生命终点时，已不需要给予任何形式的营养治疗，仅需提供适当的水和食物以减少饥饿感。

（4）终末期肿瘤患者的营养治疗可能会带来一些并发症，因而，国外指南不推荐使用营养治疗。但是在国内，受传统观念与文化的影响，终末期肿瘤患者的营养治疗在很大程度上已经不再是循证医学或卫生资源的问题，而是一个复杂的伦理、情感问题，常常被患者家属的要求所左右。

三、疗效评价与随访

（一）疗效评价

实施营养干预的时机是越早越好，考虑营养干预的临床效果出现较慢，建议以4周为一个疗程。营养干预的疗效评价指标分为三类：①快速变化指标，为实验室参数，如血常规、电解质、肝功能、肾功能、炎症参数（IL-1、IL-6、TNF、CRP）、营养套餐（白蛋白、前白蛋白、运铁蛋白、视黄醇结合蛋白、非酯化脂肪酸）、血乳酸等，每周检测1~2次。②中速变化指标，如人体学测量参数、人体组成评定、生活质量评估、体能评估、肿瘤病灶评估（双径法）、PET-CT代谢活性。每4~12周评估一次。③慢速变化指标：如生存时间，每年评估一次。

（二）随访

所有肿瘤患者出院后均应该定期（至少每3个月一次）到医院营养门诊或接受电话营养随访。

（三）实施人员

参与实施肿瘤营养治疗的所有医务人员均必须接受肿瘤营养专业培训，经考试合格持证上岗，每年应该接受肿瘤营养继续教育至少10个学时。中国抗癌协会肿瘤营养专业委员会在全国推广的全国规范化肿瘤营养培训项目——肿瘤营养疗法（cancer nutritiontherapy，CNT）是目前国际、国内唯一的肿瘤营养专业培训课程。

营养评估、疗效评价与随访：由具有肿瘤营养培训资质的临床医师、护士和营养师实施；营养干预：由具有肿瘤营养培训资质的营养师和临床医师实施。

四、饮食指导

饮食指导可以增加食物摄入量，避免肿瘤治疗过程中出现的体重丢失或者治疗的中断。如果饮食指导不能满足需求，需要开始人工营养（ONS、管饲、PN）。

1. 制订一份食物计划表，将每天的食物分为5~6份，以小分量形式提供，患者更容易接受。

2. 在愉快的环境中，与愉悦的对象利用充足的休闲时间享用制作精良、丰富多样、美味可口的食物。

3. 患者常合并一些症状，具体建议如下。

（1）食欲减退：提供小分量饮食，并充分利用患者具有食欲的时间段。

（2）吞咽困难：调整食物质地，小分量饮食，保持合适的体位进餐；患者对液体吞咽困难，摄食以胶状或乳脂类为主；患者对固体吞咽困难，摄食以质地柔软的食物为主。

（3）黏膜炎：细嚼慢咽，以常温食物为宜；保持口腔卫生；以汤汁和富含水分的食物为主；避免辛辣刺激、油炸食物。

五、家居康复指导

肿瘤患者出院后（家居）康复建议如下：

1. 保持理想体重　使之不低于正常范围的下限值，每 2 周定时（早晨起床排便后空腹）称重一次并记录。任何不明原因（非自主性）的体重丢失＞2% 时，应该及时回医院复诊。

2. 节制能量　每餐七八分饱最好，非肥胖患者以体重不下降为标准。但是切忌饥饿。

3. 增加蛋白质摄入量　乳、蛋、鱼、肉、豆是优质蛋白质来源。

4. 增加水果蔬菜摄入量　每日蔬菜和水果一共要求摄入 5 份（蔬菜 1 份 = 100g，水果 1 份 = 1 个），要求色彩缤纷，种类多样。

5. 改变生活习惯。

6. 积极运动。

7. 重返社会，重返生活。

8. 高度重视躯体症状及体征的任何异常变化，及时返回医院复诊；积极寻求心理支持，包括抗焦虑药物的使用。控制疼痛。

六、小结

肿瘤患者营养不良比例高，对放疗、化疗及手术的耐受力下降，对抗治疗反应的敏感性降低。因此，营养治疗对肿瘤患者意义重大。对肿瘤患者应该常规进行营养评估，尽早发现营养不良，及时给予营养治疗。营养治疗应该成为肿瘤患者的最基本、最必需的基础治疗措施。

（首都医科大学附属北京世纪坛医院　石汉平　杨柳青　王晓琳　张艳，
中国科学院北京转化医学研究院/中国医科大学航空总医院　曲芊诺）

参 考 文 献

[1] 石汉平. 肿瘤营养疗法 [J]. 中国肿瘤临床，2014，41（18）：1141-1145.

[2] 石汉平，李薇，齐玉梅，等. 营养筛查与评估 [M]. 北京：人民卫生出版社，2014.

[3] JONES J M. The methodology of nutritional screening and assessment tools[J]. J Hum Nutr Diet，2002，15（1）：59-71.

[4] 石汉平，李薇，王昆华. PG-SGA- 肿瘤患者营养状况评估操作手册 [M]. 北京：人民卫生出版社，2013.

[5] 石英英，张晓伟，袁凯涛，等. PG-SGA 操作标准介绍 [J]. 中华肿瘤防治杂志，2013，20（22）：1779-1782.

[6] 石汉平. 肿瘤新疗法 - 代谢调节治疗 [J]. 肿瘤代谢与营养电子杂志，2014，1（1）：3-5.

[7] 李薇. 肿瘤支持治疗新概念 [J]. 肿瘤代谢与营养电子杂志，2014，1（1）：6-9.

[8] BOZZETTI F，FORBES A. The ESPEN clinical practice guidelines on parenteral nutrition: present status and perspectives for future research[J]. Clin Nutr，2009，28（4）：359-364.

第三节　肿瘤代谢调节疗法

本规程规定了对恶性肿瘤患者进行代谢调节疗法的方法、路径，以及进行治疗的目的、对象和效果判定。适用于对恶性肿瘤患者进行营养诊断，采用多种手段调节机体能量 - 营养素代谢状态、干扰肿瘤组织能量 - 营养素代谢过程，达到治疗肿瘤的目的。

一、肿瘤代谢调节疗法定义

肿瘤代谢调节疗法（cancer metabolic modulation therapy，CMMT）是利用多种手段调节肿瘤患者机体能量 - 营养素代谢状态、干扰肿瘤组织能量 - 营养素代谢过程。包括①能量 - 营养素调节；②代谢调节剂应用；③减少肿瘤负荷；④肠道功能调节；⑤外科学调节；⑥运动调节；⑦心理调节；⑧生物反馈调节。其特有适应证范围内的效果不亚于手术、放疗、化疗，损伤更小，不良反应更少。

二、肿瘤代谢调节疗法的效应机制——靶向肿瘤能量 - 营养素代谢异常

（一）肿瘤能量 - 营养素代谢异常发生机制概述

一个始动因素：机体荷载恶性肿瘤或曾经荷载恶性肿瘤；

两个相互作用：肿瘤组织与宿主机体相互作用，后者较长时间处于中低度应激状态；

三个中心环节：能量 - 营养素代谢障碍导致宿主机体摄食减少、体重丢失、肌肉减少；

四个调控机制：神经内分泌激素、代谢分解因子、炎症因子、自由基；

五个临床后果：能量负债（energy deficit）、体力活动能力下降、社会心理影响、生活质量下降、生存期缩短。

（二）应激状态

肿瘤病灶分泌分解机体组织因子和致机体全身炎性反应因子，机体全身炎性反应被激活，神经内分泌应激反应被激活。TNF、IFN-γ、脂肪动员因子、蛋白质动员因子、IL-6、IL-1等细胞因子参与，宿主机体处于应激状态。

1. 能量消耗增高——能量负债　肿瘤患者静息能量（resting energy expenditure，REE）消耗差异很大，如组织分化程度差、分解代谢显著的肿瘤，REE 增加明显；而组织细胞分化好、分解代谢不显著的肿瘤，REE 则无显著升高。但平均 REE 水平与基础代谢率（basal metabolic rate，BMR）（代谢车测得 REE/ 公式计算 REE 比值）比值 >110%，提示整体处于高代谢状态。葡萄糖蛋白质转化增加，脂肪分解增强，糖原合成加速等耗能过程是机体代谢率增高的病理基础。能量消耗明显增高的患者其人体组成的改变、体重丢失发生率和下降程度也更加明显，抗肿瘤治疗难度增加，临床结局不良。

2. 宿主机体蛋白异常代谢　骨骼肌萎缩、内脏蛋白消耗、瘦组织群下降，低蛋白血症、蛋白质合成减少和分解增加，蛋白转化率升高，血浆氨基酸谱异常，机体处于负氮平衡状态。肌肉蛋白分解为肿瘤代谢提供底物，用于患者肝脏合成肿瘤相关蛋白和急性时相反应蛋白，是机体应激状态下一种代偿性炎性反应。血浆色氨酸（大脑 5- 羟色胺前体）浓度增高，5- 羟色胺刺激下丘脑饱食中枢，引起厌食。蛋白质降解机制以泛素 - 蛋白酶体途径（ubiquitin-proteasome pathway，UPP）为主，TNF、IL-1、IL-6、IFN-γ 以及蛋白降解诱导因子等触发该途径，参与肿瘤宿主机体蛋白质分解代谢。蛋白丢失程度与患者短生存期密切相关。

3. 宿主机体脂肪异常代谢　肿瘤组织 / 机体生成脂解激素水平升高，胰岛素抵抗，瘦素、脂联素、TNF、IL-6、IL-8 等细胞因子作用，内源性脂肪分解加速，体内非酯化脂肪酸与甘油的转化和氧化加速，外源性甘油三酯水解减弱。患者血浆非酯化脂肪酸浓度升高，体脂储存下降。肿瘤患者输注脂肪酸将加剧这种异常代谢状态。

4. 宿主机体葡萄糖异常代谢　荷瘤状态应激反应与胰岛素抵抗密切相关。约 17% 肿

瘤患者伴高血糖，消除或减少肿瘤负荷，患者高血糖可缓解甚至恢复正常。晚期患者死亡与血糖异常率及其异常程度均相关。胰高血糖素、肾上腺皮质激素、异源生长激素等肿瘤异位激素诱发胰岛素抵抗产生。肿瘤浸润和大量分泌 TNF、IL-6 等细胞因子，直接损坏或间接诱导胰岛 B 细胞凋亡、升高急性期反应蛋白为胰岛素抵抗"助威"。

5. 肿瘤组织特殊葡萄糖代谢　肿瘤组织内部同时存在富氧区和乏氧区。乏氧区肿瘤细胞通过糖酵解方式产能并释放乳酸，部分乳酸以糖异生途径生成葡萄糖。富氧区肿瘤细胞通过氧化磷酸化和有氧酵解方式（Warburg 效应）产能，摄取乏氧区、富氧区细胞酵解产生的乳酸，用于氧化磷酸化产能。互相协调，代谢共生，乳酸起关键作用。乏氧与富氧区时刻变化，代谢方式随之变化。代谢共生现象促进肿瘤细胞增殖、抑制细胞凋亡、诱导肿瘤血管生成，肿瘤干细胞生成，导致抗肿瘤治疗抵抗。

三、肿瘤代谢调节疗法

（一）目的

1. 维护/改善肿瘤患者能量-营养素代谢状态。
2. 改善肿瘤患者营养不良临床表现。
3. 改善肠道功能，维护肿瘤患者能量-营养素的摄取和机体免疫力。

（二）适应证

1. 存在营养风险肿瘤患者（含非荷瘤者）。
2. 体重丢失肿瘤患者。
3. 肠道功能障碍肿瘤患者。

（三）治疗方法

包括营养风险筛查/营养状态评估、代谢调节疗法干预、疗效评价（包括随访）三步骤。

（四）治疗内容及实施方案

肿瘤患者完整入院诊断常规包括肿瘤诊断及营养诊断两方面。所有肿瘤患者均应接受营养风险筛查/评估，确立营养诊断。营养筛查/评估将患者分为无营养不良、可疑或轻度营养不良、中度营养不良及重度营养不良四类。无营养不良者可直接进行抗肿瘤治疗；可疑或轻度营养不良者接受抗肿瘤治疗时需联合饮食指导和营养教育；中度营养不良者接受抗肿瘤治疗需联合营养疗法；重度营养不良者，先接受营养疗法 1～2 周，然后行抗肿瘤治疗联合营养疗法。所有患者完成一个疗程抗肿瘤治疗后，要重新进行营养筛查/评估。

1. 评估、完善诊断

（1）营养风险筛查（见本书第二章第一节）

（2）营养状态评估（见本书第二章第二节）

推荐使用 PG-SGA。

（3）肿瘤因素评估

根据影像学检查，明确体内占位性病灶位置、数量和大小，利用病理学和分子生物学手段获得肿瘤的组织细胞学、蛋白和/或核酸水平生物特性，检测患者各项生化指标肿瘤标志物，评判肿瘤患者重要脏器功能和肿瘤负荷。

2. 肿瘤代谢调节疗法实施内容

（1）能量-营养素代谢调节，代谢调节剂的应用　肿瘤患者能量需求按 20～25kcal/(kg·d)

计算非蛋白质热卡（肠外营养），25~30kcal/（kg·d）计算总热卡（肠内营养）。其中，糖类供能占50%~55%、脂肪占25%~30%、蛋白质占15%（非荷瘤者）；糖类和脂肪各占非蛋白能量来源50%（荷瘤者），蛋白质需要量1.5~2.0g/（kg·d），兼顾患者活动和高热等应激状态。营养干预五种方式呈阶梯状排列，渐次为饮食+营养教育、饮食+经口补充营养制剂、全肠内营养支持、部分肠内联合部分肠外营养支持、全肠外营养支持。

降低内环境葡萄糖浓度对乏氧肿瘤细胞具有选择性毒性，营养疗法过程中应减少葡萄糖供给量。提高脂肪能量来源比率（占非蛋白能量50%左右），选择甘油、果糖替代葡萄糖（各占非蛋白能量10%左右），葡萄糖联合应用适量胰岛素和补钾。血糖波动具有潜在促肿瘤生长作用，需保证肿瘤患者血糖水平相对稳定。ESPEN指南（2009年）推荐，肿瘤患者氨基酸需要量推荐范围由最少1g/（kg·d）到目标需要量1.2~2g/（kg·d）。恶液质患者蛋白质总摄入量1.8~2g/（kg·d），BCAA≥0.6g/（kg·d），EAA≥1.2g/（kg·d）。经饮食摄入蛋白质不足时，可以口服预消化水解蛋白，仍然不足时则经静脉补充。

代谢调节剂可减少机体分解代谢、促能量-营养素吸收合成代谢、为生长迅速细胞提供必需营养底物，包括一些营养素、化学药物、生物激素制剂，如ω-3多不饱和脂肪酸、沙利度胺、甲地孕酮、支链氨基酸、左旋肉碱、维生素B_1、烟酰胺、胰岛素、糖皮质激素、COX-2抑制剂、谷氨酰胺等。ω-3多不饱和脂肪酸和沙利度胺抑制促炎介质和泛素连接酶及耦合酶表达，阻止UPP途径介导肌肉蛋白分解；抑制促炎介质表达者还包括甲地孕酮、糖皮质激素、烟酰胺等；支链氨基酸、胰岛素和二甲双胍、左旋肉碱分别在蛋白质、葡萄糖、脂肪的吸收合成过程中发挥作用；维生素B_1用于相关神经症状的防治。采用多代谢调节剂联合应用，才能更加发挥其作用。

（2）减少/驱除肿瘤负荷：减少/驱除肿瘤负荷是代谢调节治疗成功的保障，临床实施难度较大。审慎选择患者及对应"驱瘤"方法（药物治疗、局部物理治疗、减瘤手术，及其联合应用），根据循证资料和临床经验，预测治疗反应性和安全性。本着"低毒高效"原则制订"驱瘤"方案，合理联合营养疗法。营养状态改善后，实施依据循证医学的抗肿瘤综合治疗方案。

（3）肠道功能调节：肿瘤疾病、抗肿瘤治疗常伴肠功能障碍。肠道是能量营养素吸收器官和人体最大免疫屏障器官，维护肠功能及治疗肠功能障碍，是代谢调节疗法的重要组成部分。预防是关键，积极"驱除"原发因素，注意经口/肠内补充营养制剂、益生菌，审慎选择抗生素，警惕肠道真菌感染。

存在原发因素，进行性腹部胀气、肠鸣音减弱、不能耐受饮食超过5天或胃肠蠕动消失、肠鸣音消失即可考虑有肠功能障碍。确认不伴机械性梗阻的肠功能障碍者，具体措施如下：①积极消除原发因素，必要时胃肠减压；②改善水电解质紊乱；③促肠动力恢复；④口服益生菌及谷氨酰胺；⑤逐渐恢复和进一步加强经口/肠内补充营养制剂；⑥联合应用甲地孕酮、少量胰岛素和糖皮质激素（短期）；⑦识别和治疗抑郁症；⑧迅速改善疼痛、失眠等症状；⑨必要时建立肠内营养通道。此处不再赘述机械性肠梗阻。

（4）外科学调节：外科学手段是重要组成部分，可用于以下情况。①切除或者切取肿瘤以有效减少甚至去除肿瘤负荷；②完全植入式装置、微创手术经皮建立肠内营养管路；③腔道梗阻、穿孔、大出血的处置，如腔道梗阻的旁路建立等；④病理性骨折，如椎体病理性压缩性骨折修补；⑤顽固性疼痛的神经阻断术等。

（5）运动调节：有氧运动是运动调节的主要方式。①促进肠道蠕动尽快恢复正常；②减少炎性因子表达，下调炎性通路和 UPP 通路，阻止蛋白质分解；③改善心肺等脏器功能；④改善血液循环，预防血栓形成；⑤有效改善患者的不良心理状态。

（6）心理调节和生物反馈调节：抑郁症通过中枢神经系统对胃肠、内分泌系统产生干扰，抑制肠动力和减少肠黏膜血流量、加剧肠功能障碍，致使血清神经递质深度变化而加剧机体应激状态。情绪舒缓协调交感神经和副交感神经活动，弱化机体应激状态。处理方法：①和善态度有助舒缓患者情绪；②教育患者，永远给患者希望；③及时有效处理不良症状，改善不良体征；④一定程度上告知患者疾病情况、治疗方法及其预期效果、不良反应等；⑤联合应用抗抑郁症、安眠、镇静药物治疗。

3. 疗效评价与随访　实施 CMMT 越早越好，考虑 CMMT 的临床效果出现较慢，建议以 4 周为一个疗程。

（1）疗效评价

疗效评价指标分为三类：①近期指标（实验室参数），血常规、电解质、肝功能、肾功能、炎症参数（IL-1、IL-6、TNF、CRP）、营养套餐（白蛋白、前白蛋白、运铁蛋白、视黄醇结合蛋白、非酯化脂肪酸）等，每周检测 1~2 次。②中期指标：人体学测量参数、人体组成评定、生活质量评估、体能评估、肿瘤病灶评估（双径法）。每 4~12 周评估一次。③远期指标：生存时间，每年评估一次。

（2）随访：所有肿瘤患者出院后均应该定期（至少每 3 个月一次）到医院门诊或接受电话随访。

（首都医科大学附属北京世纪坛医院　石汉平，
中国科学技术大学附属第一医院　李苏宜）

参 考 文 献

[1] ANDERSON G M, NAKADA M T, DEWITTE M. Tumor necrosis factor-alpha in the pathogenesis and treatment of cancer[J]. Curr Opin Pharmacol, 2004, 4(4): 314-320.

[2] FREEMAN D J, NORRIE J, CASLAKE M J, et al. C-reactive protein is an independent predictor of risk for the development of diabetes in the west of scotland coronary prevention study[J]. Diabetes, 2002, 51(5): 1596-1600.

[3] SONVEAUX P, VÉGRAN F, SCHROEDER T, et al. Targeting lactate-fueled respiration selectively kills hypoxic tumor cells in mice[J]. J Clin Invest, 2008, 118(12): 3930-3942.

[4] ZHAO Z, HAN F, HE Y, et al. Stromal-epithelial metabolic coupling in gastric cancer: stromal MCT4 and mitochondrial TOMM20 as poor prognostic factors[J]. Eur J Surg Oncol, 2014, 40(10): 1361-1368.

[5] KIM Y, ROH S, LAWLER S, et al. miR451 and AMPK mutual antagonism in glioma cell migration and proliferation: a mathematical model[J]. PloS One, 2011, 6(12): e28293.

[6] BOZZETTI F, BOZZETTI V. Is the intravenous supplementation of amino acid to cancer patients adequate? A critical appraisal of literature[J]. Clin Nutr, 2013, 32(1): 142-146.

[7] MANTOVANI G. Randomised phase III clinical trial of 5 different arms of treatment on 332 patients with cancer cachexia[J]. Eur Rev Med Pharmacol Sci, 2010, 14(4): 292-301.

[8] 李苏宜, 石汉平. 恶性肠梗阻诊断治疗的临床路径[J]. 肿瘤代谢与营养电子杂志, 2014, 1(3): 27-30.

第四节 体力活动

体力活动（physical activity）是指任何一种运用肌肉产生能量消耗的人体活动，包括FITT四个参数，即F：frequency，活动频率；I：intensity，活动强度；T：time，持续时间；T：type，活动种类。运动（exercise）是体力活动的一种。大规模研究已经证实，体力活动既是一项有效的肿瘤级预防措施，也是一项有效的肿瘤三级预防措施。

一、体力活动对肿瘤的防治作用

（一）肿瘤一级预防

世界卫生组织《关于身体活动有益健康的全球建议》及美国《国民体力活动计划》，推荐6岁以上的任何个人积极参加体力活动，有助于改善生理功能、增强体能、优化身体组成。

《世界公共卫生建议及健康促进活动》向全世界推荐的三项行之有效的肿瘤预防措施分别为饮食调整、控制烟草、体力活动。研究报告显示，健康人群的体力活动对乳腺癌、结肠癌、前列腺癌、肺癌、胰腺癌、子宫内膜癌、卵巢癌等均具有明确的预防作用。

最新meta分析报告显示，体力活动还可以显著降低食管癌、胃癌的发病率，认为通过体力活动可以减少全世界的胃癌及食管癌负担。Singh S等对1 381 844例患者中的1 871个食管肿瘤病例进行了分析，发现体力活动者食管肿瘤风险减少29%（$OR=0.71$，$95\%CI=0.57\sim0.89$），食管腺癌风险减少32%（$OR=0.68$，$95\%CI=0.55\sim0.85$）。

（二）肿瘤三级预防

Humper N等报告一组前列腺癌及乳腺癌患者，肿瘤诊断后的体力活动比诊断前平均减少72min/周，但是有29%的患者自我报告诊断后体力活动增多。体力活动对肿瘤患者的益处几乎包括所有方面，主要表现为改善生理及心理状况、提高肿瘤治疗耐受力、提高生活质量、防治恶液质及肌肉减少症、延长生存时间等。

1. **延长生存时间** Yamauchi M等从护士健康研究（nurses' health study，NHS，$n=121\,701$女性）和卫生专业人员随访研究（health professionals follow-up study，HPFS，$n=515\,295$男性）中获取数据，用代谢当量评分（metabolic equivalent task score，METs）（指运动时代谢率对安静时代谢率的倍数，1MET是指每公斤体重从事1分钟活动消耗3.5ml的氧，其活动强度相当于健康成人安静坐位时的代谢水平）。将肿瘤患者确诊后的体力活动从低到高分为Q1、Q2、Q3、Q4四个等级，发现体力活动延长了肿瘤患者的生存时间，与体力活动最少的患者相比，差异非常显著；活动量越大，生存时间似乎越长。

肿瘤患者更常见的死亡原因是心脑血管疾病、糖尿病、骨质疏松等并存疾病，而不是肿瘤本身。体力活动通过降低并存疾病的死亡风险，间接延长了肿瘤患者的生存时间。体力活动还可以显著降低第二原发肿瘤的发病率，从而又间接延长了肿瘤患者的生存时间。体力活动通过降低肿瘤的复发与转移，直接延长了肿瘤患者的生存时间。还有研究认为，体力活动可以将乳腺癌、结直肠癌患者的死亡风险降低30%~50%，这可能是任何一种药物治疗都无法达到的疗效。

2. **提高生活质量** Fong DYT等对34个RCT进行了meta分析，发现平均13周（3~60周）的体力活动，显著改善了受试者仰卧举重、压腿、抑郁、疲劳、体重、BMI、右手握力、六分钟最远行走距离、峰值氧耗、峰值心排量等,明显提高了肿瘤患者的生活质量。

Humper N 等量化观察了体力活动对肿瘤患者生理及心理的影响,发现体力活动患者生理健康评分升高（25 vs. 21, $P<0.03$）、情感健康评分升高（22 vs. 19, $P<0.04$）、社会角色健康评分升高（26 vs. 19, $P<0.001$）。整体上,30% 肿瘤患者发生抑郁,而不参加体力活动者抑郁比例高达 56%（$\chi^2=6.83, P<0.04$）。

肿瘤相关性疲劳、厌食、早饱、腹胀、便秘等是影响肿瘤患者生活质量的最常见原因,研究证明,体力活动是治疗这些症状的最佳非药物方法,更是美国肿瘤护理学会（oncology nursing society, ONS）推荐的常规临床措施。体力活动可以减轻多种不同背景、不同分期情况下的肿瘤相关性症状,对处于姑息治疗终末期的肿瘤患者也常常有效。

二、体力活动的作用机制

体力活动防治肿瘤的作用机制涉及改善代谢状况、性激素水平、免疫功能、炎症反应、氧化应激等多个方面。其中的核心机制在于体重控制及中心脂肪减少,关键靶点是减轻 PI3K-Akt 及 RAS-MAPK 通路的信号传导。

结合其他人的研究报告,肿瘤患者的体力活动还可以改善生殖激素、代谢激素、脂肪因子、生长因子等的失衡,预防肥胖,减少中心脂肪,增强免疫功能,增加瘦体组织,减少体脂;降低血糖水平、胰岛素水平;减轻 DNA 氧化损伤;减轻化疗、放疗不良反应;促进手术后恢复。提示肿瘤患者体力活动可以改善患者的生理功能、免疫功能、身体组成、机体功能、心理状态及生活质量。

三、体力活动要求

（一）频次与时间

2010 年美国运动医学学院推荐肿瘤患者每周至少 5 次中强度至高强度体力活动,每次 30～60 分钟。但是要根据患者的体力状态及肿瘤分期情况进行,每周至少 1 次 30 分钟以上的中强度体力活动是最低要求。日常生活基本体力活动属于低强度体力活动,低强度体力活动对肿瘤的作用未经证实,因此,不能以日常生活基本的体力活动代替本文所述的中强度及高强度体力活动。

对成年肿瘤患者,推荐在日常生活中体力活动以外,每周至少 5 次、每次 30～60 分钟的中强度及高强度体力活动。每次 45～60 分钟的中强度体力活动更好。Halle M 等报告每周 7 小时体力活动（快步走）可将健康人群的结肠癌风险降低 40%,Ⅱ、Ⅲ期结肠癌患者每周 4 小时以上体力活动（快步走）可以显著延长生存时间,少于 4 小时,无明显获益。提示体力活动应该有一定的时间及 METs 保证,健康人群与肿瘤患者有不同的运动时间要求。

对儿童及青少年肿瘤患者,推荐在日常工作及生活体力活动以外,每周至少 5 次,每次 60 分钟的中强度及高强度体力活动。同时减少在屏幕（如电脑、游戏机、电视）前的时间,每天不超过 2 小时。

美国国立综合癌症网络（national comprehensive cancer network, NCCN）指南推荐患者从低强度、短时间的运动开始,逐步过渡到推荐的运动强度及运动时间,并根据患者的情况随时调整运动计划。开始运动最少要求 20～30 分钟,每周 3～5 次。

肿瘤患者的体力活动不是时间越长越好,也不是强度越大越好。有研究显示,每天超过60分钟的高强度运动会反过来增加患者的疲劳,从而降低患者的生活质量。

(二)体力活动类型

体力活动按活动目的与效果分为整体体力活动、肌肉强化活动及骨髓强化活动3大类:篮球、游泳、跳绳等全身协调性活动,可以达到机体整体活动的目的,为整体体力活动;举重、引体向上、仰卧起坐、耕地、割草等,以某些部位肌肉活动为主,为肌肉强化活动;跑步可以达到骨髓锻炼作用,所以是骨髓强化活动。

体力活动按活动强度分为低强度、中强度、高强度体力活动3类。①低强度体力活动:一般生活活动,如购物、做饭、洗衣等,一般不会增加心率或出汗;②中强度体力活动:心率、呼吸比平时加快,出汗,如快走(≥4.8km/h)、跳舞、骑马、割草、瑜伽、高尔夫、工作相关的走路、举高、太极拳、乒乓球、网球双打、骑自行车(<16km/h);③高强度体力活动:心率加快、呼吸困难、出汗更多,如竞走、跳绳、跑步、快骑自行车(>16km/h)、足球、山坡滑雪、重体力劳动(如伐木、建筑)、打篮球、打网球、网球单打、来回游泳、背包旅行。不同强度体力活动的能量消耗见表4-4-1。

表4-4-1 不同强度体力活动的能量消耗

参数	低强度	中强度	高强度
METs/[ml/(kg·min)]	<3.0	3.0~6.0	>6.0
热卡/(kcal/min)	<3.5	3.5~7.0	>7.0
最大摄氧量/[ml/(kg·min)]	≤50%	50%~60%	60%~80%

肿瘤患者的体力活动类型应该结合肿瘤患者的实际情况及环境条件综合选择。在实施体力活动前,要求进行专业评估,认真评估哪种运动方式对患者是最有利的。骨质疏松、肿瘤骨转移等患者骨折风险很高,不宜进行负重而剧烈的体力活动,如跳舞、跑步、球类、田径运动等,但是可以挑选太极拳、游泳等节奏较慢的体力活动。骨转移、白细胞减少、血小板降低、贫血、发热的患者要权衡利弊,这些患者在运动时要特别小心。白细胞减少的肿瘤患者要避免高感染风险的运动项目及运动环境,体育馆、游泳池等人员较多,感染风险较高,对绝大多数肿瘤患者来说,最简单但是非常有效的运动是晚饭后快步走。国人最重要的一顿饭是晚饭,吃得最好,也吃得最多,所以要选择晚饭后。晚饭后走路的基本要求有两个:一是快,普通散步没有作用,或者说作用不大;二是长,时间不能短于30分钟,否则达不到效果。

(三)身心放松更好

研究发现,体力活动结合身心放松对肿瘤患者更加有效。Adamson L等将269例平均年龄47岁的21种肿瘤化疗患者(骨、脑转移的患者除外)随机分为运动/身心放松组与常规护理组,235例患者完成了随访。运动放松组接受指导性心血管活动、阻抗运动、放松训练(肌肉放松,每次30分钟,每周4次),身体唤醒及恢复训练(如瑜伽、普拉提思想训练,90分钟/周),按摩(每次30分钟,每周2次)。结果发现,运动/身心放松组患者活力、体能、身体素质、应激及精神健康明显改善,疲劳减轻;而常规护理组则无明显改善。身心放松是我国传统医学的一个优势项目,一个特色措施,如气功、太极拳、针灸、推拿、按摩、催眠等。肿瘤患者在体力活动后不妨进行放松治疗,既有助于改善体力活动后的疲劳,同时有助于改善肿瘤预后。一举多得,何乐不为?

四、小结

体力活动广泛适用于不同诊断、不同性别、不同年龄、不同分期（Ⅰ期至Ⅳ期）、不同治疗措施（手术、放疗、化疗）的肿瘤患者。体力活动对肿瘤患者是安全的、有益的，是防治肿瘤的最佳措施之一。

（首都医科大学附属北京世纪坛医院　石汉平，淮安市第一人民医院　沈旸）

参 考 文 献

[1] BROWN J C, WINTERS-STONE K, LEE A, et al. Cancer, physical activity, and exercise[J]. Compr Physiol, 2012, 2（4）: 2775-2809.

[2] SINGH S, DEVANNA S, EDAKKANAMBETH VARAYIL J, et al. Physical activity is associated with reduced risk of esophageal cancer, particularly esophageal adenocarcinoma: a systematic review and meta-analysis[J]. BMC Gastroenterol, 2014, 14: 101.

[3] SINGH S, EDAKKANAMBETH VARAYIL J, DEVANNA S, et al. Physical activity is associated with reduced risk of gastric cancer: a systematic review and meta-analysis[J]. Cancer Prev Res（Phila）, 2014, 7（1）: 12-22.

[4] HUMPEL N, IVERSON D C. Depression and quality of life in cancer survivors: is there a relationship with physical activity?[J]. Int J Behav Nutr Phys Act, 2007, 4: 65.

[5] YAMAUCHI M, LOCHHEAD P, IMAMURA Y, et al. Physical activity, tumor PTGS2 expression, and survival in patients with colorectal cancer[J]. Cancer Epidemiol Biomarkers Prev, 2013, 22（6）: 1142-1152.

[6] FONG D Y, HO J W, HUI B P, et al. Physical activity for cancer survivors: meta-analysis of randomised controlled trials[J]. BMJ, 2012, 344: e70.

[7] LEE J E, LOH S Y. Physical activity and quality of life of cancer survivors: a lack of focus for lifestyle redesign[J]. Asian Pac J Cancer Prev, 2013, 14（4）: 2551-2555.

[8] GOULD D W, LAHART I, CARMICHAEL A R, et al. Cancer cachexia prevention via physical exercise: molecular mechanisms[J]. J Cachexia Sarcopenia Muscle, 2013, 4（2）: 111-124.

[9] STANDARD J, JIANG Y, YU M, et al. Reduced signaling of PI3K-Akt and RAs-MAPK pathways is the key target for weight-loss-induced cancer prevention by dietary calorie restriction and/or physical activity[J]. J Nutr Biochem, 2014, 25（12）: 1317-1323.

[10] HALLE M, SCHOENBERG M H. Physical activity in the prevention and treatment of colorectal carcinoma[J]. Dtsch Arztebl Int, 2009, 106（44）: 722-727.

[11] ADAMSEN L, QUIST M, ANDERSEN C, et al. Effect of a multimodal high intensity exercise intervention in cancer patients undergoing chemotherapy: randomised controlled trial[J]. BMJ, 2009, 339: b3410.

第五节　营养疗法护理

一、概述

护理临床路径是由各学科的专业人员根据循证医学的原则将某种疾病或手术的关键性治疗、检查和护理活动标准化，按照患者预计住院天数设计成流程或表格，将治疗、检查和护理活动的顺序以及时间的安排尽可能地达到最优化，使患者由入院到出院能按流程接受优质的、快捷的照顾。护理临床路径是"照顾式管理（managed care）"的延续，是现代管理理念在临床医疗和护理中的应用，既可以保证医疗护理的质量，又能降低医疗成本、减轻患者的经济负担，让患者真正体验到"人性化服务"。由于肿瘤患者存在能量、糖、蛋白质、脂肪、维生素、微量元素等物质代谢异常，调查显示，40%~80%的肿瘤患者存在营养不良，约20%的恶性肿瘤患者的死因为营养不良，所以营养不良严重影响肿瘤患者的治疗效果、生存时间及生活质量。因此，对肿瘤患者进行综合营养疗法干预，可以进一步改善肿瘤患者营养状况，提高肿瘤患者的生存质量。

临床营养疗法护理路径的体系尚不完善，欠缺多专业、多学科合作，尤其是近年来，随着营养疗法的发展，要求更科学、更规范、更专业地为患者进行营养疗法。因此建立营养疗法团队，包括临床医师、护理人员、营养师、心理治疗师，必要时鼓励患者和家属参与，可充分发挥医疗、护理的优势互补，增强多专业的合作意识，培养团队合作精神和凝聚力，从而以科学标准化的管理来提高医疗、护理质量，提高营养疗法的效果，对患者的康复起着重要和关键的指导作用。

二、营养风险筛查与营养评估

首先，营养筛查与评估，是实施营养疗法的第一步。通过营养筛查与评估，发现营养风险及营养不良。欧洲肠外肠内营养学会（ESPEN）认为，营养风险筛查是"一个快速而简单的过程"，通过筛查，若发现患者存在营养风险，即可制订营养支持计划；若患者存在营养风险但不能实施营养计划和不能确定患者是否存在营养风险时，需进一步进行营养评估。因此，中国抗癌协会肿瘤营养专业委员会推荐的肿瘤患者营养治疗路径：患者入院后，先进行营养评估（PG-SGA），营养良好（0~1分）者，即予以抗肿瘤治疗；轻或中度营养不良（2~8分）者，在抗肿瘤治疗的基础上加以营养教育或治疗；重度营养不良（≥9分）者，先予营养疗法1~2周，再联合抗肿瘤治疗，肿瘤患者营养评估见图4-5-1。

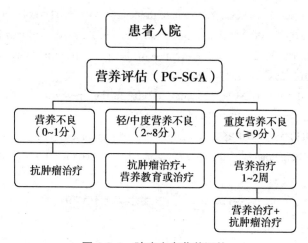

图4-5-1　肿瘤患者营养评估

目前常用的营养筛查与营养评估工具包括：SGA、PG-SGA、MUST、MNA、NRI以及NRS 2002等，对肿瘤患者进行营养评估，制订出个体化的营养计划和营养处方，按计划对肿瘤患者实施营养疗法及护理,并定期进行营养评价,根据评价结果,再修订或改进护理营养计划,进入下一阶段营养疗法和护理干预,而医师和护士、营养师、心理治疗师等共同对肿瘤患者进行综合营养干预很关键。营养支持临床路径见图4-5-2。

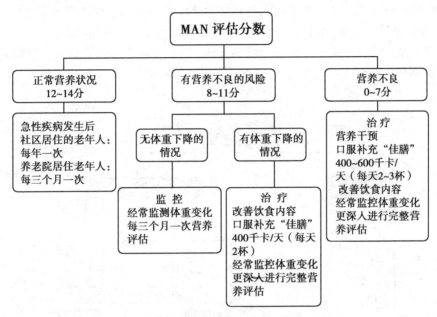

图4-5-2 营养支持临床路径

三、护理干预措施

(一)护理评估

从肿瘤患者的健康史、身体状况、临床表现、辅助检查、心理-社会状况等方面对肿瘤患者进行综合性评估。评估患者神志、精神状态、饮食习惯与进食方式、排便及睡眠情况,了解其疾病病情、既往史、对自身疾病与营养的认知程度和对治疗、护理的配合程度,评估肿瘤患者营养状况(如体重测量、脂肪测定、机体蛋白测定、氮平衡试验、肌酐指数测定、机体免疫状态测定等)肿瘤患者的生活自理能力、活动能力,以及各种风险因素如跌倒或坠床、压疮等;进行各项辅助检查、实验室化验,了解患者心理、社会、家庭支持状况,通过收集汇总资料对患者评估,发现患者现存或潜在的护理问题,针对护理问题制订个体化的护理措施。

(二)合理安排和执行营养疗法

肿瘤患者在住院期间需要接受药疗、理疗、手术、体疗、食疗等多种治疗,护士在营养疗法中要协调各方面的治疗、用药等,及时动态向营养师介绍患者的病情进展、进食情况,为营养师制订食谱计划提供依据。对有营养不良风险者采用继续监测,准确收集患者营养状况资料,根据患者病情及营养评估结果,制订适合患者需求的个体化营养处方和营养疗法护理措施并实施。营养不良者遵医嘱进行营养疗法,提供和补充营养制剂,保证肿瘤患者营养物质的摄入。

(三)根据患者的病情及胃肠功能情况选择合适的营养路径

与医师、营养师共同商讨选择肿瘤患者适合的途径。包括有经口膳食、管饲肠内营养(EN)和肠外营养(PN)。

1. 肠内营养

（1）经口膳食：胃肠道有功能且能经口进食的肿瘤患者首先选择经口补充营养物质，经口摄入营养物质是满足营养需求最自然、最合乎生理的方法。

（2）管饲 EN：是通过管道将营养物质送达消化道的方法。当存在原发疾病或解剖功能障碍等因素不能经口进食，而胃肠道有功能时应优先选用管饲肠内营养，且及时评价肠内营养的能量是否合适，如果不能满足患者的要求，应及时调整能量的供给。管饲肠内营养的途径有鼻胃管、鼻肠管或胃、空肠造口管，肠内营养的途径见图 4-5-3，肠内营养的使用见图 4-5-4。

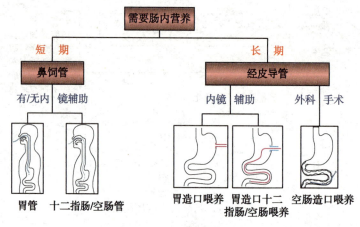

图 4-5-3　肠内营养的途径

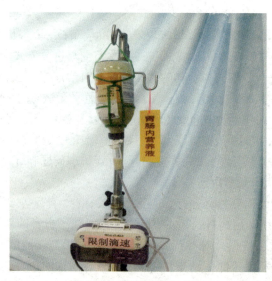

图 4-5-4　肠内营养的使用

（3）肠内营养适应证和禁忌证：①适应证，吞咽和咀嚼困难、意识障碍或昏迷、消化道瘘、短肠综合征、肠道炎性疾病、急性胰腺炎、高代谢状态、慢性消耗性疾病、纠正和预防手术前后营养不良、特殊疾病。②禁忌证，麻痹性和机械性肠梗阻、消化道活动性出血、休克、严重腹泻、顽固性呕吐、严重吸收不良综合征。

2. 肠外营养（PN） 指通过静脉途径供给营养物质的方法。凡有胃肠功能障碍，不能或不宜经胃肠道摄入营养或经胃肠道摄入营养不足的肿瘤患者可选择肠外营养。定期评估患者胃肠功能，患者在治疗过程中胃肠功能有好转时，可试用肠内营养，并注意评估患者能否耐受及耐受的程度。能耐受者继续肠内营养；不能耐受者，可进行肠外营养。肠外营养的置管方式包括中心静脉置管、外周静脉穿刺输液、经周围静脉插入中心静脉导管技术。肠外营养的途径见图4-5-5，配制好的肠外营养液见图4-5-6。

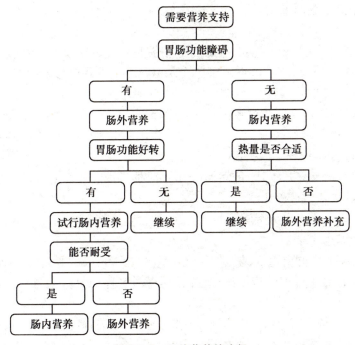

图 4-5-5　肠外营养的途径

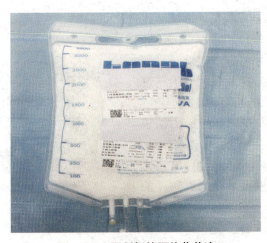

图 4-5-6　配制好的肠外营养液

3. 肠内营养+肠外营养　对急危重症、严重营养不良的肿瘤患者，在术前、术后及大剂量放疗、化疗治疗后，按医嘱给予肠外和肠内营养相结合补充能量，保证患者充足的营养需求。

（四）合理选择营养制剂

要素饮食、整蛋白配方饮食、匀浆膳与混合奶等。

（五）准确选择营养管道

根据患者的身体状况、喂养时间、营养途径、营养制剂的种类等综合情况选择管道的型号和种类，注意选择材质优质的管道。

（六）营养输注的注意事项

1. 肠内营养

（1）明确位置：喂养前必须确定管端位置，留置胃管是否在胃内，可通过四种方法来鉴别。①用注射器抽吸胃内容物；②向胃管内注入10ml空气，用听诊器在左上腹部听诊有无气过水声；③将胃管末端置于盛有水的碗中，观察有无气泡逸出；④用pH试纸测试抽出胃液的酸碱度。胃、肠造口管可通过吸引胃内容物而证实。如无胃内容物，则需拍X线片证实管端是否在十二指肠或空肠内。

（2）防反流：胃内喂养时，床头抬高30°～45°。

（3）防残留：胃内喂养开始时，每间隔4～6小时抽吸胃内残留量，若残留量>150ml时，应按医嘱暂停输入2小时或停止注入。

（4）防阻塞：输注营养液及特殊用药前、后，持续输注期间每间隔4小时，都要用20～30ml温开水或生理盐水冲洗喂养管。

（5）防脱落：喂养管固定稳妥、美观，如胶布潮湿、松脱应及时更换，每4小时检查一次。

（6）标识清晰：留置喂养管应做好标记，注明管道名称、长度、日期，定期检查，以识别喂养管有无移位、松脱等情况。

注意"四度""一量一压一化"：营养液滴注时，控制营养液的温度、浓度、速度、高度（床头的角度）及营养液的量、渗透压、个体化。①温度：一般为38～40℃；②浓度：能量密度从0.5kcal/ml起，逐渐增至1kcal/ml或更高；③速度：以30～50ml/h起，视患者适应程度逐步加速并维持滴速为100～120ml/h；据文献报道，灌注、滴注和用营养泵三种输注方法所致的食物反流发生率分别为15%、6%、2.9%，因此，有条件时最好采用营养泵控制输注速度，以减少患者反流、呛咳，甚至窒息；④高度（床头的角度）：抬高床头的角度为30°～45°；⑤量：根据患者的病情和个体适应能力给予合适的营养液量；从少量开始，一般250～500ml/d，在5～7天内逐渐达到全量；⑥渗透压：从低压开始逐步调整至适合患者耐受的渗透压；⑦个体化：根据患者个体情况选择营养制剂。肠内营养泵见图4-5-7。

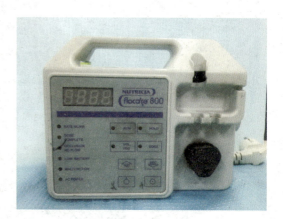

图4-5-7　肠内营养泵

留置鼻胃管或鼻肠管者，每天口腔护理2次，保持口腔清洁，避免感染。

2. 肠外营养

（1）选择合适肠外营养液输注途径（周围静脉或中心静脉）：根据肿瘤患者病情和营养疗法的时间而定。

（2）正确配制肠外营养液：防污染，应现配现用，暂不使用时应将配制好的营养液放置4℃冰箱冷藏备用，并在配制后24小时内输注完毕。

（3）输注速度调控：根据患者个体耐受程度、营养液的量、营养液浓度、营养液种类等以恒速均匀输注，输注速度不能变化过大，以避免发生低血糖或高血糖、高渗透性利尿，甚至高渗性非酮性昏迷等并发症。

（4）中心静脉导管的护理：规范维护导管，局部敷料保持清洁干燥，纱布敷料每2天更换1次，透明、透气敷料可延长至2~3天更换1次，更换前先用0.5%碘附以穿刺口为中心点由里向外环行消毒置管处皮肤2遍，消毒直径为≥8cm。如潮湿、污染时应立即更换；保持管道通畅，输液完毕时先用0.9%氯化钠溶液20ml脉冲式冲管，再用0.1%肝素稀释液2~5ml或无肝素化液正压封管，以防堵塞或导管内血栓形成。

（七）病情观察

在营养疗法过程中，护士应加强巡视、严密观察病情及营养疗效，尽早发现并发症并及时对症处理。

1. **意识状态与生命体征** 严密观察患者的精神状态，并详细记录患者的生命体征变化。

2. **皮肤黏膜情况** 观察皮肤弹性，注意有无皮肤干燥、皮肤黏膜水肿等情况。

3. **体重与出入量** 每周监测体重1~2次，每天记录24小时出入量，尤其注意观察尿量的变化，特殊情况可根据治疗需求增加测量次数。

4. **营养疗法并发症的观察**

（1）肠内营养者：观察有无腹痛、腹胀、恶心、呕吐、胃潴留、反流、误吸、脱管、管道堵塞、腹泻、消化道出血等并发症；重症、年老或昏迷的肠内营养者，要特别注意防反流及误吸，若患者突然出现呛咳、呼吸急促或咳出类似营养液的液体时，应怀疑有喂养管移位及误吸的可能，发生误吸可导致吸入性肺炎，甚至窒息死亡；经鼻胃管长期放置可引起鼻翼部糜烂、咽喉部溃疡、感染、声音嘶哑、鼻窦炎、中耳炎等并发症，如发生以上并发症应及时对症治疗及做好相应的应急护理措施。

（2）肠外营养者：观察输注局部皮肤的静脉有无红肿、触痛或呈条索状硬化等血栓性静脉炎的症状；观察有无气胸、血管损伤、空气栓塞等；有无导管性脓毒症及血源性感染；有无水电解质紊乱、黄疸等代谢异常。

（3）营养、生化指标的监测：定期监测实验室相关营养指标，如白蛋白、运铁蛋白等。及时了解水电解质平衡与营养改善情况，并准确记录。

（八）心理护理

主动与肿瘤患者及家属沟通、交流，做好心理疏导，帮助肿瘤患者了解营养对疾病恢复的重要性，改进正确的饮食理念，养成均衡膳食的习惯，增强肿瘤患者治疗的信心，强化家庭支持，保持良好的情绪，可对患者营养状况起促进作用。

四、营养疗法护理效果评价

1. **动态效果评价** 在实施营养疗法期间及结束时，评价患者营养状况的改善情况，根据评价的结果动态调整细化措施及完善营养疗法方案,继续改进落实。

2．进行综合性评价　如营养疗法方案有无落实;患者的依从性有无提高;营养疗法过程中有无出现相关并发症;有无及时和对症处理并发症,及时为肿瘤患者的需求提供帮助等。

3．评价肿瘤患者的心理状况　患者情绪是否良好,有无不良或异常心理情绪,是否需要进行干预。

4．建立营养疗法档案的情况　根据 SGA 评定结果建立患者营养疗法档案,包括一般情况、营养评估情况、营养护理路径实施情况等。

五、营养健康教育

根据营养方案和肿瘤患者的需求,进行科学、合理的指导,从入院至出院,每日对患者进行 10~20 分钟有针对性的个体化的营养健康教育:

1．饮食行为指导　在肿瘤患者入院时开始重视食物搭配与烹饪知识,对其饮食行为进行关注,帮助其改变不良饮食习惯,督导其遵循膳食方案,指导均衡的饮食。

2．培训方式或方法

(1) 为肿瘤患者制订个体化的培训方案,对其进行营养评估、实验室监测,护理营养技能指导,鼓励患者及家属配合,提高自我护理技能;举办相关营养知识讲座、技能示范、经验交流分享,建立营养知识网站。

(2) 为肿瘤患者提供营养健康教育宣传单张以及健康教育手册,具体内容包括疾病发生与饮食的关系、饮食与营养的关系、营养不良与并发症的关系、营养不良对疾病康复的影响、营养疗法的重要性及注意事项、饮食调理方法、休息与活动事项、病情自我观察与自我护理方法和注意事项;出院后家庭营养输注管道的自我护理方法与维护知识等,提示复诊时间、方式,再次就诊的指征等。

3．家庭营养　参见第三章第七节。

4．提供个体营养咨询　通过医护人员和患者的沟通交流及规范的营养状态评价,指导和促进患者对营养计划实施的依从性。营养咨询的常用手段采用 SOAP 法,S(subjective)即主观询问:询问饮食营养状况、饮食史、饮食习惯和嗜好、餐次和分配比例、有无偏食史,以及烹调加工的方法等。O(objective)即客观检查:身体营养状态检查,包括测量身高、体重、肱三头肌皮褶厚度、上臂围,以及营养缺乏症的临床体征;血液检查如白蛋白、血清总蛋白等。A(access)即营养评价:按照推荐的每日膳食中营养素供给量标准以及前述肿瘤患者营养需求进行饮食调查结果的评价,了解食物结构是否合理、各种营养素是否合理、是否满足机体需要,根据体格营养状况检查的结果评价当前的营养状况。P(project)即饮食营养计划:应结合患者的经济条件和饮食习惯,根据不同种类的肿瘤患者及疾病的不同阶段,在饮食营养方面给予指导。

5．随访　患者出院时做好详细记录。出院后 1 周、1 个月、3 个月、6 个月,采用电话、家庭访视、信息网络或复诊时随访。

六、营养疗法护理临床规程表

根据循证医学的原则,结合肿瘤患者的病情和需求以及个体化的特点制订了科学的营养疗法护理临床规程表,包括肿瘤患者营养疗法首次评估路径表(表 4-5-1)、肿瘤患者营养疗法动态评估路径表(表4-5-2)。通过实施营养疗法护理临床路径,系统地对患者进行营养评估、干预、评价和指导,保证营养疗法的可行性和合理有效性,充分调动肿瘤患者的主观能动性、依从性,建立指导、参与、合作的新型护患关系。临床路径简洁、明了、易行,可提高执行的效率,使患者得到快捷、人性化的优质服务,提高营养疗法效果,促进肿瘤患者康复,降低医疗成本。

表4-5-1 肿瘤患者营养疗法首次评估路径表

姓名： 性别： 年龄： 岁 科室病区： 床号： 住院号：
住院日期： 年 月 日 出院日期： 年 月 日 住院日： 天

时间	首次营养疗法	
	日期： 年 月 日	
营养护理评估	□按护理级别护理 □意识、精神状态、生命体征及体重、皮肤黏膜情况、全身营养状况 □询问病情及过敏史 □食欲、饮食习惯与进食方式、排便情况 □心理和社会、家庭支持状况 □对治疗、护理的理解与配合程度 □对自身疾病与营养状态的认知程度 □营养风险筛查 □营养评估 □实验室检查结果：血红蛋白、电解质等情况	□检查有无肠内或肠外营养的输注管道 □跌倒评分及高危患者压疮评分 □饮食、睡眠、大小便情况 □各项检查的完成情况与化验结果 □营养疗法输注途径的评估与选择 □管道通畅与否 □通畅□不通畅□堵塞 □患者应用的营养制剂 □是否理解营养疗法和护理 □是□否 □评估胃肠道功能、心肺功能 □患者是否支持肠内或肠外营养 □是□否 □肠内□肠外
营养护理干预措施	□制订营养疗法方案 □与医师、营养师沟通，共同制订营养计划 □执行营养疗法医嘱 □安排及协助做好各项检查、化验 □营养疗法输注管道的准备 □根据患者活动情况，提供相应生活护理 □落实防跌倒、防压疮措施 □遵医嘱执行患者的个体化营养疗法方案 □按要求配制及输注营养液 □输注营养液前，确定管端在正确位置	□鼻饲时，抬高床头30°~45° □定时评估胃内残留量 □控制营养液的温度、浓度、输注量与速度 □观察患者不良反应，及时预防和处理 □营养输注管道固定稳妥、输注通畅 □输注前后用温开水或生理盐水冲洗喂养管 □做好营养护理记录 □留置鼻胃管或鼻肠管者，每天口腔护理2次 □询问患者自我感觉 □及时与医师、营养师和患者、家属沟通，给予营养支持
营养护理指导	□肿瘤治疗与营养的相关知识 □了解□熟悉 □饮食注意事项 □了解□熟悉 □相关检查的目的及配合事项 □了解□不了解 □活动与安全，防坠床、防跌倒、防压疮的方法 □了解□掌握 □给予针对性的心理辅导 □有□无	□营养疗法的重要性与必要性 □了解□不了解 □留置输注管道目的及注意事项 □了解□不了解 □治疗配合事项与用药指导 □有□无 □签署知情同意书 □有□无 □戒除烟酒，忌吃辛辣刺激性食物 □有□无 □对症及个体化护理措施 □有□无
并发症记录	□无□有，症状及处理 1. 2. 3. 4.	

主管护士_____护士长 年 月 日

表 4-5-2　肿瘤患者营养疗法动态评估路径表

时间	营养疗法期间　　年　　月　　日至　　年　　月　　日	
营养护理评估	□每周营养评估 □营养风险筛查 □营养疗法的局部与全身反应： □精神状态、生命体征及皮肤黏膜情况 □体重的变化 □复查、化验的结果：营养指标与水电解质、血糖情况 □肠内营养者：有无主诉不适及腹部症状、体征 □肠内营养适应证　□符合□不符合 □肠内营养禁忌证　□有□无 □肠外营养者：静脉滴注局部情况 □静脉滴注不良反应，胃肠功能情况	□判断营养疗法的不良反应 □大、小便情况 □24h 出入量 □管道固定位置与稳妥情况 □活动情况　□自由□协助□受限 □家庭经济支持情况　□好□一般□差 □心理状态　□良好□异常 □患者对营养疗法的认识及依从性 □有无发生并发症　□有□无 □与医师、营养师共同评价营养疗法效果 □患者及家属对营养疗法的态度知识掌握情况 　□配合□不配合□掌握□了解
营养护理干预措施	□按护理级别护理 □管道管理：□鼻胃管□鼻肠管□胃造口管 　□肠造口 □合理选择营养制剂：□要素饮食、□整蛋白配方饮食、□匀浆膳与混合奶 □按营养标准规范正确配制、输注各类营养制剂 □每日更换输注管及肠内营养容器 □根据营养输注管的种类、性质，按常规做好管道护理 □每班记录出入量 □每周测一次体重 □做好体重的登记 □协助生活护理	□协助活动，防止跌倒 □遵医嘱正确留取各种标本送化验 □病情观察异常情况处理 □与医师、营养师、患者、家属及时沟通，根据实际情况调整与完善营养计划 □详细记录出入量，及时遵医嘱调整补液量 □拔除管道：关注患者主诉与局部情况、营养摄入情况 □及时关注送检标本的结果 □留置管道维护：观察局部皮肤及管道通畅情况，给予局部清洁、更换固定贴 □与医师、营养师共同制订下一步营养处方 □鼓励增强治疗信心，保持良好心境
营养评价	□营养方案落实的情况　□有□无 □患者的依从性　□高□中□低 □营养状况的改善情况等　□一般□良好	□患者的心理状况　□一般□良好　□异常 □营养疗法相关并发症　□有□无 □建立患者营养档案　□有□无
营养护理指导	□指导自我病情观察 □自我评估营养状态 □营养与合理饮食的相关性知识 □活动与饮食注意事项 □发现问题或不适及时告知医护人员 □心理指导　□有□无 □营养知识：食物的种类、营养制剂选择 □管道的自我保护 □家庭营养与饮食指导 □家庭或社区营养制剂配制方法 □互动交流 □患者营养咨询采用 SOAP 方法： 　□S 主观询问饮食营养状况； 　□O 客观进行体格营养状况检查 　□A 评价当前的营养状况 　□P 饮食营养计划	□发给管道维护手册 □管道的自我护理与注意事项 □饮食调理与休息 □活动与安全 □有针对地给予患者心理疏导 □用药指导 □营养与自我保健知识 □清淡易消化、高蛋白、高维生素均衡饮食 □家属、照顾者的营养健康教育 □记录全面 □随访方式：□电话□信息□网络□单张 　□手册 □随访时间：□1周　□1个月　□2个月 　□3个月　□6个月 □复诊的时间 □随诊的指征

续表

时间	营养疗法期间　　年　月　日至　年　月　日
并发症记录	□无□有,(症状及处理): 1. 2.
特殊情况记录	

主管护士＿＿＿＿＿＿护士长　　　年　月　日

（中山大学附属第一医院　张小燕　黄贤丽　陈玉英　钱文芳）

参 考 文 献

[1] 石汉平,凌文华,李薇.肿瘤营养学[M].北京:人民卫生出版社,2012.

[2] 马纯雪,徐晓琼,黄仁微.胃肠道肿瘤患者营养风险筛查特点及其对术后并发症的影响[J].中华全科医学,2014,12(12):1902-1904.

[3] 龙洪,李荣,吴慧兰,等.CABG围术期患者护理路径及健康促进行为相关性研究[J].护理研究,2014,(23):2869-2871.

[4] 骆海燕,姚红梅,郑亚华,等.综合营养干预对消化道肿瘤化疗病人营养状况及生存质量的影响[J].护理研究,2014,(24):2961-2964.

[5] 石汉平,李薇,齐玉梅,等.营养筛查与评估[M].北京:人民卫生出版社,2014.

[6] 石汉平.营养疗法应该成为肿瘤患者的基本治疗[J].中华结直肠疾病电子杂志,2013,2(3):99-101.

[7] 陈利芬,成守珍,张小燕.专科护理常规[M].广州:广东科技出版社,2013.

[8] 温贤秀,肖静蓉.常见疾病临床护理路径指引[M].成都:西南交通大学出版社,2013.

[9] 石汉平,余红兰,吴承堂.普通外科营养学[M].北京:人民军医出版社,2012.

[10] 李明子.临床路径的基本概念及其应用[J].中华护理杂志,2010,45(1):59-61.

[11] ROTTER T, KINSMAN L, JAMES E, et al. Clinical pathways: effects on professional practice, patient outcomes, length of stay and hospital costs[J]. Cochrane Database Syst Rev, 2010, 17(3): CD006632.

[12] 何志谦,顾景范.实用营养治疗手册[M].北京:科学技术出版社,2010.

[13] 于康.临床营养治疗学[M].北京:中国协和医科大学出版社,2004.

[14] 中国营养学会.营养科学词典[M].北京:中国轻工业出版社,2013.

[15] 中国营养学会.中国居民膳食营养素参考摄入量(2013版)[M].北京:中国轻工业出版社,2013.

第五章 肿瘤患者不同时期的营养治疗规程

第一节 围手术期

一、概述

由于肿瘤与外科多种病理生理因素相关，可导致不同患者围手术期的免疫及代谢反应不同，进而影响患者的临床转归。过去数十年间，为了改善围手术期外科疗效，临床研究运用多种措施以改进传统外科临床路径，这其中就包括围手术期营养治疗。虽然术前心律失常（酒石酸美托洛尔片）、肺栓塞（低分子量肝素）、高血糖（胰岛素）、高脂血症（他汀类药物）、伤口感染（抗生素药物）的预防性治疗已被临床广泛接受，但是在我国围手术期营养评估及治疗尚处于初级阶段，不同专业外科医师对于患者围手术期营养评估及治疗理念尚未完全接受，并且临床实践中容易被忽略。营养评估与支持治疗理念始于1936年Studley证明术前体重减轻与胃肠外科围手术期死亡直接相关，而如今营养不良已成为全身或肠道免疫功能缺陷、肠黏膜屏障改变导致消化吸收能力降低的危险因素，这已被外科学术界广为接受。随着细胞生物学及生物化学研究不断深入，肠内及肠外营养治疗已被用于改善外科患者围手术期预后，包括降低并发症发生率、围手术期死亡率，缩短住院时间，减少再次入院次数。

手术创伤引发机体产生应激反应，包括一系列代谢及生理改变，从而导致基础代谢率升高，同时利用体内氮储备导致负氮平衡、糖异生及急性期蛋白合成。若机体应激期内持续性消耗营养物质，失代偿后则可能导致围手术期并发症发生。此外，肠黏膜通透性增加四倍，直至术后5天左右恢复正常，与之伴随改变的肠上皮绒毛变短，可导致肠道屏障抵御内源性细菌及毒素能力减弱。围手术期营养治疗旨在实现如下目标：①减少负蛋白平衡避免患者饥饿；②最终保存肌肉、免疫及认知功能；③加速术后各脏器生理功能恢复。

二、营养筛查与评估

围手术期应激状态下机体热量需要高达30kcal/kg理想体重，每日氮平衡需要摄入1.5g/kg理想体重（IBW）。围手术期营养治疗对于合成急性期蛋白、白细胞、成纤维细胞、胶原及其他伤口愈合所需成分至关重要，因此需要临床医师准确评估术后并发症高危患者的术前营养不良状况。

营养不良常见于恶性肿瘤或脏器功能障碍的患者。既往外科通常以白蛋白作为评估指标。研究发现，患者术前白蛋白水平低于 32.5g/L 时，术后住院时间、ICU 住院时间、禁食时间延长，并发症发生率轻度升高；随着白蛋白水平进一步降低，术后并发症风险逐渐升高。然而，无论血清还是尿液中白蛋白水平，均不是最理想的评价指标，其诊断敏感度及特异度受到分解代谢及体液容量等诸多因素影响。因此，包括近 6 个月体重减轻 10%～15%、体重指数（body mass index，BMI）<18.5～22kg/m^2 或急性炎症指标在内的多重指标被用于术前营养筛查。根据 ESPEN 指南推荐，可根据 NRS 2002 量表，结合主观综合评估及血清白蛋白<30g/L 进行风险评估。值得注意的是，营养不良也可见于肌肉含量较低的肥胖患者，即所谓肌肉减少症性肥胖，这种状态容易被临床忽略，因此瘦体重指数比 BMI 是更佳的预测指标。

具体参见本书第二章。

三、营养干预

（一）适应证

围手术期营养治疗的核心内容包括①避免术前长期饥饿状态；②术后尽快恢复经口进食或肠内营养。营养治疗已成为外科术后快速康复（enhanced recovery after surgery，ERAS）重要组成之一，从代谢生理角度最大程度缓解分解代谢导致的负氮平衡，术后早期经口进食有助于术后肠道蠕动功能的恢复，从而避免肠梗阻发生。若术后禁食禁水时间超过 4 天，则需要推荐给予低热量肠外营养治疗。

围手术期营养治疗适应证包括预防及干预营养风险（表 5-1-1）。若经口营养摄入不足超过 2 周，则术后死亡风险明显升高。因此，即使评估无营养风险，预期术后经口进食受限超过 7 天的患者也应给予营养治疗。此外，若患者术后实际进食量无法达到每天推荐量的 60%～75% 并且超过 10 天也应尽早给予营养治疗（肠内途径优先）。肠内及肠外联合方式适用于仅靠肠内营养途径仍无法满足需要（<60% 推荐量）的患者，例如上消化道手术后吻合口瘘。

表 5-1-1　围手术期营养治疗的适应证

适应证	途径
预期术后经口进食受限超过 7d，即使评估无营养风险	肠内途径优先
术后实际进食量无法达到每天推荐量的 60%～75%，且超过 10d	肠内途径优先
仅靠肠内营养途径仍无法满足需要（<60% 推荐量）	肠内及肠外营养联合方式

（二）能量

手术创伤严重程度不同，术后应激状态下机体对能量需求也不同，因此营养治疗时应考虑应激因素，并适度增加能量补充，但是一般不超过 25kcal/kgIBW。推荐各能量成分补充量：葡萄糖 3～4g/kgIBW，脂肪 0.7～1.5g/kgIBW，氨基酸 1～1.5g/kgIBW。蛋白、脂肪及葡萄糖的最佳比例为 20%：30%：50%。术后恢复期机体营养摄入能力逐渐恢复正常，但是仍推荐能量实际补充量达到预计需要量的 1.2～1.5 倍。其他营养素需根据手术部位、创伤程度及临床转归酌情补充，消化道各部位对营养素吸收情况详见表 5-1-2。

表 5-1-2　胃及小肠各部位对营养素的吸收情况

部位	营养素
胃	水、乙醇、铜、碘、氟、钼
十二指肠	钙、铁、磷、镁、铜、硒、维生素 B_1、维生素 B_2、烟酸、生物素、叶酸、维生素 A、维生素 D、维生素 E、维生素 K
空肠	二肽、三肽、氨基酸、钙、磷、镁、铁、锌、铬、锰、钼、维生素 B_1、维生素 B_2、烟酸、泛酸、生物素、叶酸、维生素 B_6、维生素 C、维生素 A、维生素 D、维生素 E、维生素 K
回肠	叶酸、镁、维生素 B_{12}、维生素 C、维生素 D

(三)途径

围手术期营养治疗包括肠外与肠内营养两种途径。全肠外营养治疗由 Stanley Dudrick 于 2003 年发明并对围手术期临床管理产生革命性影响。尽管肠外营养可为术后患者提供全面营养支持,但是同时也存在诸多隐患,具体如下:①患者需要留置中心静脉管路,置管操作本身及管理存在潜在并发症风险;②肠外营养治疗期间存在高血糖风险,故治疗期间需密切监测;③肠外营养配方中缺少部分营养微量元素,例如谷氨酸;此外,脂质成分中常包括前炎症因子 ω-6 而非抗炎症 ω-3 脂肪酸;④同肠内营养途径相比,肠外营养支持患者感染性并发症风险较高。

近年来研究发现肠道相关淋巴组织(gut-associated lymphoid tissue,GALT)承担着 60%~70% 机体免疫功能,GALT 同时在先天性及获得性免疫中扮演重要角色。饥饿应激状态下肠道免疫功能受到损害,缺少肠内营养刺激导致肠上皮细胞绒毛变短,黏膜通透性增加进而发生菌群移位及菌血症。肠内营养治疗可有效缓解上述损害,并且已有临床数据证实早期肠内营养可改变临床转归、改善疗效。目前主要营养学及重症学均首先推荐肠内营养途径,其绝对及相对禁忌证包括肠梗阻、肠缺血、急性腹膜炎、严重肠道吻合口瘘及营养吸收不良。若无肠内营养禁忌,患者术后 24 小时内应开始肠内营养治疗。肠外营养途径可作为补充途径,辅助肠内营养摄入量未达标的患者。

北京大学肿瘤医院胸外一科是国内最早开展胸部肿瘤围手术期营养治疗的团队之一。与传统食管癌围手术期管理不同,基于快速康复理念制订的围手术期营养治疗策略贯穿诱导、手术及辅助治疗。北京肿瘤医院胸外一科营养治疗模式见图 5-1-1、图 5-1-2。

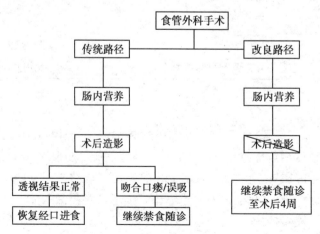

图 5-1-1　食管外科术后营养治疗

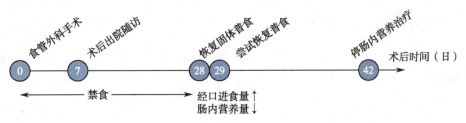

图 5-1-2 食管外科改良途径

(四)制剂与配方

常用营养治疗制剂与配方参照总论第三章第一节内容,本章节重点介绍药理营养及免疫营养配方。

1. **药理营养成分** 近年来临床营养治疗实践已由简单热量补充转为治疗性营养支持,主要包括精氨酸、谷氨酸及 ω-3 脂肪酸。上述成分在围手术期炎症因子及免疫水平调节方面具有重要意义,进而可降低患者术后感染性并发症风险。目前多数随机临床研究关注精氨酸、ω-3 脂肪酸及核苷酸联合应用,而谷氨酸多以单药形式应用。精氨酸参与多重代谢通路,是一氧化氮及羟脯氨酸前体,参与结缔组织损伤修复,还是免疫细胞尤其是淋巴细胞的重要底物。谷氨酸有助于调节免疫反应,增加蛋白合成,保护肠道黏膜结构及功能,缓解氧化应激并增强葡萄糖代谢。应激状态下,机体内源性谷氨酸通过快细胞反应及代谢由肌肉组织流向诸如胃肠道、骨髓、脑、免疫细胞及成纤维细胞等其他组织/器官,并作为主要能量来源。ω-3 脂肪酸通过维持细胞膜结构及功能、抑制前炎性转录因子及调节类花生酸产生来发挥潜在抗炎症作用。上述效应对于大手术后稳定总体炎症反应水平及与之相伴的免疫抑制、改善毛细血管通透性,均具有重要作用。溶胞分子及保护素是新型 ω-3 脂肪酸产物,后者来源于不饱和脂肪酸及二十二碳六烯酸,参与中性粒细胞与内皮细胞之间交互,对于缓解炎症及促进伤口愈合具有重要意义。

2. **免疫营养成分** 目前胃肠道肿瘤外科领域已开展的多数随机对照临床研究选择精氨酸、ω-3 脂肪酸及核苷酸联合方案进行营养干预,亦称为免疫营养治疗。术前开始免疫营养治疗可有效改善术后临床转归,研究发现免疫营养成分有助于增强细胞吞噬能力,促进淋巴细胞有丝分裂及改善术后细胞因子谱。系统回顾及 meta 分析结果见表 5-1-3。目前欧洲营养学会临床指南推荐围手术期应用免疫营养治疗,无论患者术前基线期营养状况水平如何。

表 5-1-3 围手术期免疫治疗相关系统性回顾及 meta 分析表

作者	随机临床研究	对照组	总例数	短期结果	获益人群
Waitzberg 等,2006	17	标准肠内/肠外营养	2 305	术后感染率降低;住院时间缩短	消化道肿瘤患者
Marik 及 Zaloga,2010	21	标准肠内营养	1 908	术后并发症减少;住院时间缩短	营养不良及正常患者
Cerantola 等,2011	21	标准肠内营养	2 730	术后并发症减少;住院时间缩短	上消化道肿瘤患者及下消化道肿瘤患者
Drover 等,2011	35	标准肠内营养	3 445	术后并发症发生率降低;住院时间缩短	上消化道肿瘤患者及下消化道肿瘤患者
Marimuthu 等,2012	26	标准肠内营养	2 496	术后并发症发生率降低;住院时间缩短	消化道肿瘤患者

四、疗效评价

评价体系分三个方面：①患者（例如，围手术期死亡、住院时间、生活质量）；②医院（例如，指南推荐依从性）；③系统层面效果（例如，医疗花费）。具体内容参见本书第三章第八节。

五、随访

随访具体内容参见本书第三章第八节。

六、家庭营养教育与饮食指导

在现代外科快速康复理念影响下，发展出家庭营养治疗学。家庭营养治疗学适用于患者出院后胃肠功能已逐渐恢复但每日营养摄入量无法满足的情况，包括吞咽困难、吸收不良或营养需求升高（图5-1-3）。当前家庭营养治疗不断发展衍生出许多产品，包括营养膳食及设备，其商业市场逐渐受到关注。家庭营养治疗需要多学科参与，包括主诊专业临床医师、护士、营养师、家庭医师、护理师及社会志愿者等。家庭营养治疗计划制订应包括①预计实现目标；②营养治疗途径（肠内或肠外途径）；③营养膳食配方；④营养治疗频次；⑤药物-营养素之间相互作用评估；⑥家庭营养治疗场所及设备准备；⑦家庭营养治疗前宣教及疗程中反馈支持，通常建议定期营养复评及改进时间间隔不超过3个月。

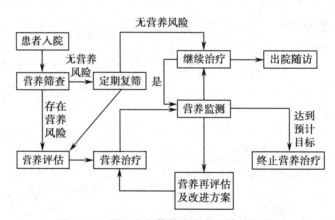

图5-1-3　围手术期营养治疗全程管理流程图

家庭营养治疗需制订短期及长期目标、预期治疗时间、配方及设备适用说明、营养途径改变指征（例如由肠内/肠外营养治疗转换为经口营养素支持），评估并解决药物治疗同营养治疗相互影响，以及可能的终生家庭营养治疗。其中家庭营养配方需根据患者家庭周围医疗条件进行相应调整，营养评估及配方调整应该详细记录。营养治疗途径选择应综合考虑疾病特点、营养支持的安全性与有效性，以及患者偏好。若肠道功能允许，应优先选择肠内营养途径；若选择肠外营养治疗需要有经验的社区/家庭医疗人员协助维护；患者及家属应做好手卫生工作，每日检查肠内/静脉管路位置、通畅性及清洁度；若发生管路相关并发症（包括阻塞、脱落或移位、断裂、漏液等），应记录病历并及时向家庭营养治疗主诊医师汇报。

患者出院前的家庭营养教育内容包括①庭营养治疗相关问题联系人及24小时咨询电

话；②营养配方名称、剂量、频次及预期目标；③合并用药给药方法，潜在的药物之间相互作用；④营养治疗制剂的安全储存，密封性及有效期检查常规；⑤治疗前检查及治疗后管路维护的规范流程；⑥预防管路相关感染措施，包括手卫生、导管贴膜更换及局部药物处理等常见方法；⑦根据家庭营养治疗相应地调整日常起居生活方式；⑧疗程中营养预计目标监察（例如，经口进食量、体重变化、活动耐力、血红蛋白、血糖、白蛋白等化验治疗，导管相关并发症）。主诊医师通过多学科协作模式教育指导患者进行家庭营养治疗，根据患者、亲属、护理师、家庭医师等实践者的反馈对现有营养治疗方案进行优化，并且根据定期监察方式决定终止家庭营养治疗时机。

（北京大学肿瘤医院　陈克能）

参 考 文 献

[1] BRAGA M, WISCHMEYER P E, DROVER J, et al. Clinical evidence for pharmaconutrition in major elective surgery[J]. JPEN J Parenter Enteral Nutr, 2013, 37（Suppl 5）: 66S-72S.

[2] ABUNNAJA S, CUVIELLO A, SANCHEZ JA. Enteral and parenteral nutrition in the perioperative period: state of the art[J]. Nutrients, 2013, 21; 5（2）: 608-623.

[3] MARTINDALE R G, MCCLAVE S A, TAYLOR B, et al. Perioperative nutrition: what is the current landscape?[J]. JPEN J Parenter Enteral Nutr, 2013, 37（Suppl 5）: 5S-20S.

[4] TORGERSEN Z, BALTERS M. Perioperative nutrition[J]. Surg Clin North Am, 2015, 95（2）: 255-267.

[5] GUSTAFSSON U O, LJUNGQVIST O. Perioperative nutritional management in digestive tract surgery[J]. Curr Opin Clin Nutr Metab Care, 2011, 14（5）: 504-509.

[6] BURDEN S, TODD C, HILL J, et al. Pre-operative nutrition support in patients undergoing gastrointestinal surgery[J]. Cochrane Database Syst Rev, 2012, 11: CD008879.

[7] GILLIS C, CARLI F. Promoting Perioperative Metabolic and Nutritional Care[J]. Anesthesiology, 2015, 123（6）: 1455-1472.

[8] EVANS D C, MARTINDALE R G, KIRALY L N, et al. Nutrition optimization prior to surgery[J]. Nutr Clin Pract, 2014, 29（1）: 10-21.

第二节　围 化 疗 期

一、概述

根据2013年全球肿瘤统计数据，全世界每年有1 490万新发病例、820万死亡病例，累计1.9亿肿瘤患者，使肿瘤成为危害人类健康的首要杀手。肿瘤患者群体普遍存在营养不良及代谢紊乱，这不仅与恶性肿瘤本身对营养代谢的影响有关，而且还与抗肿瘤治疗有关，两者均导致预后不良。以肺癌为例，据一项澳洲研究统计（$N=141$）营养不良发生率约69%，高于结直肠癌（57%）或头颈部鳞癌（45%）；另一项研究（$N=247$）发现晚期肺癌患者中营养不良发生率为73%，明显高于早期患者（5%）。然而，上述情况并未受到广大肿瘤内科医师重视。

患者的化疗耐受程度难以预测，已有研究发现体重减轻、恶液质及骨骼肌减少均与化疗不良反应加重有关，然而上述指标容易受到脱水或疾病进展等非营养因素影响，对异常指标的临床解读也缺乏客观标准。一项回顾性研究（$N=780$）发现体重减轻患者的化疗完成率明显低于正常患者（67% vs. 81%，$P<0.001$）；剂量减低或化疗推迟率同样存在明显差异（9% vs. 4%，$P=0.04$）。当前多数存在营养风险的患者并未接受营养治疗，其原因在于缺少高质量临床证据及明确的临床指南。

二、营养筛查与评估

具体参见本书第二章。

围化疗期营养风险筛查旨在应用简便易行的方法对营养不良进行早期诊断与干预。筛查指标需要兼顾高敏感性及良好特异度，常用项目包括BMI、体重减轻程度与速度、标准食物摄取指数或营养评估量表（例如，NRS 2002）。近期一项国际大样本多中心研究发现（超过11 000例），经过调整年龄、性别、肿瘤部位、分期及功能状态因素，晚期肿瘤患者的BMI与体重减轻对于预后具有显著影响（图5-2-1）。尽管少数前瞻性队列研究结果证明营养筛查具有临床意义，但是目前尚缺少在多癌种人群中证明营养筛查可降低围化疗期并发症发生率或死亡率的随机对照临床研究证据。

饮食摄入量、体脂分布、体力活动及主要能量代谢方式是影响肿瘤患者总体耗能及生理功能的重要因素。若患者存在上述方面风险，则需要进行营养治疗。目前尚缺少营养风险评估的专家共识，常用有SGA、PG-SGA、MNA等定量或半定量工具。

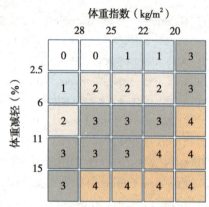

图5-2-1 BMI及体重减轻对于晚期肿瘤患者预后的影响

三、营养干预

围化疗期营养及代谢干预的目标为：①维持或改善患者进食；②改善营养代谢失调；③保持骨骼肌含量及躯体功能水平；④降低因营养障碍导致化疗无法顺利完成的风险；⑤提高患者生活质量。由于肿瘤患者普遍存在营养不良及代谢障碍，因此定期规律性监测营养状态并及时给予营养治疗是非常必要的。

肿瘤围化疗期营养干预的内容包括①营养咨询，由专业营养治疗医师参与咨询，使得患者对营养干预的必要性充分理解；②口服营养补充，尽管公认最佳的增加营养的途径为经口普食，但是，当围化疗期由于胃肠道不良反应导致无法满足营养需求时，也应考虑ONS，甚至管饲或肠外营养；③医疗营养干预，指非意愿性给予患者营养治疗，包括肠内或肠外两种途径；④物理治疗，包括日常活动、抗阻及有氧训练、增加肌肉量及肌力锻炼，通过上述治疗增加机体代谢率，并且促进利用各种营养素。围化疗期肿瘤患者常由于营养不良导致身体状况恶化，久卧少动可导致肌萎缩症，加速分解代谢及合成代谢失调等；⑤药物治疗，对于严重营养不良的肿瘤患者，药物治疗旨在刺激食欲和/或肠道蠕动、消除全身炎症反应和/或超分解代谢状态、增加肌肉量和/或改善合成代谢。

营养治疗，尤其营养途径的选择需要权衡风险、时间或经济负担等因素，并且应充分告知患者并获得知情同意。对于晚期肿瘤患者而言，预期短期内可能离世的患者无法从复杂营养干预中获益，因此应慎重考虑并推荐胃造口肠内营养或留置中心静脉管肠外营养途径。所谓"加强营养导致肿瘤进展加速"的顾虑缺少临床证据，因此不应借此回避营养治疗。营养专业医师应作为肿瘤多学科协作组中重要角色，参与病例讨论并且制订标准化营养治疗流程。

四、疗效评价

围化疗期定期监测肿瘤患者的营养摄入量及活动量对于避免体重减轻或肌肉量减少是必需的。体重减轻会增加围化疗期间药物剂量不良反应，降低躯体功能及生活质量，缩短生存期。药物不良作用导致化疗药物剂量减少或频繁中断治疗，这些均可能导致化疗疗效减低。体重减轻及肌肉减少与化疗药物毒性增加有关，体重减轻常见于靶向治疗，而多种激酶抑制剂可导致肌肉减少。胃肠道恶性肿瘤及肺癌患者围化疗期体重稳定则提示预后较好。由于厌食及味觉改变发生率高，围化疗期患者需要针对性进行营养咨询，必要时应用ONS治疗。一项纳入28例局部晚期食管癌患者的回顾性研究结果表明，同35例既往对照相比，术前新辅助化疗期间接受强化营养咨询/干预可有效降低围手术期并发症发生率及体重减轻；另一项纳入多项比例对照及队列研究的meta分析结果表明，628例晚期结直肠癌患者化疗期间接受营养咨询、ONS、甲地孕酮药物治疗的生存期明显优于对照组（19.1个月 vs. 12.4个月）。

血液系统恶性肿瘤患者接受自体或异体干细胞移植之前需要进行大剂量化疗，因此常导致严重不良反应，例如，恶心、呕吐、黏膜炎、腹泻及感染。上述不良反应可导致患者每日进食量减少，进而体重减轻，严重影响预后。因此，临床指南推荐此类患者围移植期应定期进行饮食代谢及运动锻炼方面评估，一旦发现营养风险应及时进行营养咨询、ONS、肠内/肠外营养干预。一项RCT比较了接受临床药理肠外营养干预的59例异体干细胞移植患者（实验组）与未接受临床药理肠外营养干预患者（对照组）的短期预后，结果显示：实验组患者的营养状态更佳并且住院时间更短。另一项RCT对70例大剂量化疗药物冲击及自体干细胞移植患者进行每天30分钟体能锻炼，结果显示：体能锻炼组患者的躯体功能状态更优，围移植期粒细胞减少、血小板减少、腹泻及疼痛评分明显减轻，住院时间更短。因此，临床指南推荐自体、异体干细胞移植患者在围移植期应增强肌肉锻炼以改善躯体功能状态。肌肉量评估常采用人体学测量或生物电阻抗法，此外，步行测试或握力器等日常活动定量方法也被用于围化疗期营养干预研究。

五、随访

随访具体内容参见本书第三章第八节。

六、家庭营养教育与饮食指导

家庭营养治疗包括传统概念的患者聚居地及社区医疗康复中心进行的营养支持治疗，对于改善肿瘤患者围化疗期生活质量具有重要意义，因而近年来逐渐受到关注。围化疗期家庭营养治疗涉及肿瘤专科医院、社区康复中心、患者家庭多个方面，因此需要建立多学科协作机制共同完成。家庭营养治疗方案应在患者首次化疗入院后1周内确定，化疗住院期间进行充分评估与患者教育，方案内容包括营养治疗目标、营养途径、营养素组成、给药频次、药物-营养素之间相互作用及家庭营养治疗护理技巧。围化疗期家庭营养治疗目标分为短期及长期两种，在与患者及家属充分告知沟通的前提下，根据目标（例如，终止肠外营养恢复经口普食、术前增加体重、最佳对症支持营养）完成方案必需的培训工作，并且实施过程中及时给予评估及反馈。

家庭肠外营养治疗适合由于肠功能障碍等原因导致的经口或肠内营养途径无法满足营养需要的患者。20世纪60~70年代，患者开始家庭肠外营养治疗，并逐渐成为纠正围化疗期营养不良或延长患者生存期的重要手段。然而，家庭肠外营养也存在一定风险，导管相关性感染、肝脏疾病及代谢性骨病是长期肠外营养治疗的最常见并发症，因此，家庭肠外营养治疗期间应予以重点防范并随时监测。根据欧洲肠外肠内营养学会及德国营养医学学会指南推荐，肠外营养热氮比分别为100kcal∶1g~150kcal∶1g及130kcal∶1g~170kcal∶1g；欧洲肠外肠内营养学会还推荐每日必需脂肪酸摄入量为7g~10g。为了预防肠外营养相关性肝病，美国及欧洲肠外肠内营养学会推荐每日静脉脂肪补充量应小于1g/kg体重；长期中心静脉置管的患者，仅德国营养医学学会推荐应用华法林以预防导管相关性血栓，欧洲肠外肠内营养学会对血栓高危风险患者推荐低分子量肝素皮下注射；美国及欧洲肠外肠内营养学会推荐白蛋白补充浓度应限制在25μg/L，德国营养医学学会推荐补充维生素D（200IU/d），必要时添加双磷酸盐。围化疗期间除了监测血象、肝肾功能等化疗药物不良反应相关化验指标，还需要监测钙离子、镁离子、铁离子、血糖、白蛋白等指标以及体重变化。

家庭肠内营养治疗需要重视造瘘口周围感染、营养管阻塞或脱落，肠内营养液储存及其他口服药物处理方法等。肠内营养治疗包括脉冲与持续两种方式，前者需要注射器，后者需要输液泵，这些器材如何使用、如何维护，是患者出院前的重要教育内容。建议家庭营养治疗团队给予患者全天候的技术支持指导，清晰简明标注肠外营养液及药物使用时间，每日肠内营养治疗频次及方式，肠内营养设备清洗维护方法，卫生教育，并且确认患者、家属或社区医疗康复中心工作者已经明确理解并可以熟练操作。家庭肠内营养治疗期间通过定期随访，了解患者家庭肠内营养治疗情况，完成目标进度，并且针对性进行及时修正以促进达到既定目标。

（北京大学肿瘤医院　陈克能）

参 考 文 献

[1] ARENDS J，BODOKY G，BOZZETTI F，et al. ESPEN Guidelines on Enteral Nutrition：Non-surgical oncology[J]. Clin Nutr，2006，25（2）：245-259.

[2] BOZZETTI F，ARENDS J，LUNDHOLM K，et al. ESPEN Guidelines on Parenteral Nutrition：non-surgical oncology[J]. Clin Nutr，2009，28（4）：445-454.

[3] DREESEN M，FOULON V，VANHAECHT K，et al. Guidelines recommendations on care of adult patients receiving home parenteral nutrition: a systematic review of global practices[J]. Clin Nutr，2012，31（5）：602-608.

[4] French Speaking Society of Clinical Nutrition and Metabolism（SFNEP）. Clinical nutrition guidelines of the French Speaking Society of Clinical Nutrition and Metabolism（SFNEP）：Summary of recommendations for adults undergoing non-surgical anticancer treatment[J]. Dig Liver Dis，2014，46（8）：667-674.

[5] DURFEE S M, ADAMS S C, ARTHUR E, et al. A.S.P.E.N.Standards for Nutrition Support: Home and Alternate Site Care[J]. Nutr Clin Pract, 2014, 29(4): 542-555.

[6] ARENDS J, BACHMANN P, BARACOS V, et al. ESPEN guidelines on nutrition in cancer patients[J]. Clin Nutr, 2017, , 36(1)11-48.

第三节 围放疗期

一、概述

放射治疗是治疗恶性肿瘤的主要手段之一，约70%的恶性肿瘤患者在整个病程中会接受放疗。在杀灭肿瘤细胞的同时，放疗会给肿瘤周围的正常组织带来损伤，同期联合的化疗可增加此作用，影响食欲和消化道功能，给营养状况带来不良的潜在影响。

辐射损伤对营养代谢的影响涉及能量、糖类、脂类、蛋白质、维生素、矿物质和微量元素，影响的程度与放射损伤轻重有关。

肿瘤患者三大营养素的代谢改变如下。

糖代谢：肿瘤导致的三大营养素代谢异常中，最突出的是糖代谢异常。主要表现为乳酸循环（Cori循环）增强，其次为肿瘤组织的葡萄糖摄取增加、生成增加。中晚期尤其伴体重丢失者的葡萄糖生成明显增加。尽管葡萄糖更新加速，但机体对葡萄糖的利用能力却较差。此外，葡萄糖经无氧酵解产生的大量乳酸可致体内乳酸堆积，继发恶心和厌食。

脂代谢：成人能量储备的90%来自脂肪组织。机体荷瘤时脂肪代谢改变表现为脂肪动员增加，体脂丢失是肿瘤恶液质的典型特征之一。其原因可能为摄入减少和利用障碍、儿茶酚胺分泌增加、胰岛素抵抗、肿瘤或其他组织产生并释放脂肪分解因子。当脂肪分解和脂肪酸氧化率均增加时即出现体重丢失，仅有脂肪分解代谢加快而无脂肪酸氧化率同步升高时，由脂肪分解产生的脂肪酸将再酯化为甘油三酯，即甘油三酯-脂肪酸循环增强，该循环过程需消耗能量。

蛋白质代谢：表现为机体总蛋白质更新率增加，但最终以蛋白质分解大于合成为特征。内源性氮丢失首先体现在骨骼肌的消耗，其后才是内脏蛋白。肿瘤恶液质患者的蛋白质大量丢失是总体蛋白质分解率增加的结果，而总体蛋白质合成率的小幅增加根本不足以代偿该丢失速度。将处于饥饿状态（10天）的营养不良肿瘤患者与营养不良的良性疾病者以及健康者相比较，总体蛋白质更新率肿瘤患者比后两者分别高出32%和35%。

二、营养筛查与评估

放疗期间及放疗后的营养支持治疗存在争议，评估仍是关键（图5-3-1）。目前已有数项Ⅱ期或Ⅲ期随机对照临床研究及回顾性研究显示口服营养补充或管饲可以增加头颈部癌或食管癌放疗患者的能量和蛋白质摄入，多数结果认同积极的肠内营养有助于保持体重、提高生活质量、减少入院次数，保证放疗顺利完成。直肠癌患者放疗同时及放疗后给予营养教育和口服营养补充，不仅减少放疗并发症提高生活质量，并且降低肿瘤复发风险，提高生存期。

放疗患者营养风险筛查标准设定：对放疗患者的营养评估应在肿瘤诊断或入院时就进行（特别是放疗前和放疗过程中），并在后续的每一次随访中重新评估，以便在患者发生全

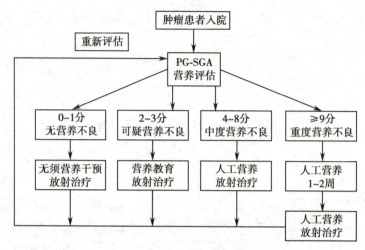

图 5-3-1　放疗患者营养评估

身营养不足前就给予早期的营养治疗和干预(2B 类)。对明确存在营养风险、亚临床营养素缺乏、临床营养素缺乏患者,应解除对肿瘤患者营养支持的疑虑。对预期寿命 >3 个月的放疗患者,在抗肿瘤治疗中经评估为需要营养治疗者,营养治疗应作为治疗手段之一,以提高对放化疗的耐受性。

三、营养干预

(一)肿瘤放疗患者营养不良的原因

头颈部肿瘤放疗后导致的口腔黏膜炎、咽部疼痛、食欲下降、味觉改变等不良反应,可引起摄入量不足;胸部肿瘤放疗后,放射性食管炎可以导致摄入量不足;腹部肿瘤放疗后出现胃肠道黏膜损伤,引起食欲下降、恶心、呕吐、腹泻等反应,从而导致摄入不足或吸收障碍。放疗患者的这些不良反应约在放疗第 3~4 周出现,并可持续到放疗结束后 2 周以上,影响患者食欲或进食过程,导致营养不良,降低对治疗的耐受性,甚至引起治疗中断或提前终止,从而影响总体疗效。头颈部肿瘤和食管癌患者放化疗期间黏膜炎导致的体重丢失已被广泛接受,饮食指导和经口营养补充可预防体重丢失和放疗的中断。

(二)营养治疗原则

营养不良并非是宿主对肿瘤必然的反应,通过适当的营养治疗手段,肿瘤患者的营养状况可得以维持或得到改善;对每一例肿瘤患者都应定期作营养评价,以便及早发现营养问题,对出现的营养问题及早处理远比出现营养不良后再行纠正更为有效;强调营养治疗的整体性,即肠外营养、肠内营养,经口摄入膳食;为了使营养治疗得到完善,患者出院后,应继续随访,使得营养治疗方案在门诊时也能得以继续(图 5-3-2)。

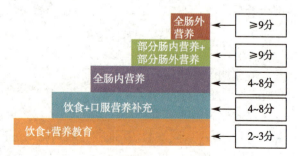

图 5-3-2　营养不良的五阶梯治疗

(三)营养干预和治疗的指征

在进行营养筛查的基础上,结合患者治疗过程中可能出现的情况综合考虑。应用强化饮食和口服营养补充以增加能量摄入并预防相关体重丢失和放疗中断,对于头颈部肿瘤患者和胃肠道肿瘤患者尤为重要。梗阻性头颈部肿瘤和食管癌患者,吞咽功能障碍,可经喂养管给予肠内营养。经管肠内营养还用于局部严重黏膜炎而影响吞咽的患者,如喉癌或食管癌放化疗的患者。肠外营养应用的指征为需要营养治疗的放疗患者不能耐受或无法行肠内营养者。表5-3-1比较了肠内营养(EN)与肠外营养(PN)的优劣。

表5-3-1 肠内营养(EN)与肠外营养(PN)的比较

	EN	PN
优点	保留消化和免疫功能,花费↓感染↓应激性溃疡和消化道出血↓	作为EN禁忌时的替代
缺点	误吸、腹泻、对消化道有一定要求	需要静脉通路,消化道黏膜屏障功能损伤和感染概率加大,严重并发症比例加大
适应证	营养不良、预计≥7天不能经口进食	EN禁忌证
绝对禁忌证	完全性肠梗阻、肠缺血	—
相对禁忌证	短肠综合征、高流量胃肠瘘、剧烈呕吐、胃肠道无功能同时血白蛋白低于28g/L	—

《2011恶性肿瘤患者的营养治疗专家共识》推荐:对于没有胃肠道功能障碍者,肠外营养没有必要,甚至有害(1类)。营养治疗的选择:为了降低感染风险,推荐首选肠内营养(2A类),梗阻性头颈部肿瘤或食管癌影响吞咽功能者,肠内营养应经管给予(2B类)。肠外营养推荐用于:不能耐受肠内营养且需要营养治疗的患者,如放疗后严重黏膜炎和严重放射性肠炎患者。不推荐没有营养不足或营养风险的放疗患者常规使用肠外营养(1类)。肿瘤放疗患者营养支持的禁忌证:对于患有不可治愈的肿瘤、预期寿命<2~3个月的患者,不推荐营养支持。但是可据患者意愿,提供肠内营养以尽可能地减少体重丢失。当接近生命终点的时候,大部分患者仅需要极少量的食物以及水来减少饥饿感以及渴感。很少量的水也有助于防止由于脱水引起的精神混乱。

放疗患者的每日能量消耗和正常人相似,一般以25~30kcal/(kg·d)来估算能下床活动的放疗患者的每日所需量。卧床患者可按20~25kcal/(kg·d)估算(2B类)。肿瘤患者蛋白质的最小建议供给量一般为每天1g/kg,目标量为每天1.2~2g/kg(Ⅳ)。对于放/化疗患者而言,多数仅需要短时间支持治疗,特殊配方的必要性很小。但对于恶液质而行姑息放疗的患者,往往需要较长期的营养治疗,可考虑包括ω-3脂肪酸和精氨酸等免疫调节制剂。对于肿瘤患者而言,1∶1的糖脂能量配比是合适的。而添加胰岛素可能对肿瘤患者有正性的作用。图5-3-3显示了营养筛查、评估、干预标准流程。

(四)放疗患者常见症状的饮食调养

1. 口腔黏膜炎症 首先患者进餐的环境空气新鲜,适宜的温度及湿度,这样可以避免不宜的环境影响患者食欲。放疗期间以高蛋白、高维生素及含糖类丰富的食品为主。摄入清淡,易消化,刺激性小的食物。食物以柔软,细碎煮烂为好,以炖蒸为主。少食多餐,避免辛辣、刺激、粗糙等有可能刺激口腔黏膜炎性创面的食物。同时告知患者进食后勿立即躺下,以免食物反流。督促患者养成良好的卫生习惯,饭后用软毛牙刷刷牙,使用含氟牙膏,以减少口腔的感染。为避免以后出现张口受限的情况,可指导患者做张口及颈部运动,每日4

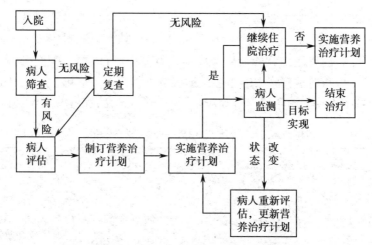

图 5-3-3　营养筛查、评估、干预标准流程

次,每次 30 秒。放疗后的患者会出现牙痛、口臭、咀嚼困难等,这是由于在放疗后腮腺、唾液腺功能受到抑制,唾液腺分泌的唾液量减少,黏稠度增大,使口腔酸度增加,利于细菌繁殖。因此,应指导患者加强口腔清洁护理,选择易消化、营养丰富、无刺激性的食品,多饮水及增加新鲜蔬菜水果,增强抗病能力。为减低口干的感觉可口含冰块,咀嚼口香糖,饮用淡茶、柠檬汁或高能量密度营养补充剂等。肿瘤通常会降低味蕾对甜、酸的敏感度,增加对苦的敏感。糖或柠檬可加强甜味及酸味,烹调时可多采用,并避免食用苦味强的食物,如芥菜。

2. 放射性食管炎　胸部放疗患者,放疗中出现放射性食管炎,影响食物摄入,为保证必需的能量,患者宜进食高维生素、高蛋白、高热量、低脂肪等清淡的半流质或流质饮食,为保证营养全面,必要时应增加营养补充剂(与常规饮食相比,经口营养补充和经管喂养可有效地减少体重丢失)。忌烟酒、咖啡、巧克力及辛辣刺激性食物,忌粗纤维、硬、煎、炸及腥、油腻的食物。鼓励患者每天多饮温开水,增加尿量,以利于放疗致坏死的肿瘤细胞和代谢产物所释放的毒素排出。放疗的第 1、2 周,由于食管黏膜水肿,出现暂时性吞咽困难加重,饮食以流食为主。放疗的第 3、4 周,因放射性食管炎而出现吞咽困难和进食疼痛,遵医嘱,在患者进食前 30 分钟使用止痛剂,以避免影响患者的进食。每次进食定时定量,不宜过饱,进食后半小时内不宜平卧,保持坐位或半坐位 15~20 分钟,以免食物反流;食物温度宜在 35~40℃左右,温度过高过低会刺激食管黏膜,使其受到伤害,或使放疗后初愈的黏膜再受损伤;每次进食后需饮 100ml 左右的温开水冲洗食管,防止食物残渣潴留,减轻对食管黏膜的刺激,防止发生感染。每日饮水总量 2 500~3 000ml。

3. 放射性肠炎　下腹部及盆腔放射治疗时应尽可能减少不必要的照射体积。为减少小肠照射发生放射性小肠炎,可适当充盈膀胱。放疗前后半小时避免进食,放疗后静卧半小时,每天饮水 2 000~3 000ml,以减轻局部反应及全身反应。出现恶心不适时可取新鲜柠檬划花其皮闻其味,可减轻不适。多饮水,每日清晨空腹口服一杯淡盐水或白开水,有助于排便,每日饮水量达 3 000ml 以上。腹泻者根据腹泻的次数和大便的性质调整饮食,进食容易消化和吸收的食物避免溶质性腹泻,应减少膳食纤维的摄入量,避免吃易产气的食物,如糖类、豆类、洋白菜、碳酸饮料,可选用有止泻作用的食物,如焦米汤、蛋黄米汤、胡萝卜泥等。要注意饮食的营养密度,饮食摄入不足者应辅以肠内肠外营养治疗,腹泻较严重需要禁食者应给予充分的肠外营养。

4. 白细胞降低　高蛋白饮食，如牛奶、鸡蛋、鹌鹑蛋、豆浆、豆腐脑、禽类、瘦肉类、动物肝等，主要提高机体抵抗力，为白细胞恢复至正常提供物质基础。维生素可以促进细胞的生长发育，有助于白细胞的分化和增殖，促使其恢复正常，应选择酵母发面食品、谷类、花生、绿色新鲜蔬菜、水果、绿茶、果汁（橙汁、猕猴桃汁）等高维生素饮食，以补充维生素 C、维生素 B（包括叶酸）。同时给予一定的糖类、盐类及水分。每日水分需 3 000～3 500ml。

白细胞降低时患者易并发感染，故在制作食物时应严格消毒，不吃生冷或不洁的食物。

四、疗效评价

评估、预防和治疗营养不良及肿瘤恶液质，提高患者抗肿瘤治疗的耐受性和依从性，控制某些抗肿瘤治疗的不良反应，提高生活质量。

五、随访

同第三章第八节。

六、家庭营养教育与饮食指导

化疗或放疗时，上消化系统症状常较化疗前明显加重。常有厌油、恶心、呕吐、食欲降低、进食量减少等。故宜在进行化放疗前先调整膳食营养、增加营养贮备，使营养达到较好的状态。为增加机体抵抗力，可适当补充要素膳或大分子整蛋白的营养制剂。应给予清淡、少油、容易消化吸收的饮食（根据患者情况给予厚流质、半流质、软食、普食）以维持营养，使患者能耐受化疗。

根据患者具体情况，选用合理平衡膳食，制订合理的能量供给量，既满足需要，又避免过多。蛋白质、脂肪和糖类应分别占总能量 12%～15%、25%～35% 和 50% 左右；其中，动物和豆类蛋白占蛋白总量 30%～50%。食物中应含适量的食物纤维，可预防下消化管肿瘤如结肠或直肠肿瘤等。维生素应供给充足，每天需进食新鲜的蔬菜和水果；矿物质和微量元素的摄入量应能满足机体的需要，并注意锌铜比值和钙磷比值。多食有抗肿瘤作用食物如新鲜蔬菜、水果、奶类、大豆制品及蘑菇、银耳、黑木耳等。多饮茶，戒烟限酒。放疗或化疗食欲不好者，应坚持少吃多餐，必要时用市售肠内营养制剂改善能量摄入不足的状况。

带管出院患者应给予管道护理指导及经管喂养的个体化膳食配制、制作、需求量指导和建议，建立随访联系，防止营养并发症和营养不良。

（武汉大学中南医院　周福祥）

参 考 文 献

[1] CSCO 肿瘤营养治疗专家委员会. 恶性肿瘤患者的营养治疗专家共识[J]. 临床肿瘤学杂志, 2012, 17(1): 59-73.

[2] LANGIUS J A, DOORNAERT P, SPREEUWENBERG M D, et al. Radiotherapy on the neck nodes predicts severe weight loss in patients with early stage laryngeal cancer[J]. Radiother Oncol, 2010, 97(1): 80-85.

[3] VAN DEN BERG M G, RASMUSSEN-CONRAD E L, WEI K H, et al. Comparison of the effect of individual dietarycounselling and of standard nutritional care on weight loss in patients with head and neck

cancer undergoingradiotherapy[J]. Br J Nutr, 2010, 104(6): 872-877.

[4] BOZZETTI F, ARENDS J, LUNDHOLM K, et al. ESPEN Guidelines on Parenteral Nutrition: non-surgical oncology[J]. Clin Nutr, 2009, 28(4): 445-454.

[5] PACCAGNELLA A, MORELLO M, MOSTO M C D, et al. MarconML. Early nutritional intervention improves treatment tolerance and outcomes in head and neck cancer patients undergoing concurrent chemoradiotherapy[J]. Support Care Cancer, 2010, 18(7): 837-845.

[6] WEIMANN A, BRAGA M, HARSANYI L, et al. ESPEN Guidelines on Enteral Nutrition: Surgery including organtransplantation[J]. Clin Nutr, 2006, 25(2): 224-244.

[7] FEARON K, STRASSER F, ANKER S D, et al. Definition and classification of cancer cachexia: an international consensus[J]. Lancet Oncol, 2011, 12(5): 489-495.

第四节 终 末 期

一、概述

(一)终末期肿瘤的范畴

终末期肿瘤患者目前尚没有统一明确的范畴,参照《NCCN 临床实践指南:肿瘤姑息治疗(2019 年第一版)》的标准是指预期生存期≤6 个月的患者。通常存在以下情况:① ECOG 评分≥3 分或 KPS 评分≤50 分;②持续性高钙血症;③脑转移或脑脊髓膜转移;④谵妄;⑤上腔静脉压迫;⑥恶液质;⑦恶性浆膜腔积液;⑧脊髓压迫症;⑨接受姑息性支架植入术或胃造口术的患者。这些患者都已经失去了接受肿瘤根治性治疗的机会,减瘤术及常规放化疗也常常不能使之受益,多数治疗以减轻症状、提高舒适度、提供社会心理支持为主,由于其本身特点,在营养治疗方面具有特殊性。

(二)终末期肿瘤患者营养代谢特征

1. 终末期肿瘤患者能量营养素代谢异常状态明显,机体处于应激状态,80% 患者发生蛋白质-能量营养不良和/或恶液质,多脏器功能处于代偿期或失代偿期,并成为 40%~60% 患者死亡的直接原因。

2. 终末期患者多数存在咀嚼和吞咽障碍,进食困难;存在肠道功能障碍,消化、吸收能力下降或受损;同时存在神经内分泌紊乱,抑制食欲的神经内分泌肽分泌增高,导致食欲丧失。所以,常常合并外源性营养摄取严重不足和利用障碍。而体内肿瘤负荷较重,肿瘤组织本身需要从宿主组织获取营养物质满足生长需要,机体处于高分解状态。

3. 终末期肿瘤患者体内存在促炎症因子分泌增多,如白细胞介素 6(interleukin 6, IL-6)、白细胞介素 10(interleukin 10, IL-1)、肿瘤坏死因子(tumor necrosis factor, TNF)等,这些促炎症因子会加重机体代谢和内环境紊乱,导致分解代谢增加,加重营养不良。

4. 同为终末期患者,其预期生存期可在数月到数周或者数周到数天不等,其代谢紊乱程度也存在较大差异。所以,应该给予每位终末期肿瘤患者个体化营养治疗。对于预期生存期在数月到数周的患者,明确脏器功能为代偿期,可展开营养治疗,提高其抗肿瘤治疗耐受性,重新获得治疗机会。而对于预期生存期数天至数周的患者,已经属于临终患者,营养不良常难以奏效,应慎重选择。

二、营养筛查与评估

(一)营养风险筛查及营养状态评估
参见本书第二章。

(二)肿瘤负荷与症状评估
1. 肿瘤负荷的评估 可通过影像学检查明确肿瘤位置、数量和大小;病理学检测肿瘤组织细胞学、基因检测其生物标志物;血清学检查其肿瘤标志物水平;等等。

2. 终末期肿瘤患者常常存在很多营养相关临床症状,如疼痛、恶心、呕吐、乏力、厌食等,可通过相应症状的不同量表,评估这些症状的病因、严重程度等,以便于选择相应手段进行对症治疗。这些症状的评估对营养治疗的实施具有重要意义。

(三)脏器功能评估
1. 心血管功能 根据生命体征、心电图、超声心动图的检测,判定患者是否可承受肠外营养治疗大量静脉输液,明确输液量和输液速度。

2. 进食及排空能力 主要包括咀嚼、胃排空、肠功能等。需要判断患者自主饮食能力,并关注特殊情况:如慢性机械性/功能性肠梗阻、疾病或治疗相关吞咽障碍(如,喉返神经严重损伤)、抗肿瘤治疗致肠功能暂时性/永久性障碍等。

3. 肾功能 检测肾功能、尿常规和24小时尿量情况,据此考量液体和氮的输注高限量。

4. 皮下组织积液/浆膜腔积液 多见低蛋白血症、右心功能不全、肾功能不全、肿瘤因素等。

5. 其他脏器功能 常规评估肝功能、骨髓造血功能、肺功能、胰腺功能和心理状态指标。

三、营养干预

(一)适应证
1. 预期生存期在数月至数周患者营养治疗的适应证
(1) 食欲减退、厌食、恶液质患者。
(2) 吞咽困难、进食障碍患者。
(3) 胃造口术后患者。
(4) 胃肠功能障碍患者。
(5) 其他各种原因,如疼痛、呕吐等导致摄入不足的患者。

2. 预期生存期数日至数周患者营养治疗的适应证 此时的患者,多数生命体征不平稳、多脏器功能障碍,不考虑系统营养治疗,仅需少量食物及水减少饥渴,防止脱水引起精神错乱。此时,保持营养状态不再重要,应结合伦理、人文、家属意愿等层面内容,充分尊重患者权利,兼顾合理使用医疗资源的条件下,决定是否营养治疗。

(二)能量
本部分提到的营养治疗能量计算,特指预期生存期在数月至数周、脏器功能良好、生命体征平稳的患者。此类患者的营养治疗具有特殊性。具体计算如下:

1. 肠外营养非蛋白质能量需求 $20\sim25$ kcal/(kg·d),肠内营养能量需求 30 kcal/(kg·d),兼顾患者活动和高热等应激状态。其中,糖类和脂肪各占非蛋白能量来源50%。ESPEN 指南(2009年)推荐,氨基酸需要量推荐范围最少 1 g/(kg·d),目标需要量 $1.2\sim2$ g/(kg·d)。

2. 恶液质患者蛋白质总摄入量 1.8～2g/（kg·d），支链氨基酸（BCAA）≥0.6g/（kg·d），必需氨基酸（essential amino acid，EAA）≥1.2g/（kg·d）。饮食不足时口服预消化水解蛋白配方营养补充，仍不足则静脉补充。

3. 外源性能量及营养素补给满足实际摄入与理论需求量间差额即可。单纯营养支持不能保持终末期患者瘦体组织，需联合代谢调理治疗。

（三）途径

1. 肠外营养　外周静脉、经外周静脉穿刺的中心静脉导管（PICC）或中心静脉导管（CVC）输注营养液。周围静脉不耐受超过10% 葡萄糖和/或5% 蛋白质营养液，pH<5 或>9，渗透压>500mOsm/L 液体。肠外营养持续超过4周，使用永久性CVC，即完全植入式装置（totally implantable devices，TID），或采用PICC置管。肠外营养液应通过专用管腔输注。

2. 肠内营养

（1）经管途径：终末期肿瘤患者最常用的是鼻肠管途径，能有效减少反流和误吸，无创、简便，但有鼻咽部异物刺激、消化道溃疡出血、易脱出、堵塞等不足；开腹或腹腔镜下空肠造口置饲管或肠道术中吻合口肛侧空肠造口置饲管，误吸反流发生率很低，还可同时进行胃肠减压，患者可服用食物，适宜长期放置。

（2）经口途径：口服营养补充（oral nutritional supplement，ONS）的定义为"除正常食物外，用于医疗用途经口摄入的食物补充"。每天通过ONS 提供大于400～600kcal 能量才可更好发挥作用。ONS/自主饮食可作为患者营养治疗的唯一途径，也可以补充以上两种途径能量、营养素摄取量的不足部分。

3. 肠外与肠内营养联合　单纯肠外或肠内营养不能提供患者充分的营养供应量，或为避免单一营养方式的不良反应时，可考虑肠外与肠内营养联合应用。

（四）制剂与配方

1. 肠外营养制剂　由葡萄糖、氨基酸、脂肪、维生素、电解质、微量元素和水组成。糖类是主要供能物质，氨基酸提供氮源和合成蛋白质基质，中长链脂肪乳或结构脂肪乳是重要能量、必需脂肪酸来源。水溶性及脂溶性维生素、矿物质及微量元素补充使用常规制剂。混和各种营养制剂于一个袋制成"全和一"营养液，有效性和安全性均明显。

2. 肠内营养制剂　建议高脂、低糖、高蛋白、含有免疫营养物。蛋白质来源分成两类：①氨基酸型和短肽（elemental type，要素型），自然食物所含各种营养素全部直接吸收利用。氮源是氨基酸混合物或蛋白质水解物，糖类不需消化或易消化，脂肪为必需脂肪酸和易吸收脂肪微粒。②整蛋白型（non-elemental type，非要素型），以整蛋白或蛋白质游离物为氮源，或天然食物制备而成的匀浆膳，或以牛奶为基质添加相关成分而成的牛奶基础膳。终末期患者依据其肠道功能状态选择要素型和整蛋白型的配比。给予高脂制剂，需充分评估肠道功能和耐受情况。

3. ONS 大分子混合配方饮食　此类饮食配方渗透压接近人体生理值，用于胃肠道功能基本正常患者。糖类为能量来源 50%～60%，来源有麦芽糊精、玉米加蔗糖等，不含乳糖；蛋白质为能量来源 15% 左右，来自牛奶或黄豆提取物，如酪蛋白、乳清蛋白、黄豆蛋白；脂肪为能量来源 25%～40%，以含多及单不饱和脂肪酸高的植物油为来源，胆固醇含量低；补充膳食纤维的量为 3.4～18.9g/1 000kcal，注意补充水分、维生素和矿物质。

4. 代谢调节剂　ω-3 多不饱和脂肪酸、沙利度胺、甲地孕酮、支链氨基酸、左旋肉碱、烟酰胺、胰岛素、糖皮质激素、谷氨酰胺等均被视为能量营养素代谢调节剂。ω-3 多不饱和脂肪酸、沙利度胺抑制促炎介质和泛素连接酶及耦合酶表达，阻止 UPP 途径介导肌肉蛋白分解。甲地孕酮、糖皮质激素、烟酰胺等抑制促炎介质表达。支链氨基酸、胰岛素、左旋肉碱分别在蛋白质、葡萄糖、脂肪的吸收合成过程发挥作用。

四、疗效评价

参见本书第三章第八节。

五、随访

参见本书第三章第八节。

六、家庭营养教育与饮食指导

对预期生存期数月、重要脏器功能良好的终末期患者，可以居家治疗。在体重管理方面尽量保证充足的能量摄入，避免体重丢失。而饮食上主张进食优质蛋白、含较多单不饱和脂肪酸的植物油，并由糖类来保证供能，同时注意补充膳食纤维、水分、维生素和矿物质，特别是服用阿片类药物镇痛治疗的居家患者，更要注意补充膳食纤维和水分，避免便秘的发生。

（中国科学技术大学附属第一医院　李苏宜）

参 考 文 献

[1] BOZZETTI F, BOZZETTI V. Is the intravenous supplementation of amino acid to cancer patients adequate? A critical appraisal of literature[J]. Clin Nutr, 2013, 32（1）: 142-146.

[2] LOCHS H, ALLISON S P, MEIER R, et al. Introductory to the ESPEN Guidelines on Enteral Nutrition: Terminology, definitions and general topics[J]. Clin Nutr, 2006, 25（2）: 180-186.

[3] 石汉平, 凌文华, 李薇. 肿瘤营养学 [M]. 北京：人民卫生出版社, 2012.

[4] CSCO 肿瘤营养治疗专家委员会. 恶性肿瘤患者的营养治疗专家共识 [J]. 临床肿瘤学杂志, 2012, 17（1）: 59-73.

[5] ABE A, ITO Y, ITO T, et al. A Prognostic Nutritional Index for patients with end-stage oral cancer[J]. Int J Oral Maxillofac Surg, 2015, 44（1）: e183-e184.

第五节　肿瘤恶液质

一、恶液质的定义

长期以来，恶液质（cachexia）被认为是肿瘤的一种不良反应，与身体机能下降、对抗肿瘤治疗耐受性减少、生存率降低有关，同时患者的体重丢失也很少被有效控制，因此，恶液质也被视为一种机体未获得满足的状态。随着人们对恶液质研究的加深，关于"什么是恶液质"这一问题，研究者们曾给出许多的定义，然而这些定义是研究者们从不同的角度对恶液质的描述，并没有达成一致。直到 2011 年，Fearon K 等发布了国际恶液质专家共识，将肿瘤恶液质定义为："a multifactorial syndrome defined by an ongoing loss of skeletal muscle mass (with or without loss of fat mass) that cannot be fully reversed by conventional nutritional support and leads to progressive functional impairment."即一种以持续性骨骼肌减少（伴有或不伴有脂肪组织减少），不能被传统的营养治疗所逆转且可导致进展性功能损伤的一种多因子综合征。

二、恶液质的筛查与诊断

恶液质的早期发现和干预是防止其恶化的关键手段。对恶液质患者采取营养治疗前应先对其进行筛查和诊断。由于药物干预在治疗厌食及代谢紊乱中的作用十分有限，目前的研究聚焦于应用营养疗法治疗恶液质患者。

（一）恶液质的筛查

临床上，对任何非自主性体重丢失，以及导致摄食减少的原因，都要进行排查，以期早期发现恶液质。欧洲恶液质指南建议：对肿瘤患者恶液质排查应该由经验丰富的肿瘤医师主导。恶液质的诊断性筛查通常包括病史、症状、体征、体格检查、实验室检查、人体组成评定及器械检查。

（二）恶液质的诊断

2008年12月13～14日，Evans WJ等研究者在美国华盛顿召开了恶液质专家共识会议提出了恶液质诊断标准（表5-5-1）。

表5-5-1 2008年Evans WJ等提出的恶液质诊断标准

1. 慢性疾病
2. 12个月内体重丢失≥5%或因某些疾病引起BMI<20kg/m^2（中国人BMI<18.5kg/m^2）
3. 至少满足3项以下标准 ①肌肉力量降低 ②疲劳 ③厌食（总体热量摄入小于20kcal/(kg·d)或<70%日常食物摄入量） ④瘦体组织体重降低 ⑤生化指标异常 　炎症标志物CRP>5.0mg/L，IL-6>4.0pg/ml 　贫血（<12g/dl） 　低血清白蛋白（<3.2g/dl）
诊断标准需排除下列情况：饥饿、营养吸收不良、原发性抑郁症、甲亢以及年龄相关的肌肉减少症

2011年Fearon K等的国际恶液质专家共识，提出了肿瘤恶液质的具体诊断标准：

1. 在过去的6个月内体重丢失>5%（非饥饿条件下）；

2. BMI<20kg/m^{2}且体重丢失>2%；

3. 四肢肌肉水平符合肌肉减少症的诊断标准（男性<7.26kg/m^2；女性<5.45kg/m^2）或体重丢失>2%。

三、恶液质的营养治疗

（一）治疗原则

恶液质（特别是肿瘤恶液质）必然导致不良预后，因此，恶液质治疗目的在于改善患者症状、提高生活质量，而非逆转其疾病进程，例如，给予体重丢失的恶液质患者营养治疗时，目的不是增加其体重而是维持其体重，使患者通过营养治疗，改善免疫状态和脏器功能，尽可能减少抗肿瘤治疗产生的不良反应，从而达到改善预后的效果。由于肿瘤恶液质患者的代谢改变及能量摄入减少涉及肿瘤本身、肿瘤相关症状或治疗的不良反应，因此肿瘤恶液质的治疗提倡多模式、多靶点、多方面、全方位的干预，而不能局限于恶液质。

营养不良是恶液质的一个重要特征，营养干预对于纠正营养不良具有重大意义。营养干预的最高目标是代谢调节、控制肿瘤、提高生活质量、延长生存时间，基本要求是满足肿瘤患者目标需要量 70% 以上能量需求及 100% 蛋白质要求。目前采用的方法是使用高能量密度（1.5kcal/ml）、高蛋白质比例的营养补充剂。恶液质的营养治疗包括营养教育和营养治疗（包括 ONS、EN、PN），营养干预的实施方法应遵循五阶梯治疗原则，首先选择营养教育，然后依次向上晋级选择 ONS、TEN、PPN、TPN。参照 ESPEN 指南建议，当下一阶梯不能满足 60% 目标能量需求 3～5 天时，应该选择上一阶梯。

当患者出现下列情况时，不建议给予营养治疗：①患者接近临终状态，此时多数患者只需要极少量的水和食物来减少渴感和饥饿感，过度的营养治疗反而会加重患者的代谢负担，影响其生活质量；②患者出现生命体征不稳和/或多脏器衰竭时，原则上不适合进行营养治疗。

营养治疗前，需要全面判定及评估患者全身营养和胃肠道功能状况，根据综合评估的结果制订营养治疗计划，再结合病情选择 EN 或 PN。在营养治疗实施过程中，无论 EN 还是 PN 患者，都需要密切监测出入液量、电解质水平、是否合并水中毒或脱水等，并根据检测结果及时调整营养治疗方法及营养补充剂量。

（二）肠外营养

1. 定义　PN 是指通过静脉为无法经胃肠摄入和利用营养素的患者提供糖类、氨基酸、脂肪、维生素及矿物质等营养素，以促进合成代谢，抑制分解代谢，从而维持结构蛋白功能的营养治疗方法。

2. 禁忌证和适应证　无胃肠道功能或胃肠道不能充分吸收营养物质以满足机体营养需要的患者可选用 PN，但是当胃肠道功能恢复或 EN 治疗可以满足患者能量及营养素需要量时应立即停止 PN。恶液质患者出现血流动力学不稳定、合并肝肾衰竭、严重胆汁淤积或严重水电解质紊乱时禁用 PN。

3. 成分及作用　PN 成分主要包括七种营养物质：水、葡萄糖、氨基酸、脂肪、维生素、微量元素和电解质。对于恶液质患者，应用 PN 需要多个健康相关学科的整合，PN 的合理应用不但可以最大程度发挥其临床应用价值，而且可以将肿瘤相关不良反应降到最低。

（1）葡萄糖：葡萄糖是人体主要供能物质，在人体利用率很高。临床上常用的葡萄糖有多种浓度，其中较高浓度的葡萄糖在临床应用较多，但在给患者输注高浓度葡萄糖溶液时，因其渗透压较高，应选择经中心静脉输注以避免引起周围静脉血栓性静脉炎。同时，由于葡萄糖可转化为脂肪沉积在肝脏组织从而影响其功能，并且输注速度过快可能引起患者高血糖、糖尿甚至高渗性脱水，因此，给予葡萄糖时应注意输注量和输注速度。目前提倡葡萄糖与脂肪乳剂合用以减少葡萄糖用量。

（2）脂肪：脂类可通过调节免疫功能和炎症反应，影响患者临床结局。传统的脂肪乳剂是以大豆油和/或红花油为原料合成的，因此富含 ω-6 PUFA。ω-6 PUFA 与细胞膜脂肪酸模式失衡相关，可能会导致机体免疫抑制和炎症反应，近期也有研究发现，以橄榄油为原料合成的脂肪乳剂可能会减轻炎症反应。脂肪乳剂的成人用量1～2g/(kg·d)，临床上常将脂肪乳剂与葡萄糖联合应用以提供患者30%～50%的每天需求量，且常用浓度为20%脂肪乳剂。给予患者脂肪乳剂时应注意输注速度，速度过快可出现畏寒、发热、呕吐等急性反应，通常10%脂肪乳剂在最初15～30分钟内输注速度最好小于1ml/min，30min后可逐渐加快输注速度。

(3) 氨基酸：氨基酸溶液是PN的基本氮源。复方氨基酸是人工合成的结晶左旋氨基酸，其优点是纯度高、利用率高、含氨量低、不良反应少等。临床上常用的复方氨基酸溶液主要有两大类：第一类是平衡氨基酸溶液，适用于大多数患者；第二类复方氨基酸溶液是根据不同人群治疗需要配制的，如肾衰竭、严重创伤、感染等应激用氨基酸溶液等。

(4) 维生素：目前临床上用于PN的维生素注射液多为复合维生素，标准的PN复合维生素产物包括13种维生素：脂溶性的维生素有维生素A、维生素D、维生素E、维生素K；水溶性维生素有维生素B_1、维生素B_2、维生素B_6、维生素B_{12}、烟酸、叶酸、泛酸、生物素和维生素C，其中多种水溶性维生素在光照后可变性降解，因此应用时应注意避光保存。

(5) 微量元素：对于接受TPN 4周以上的患者必须要补充微量元素。常用的复方微量元素制剂一般都含有铜、锰、锌、铁、氟等成人日常需要的元素。

(6) 水和电解质：PN的液体需要量通常为1ml/kcal，成人每天约3 000ml。电解质在无额外丢失的情况下，钙、镁、钠等电解质按生理需要量补充即可，同时需要根据患者病情和血、尿等实验室定期检测结果及时作出调整。

4. 输注方法

(1) 连续均匀输注法：尽量应用输液泵，将全天计划应用的营养剂在24小时内均匀输注。

(2) 循环输注法：将全天计划输注的营养液在12～18小时内输注完成。与连续输注相比，此方法可以减少肝脏毒性的产生，改善患者生活质量。该方法适用于需长期接受PN的患者，尤其是实施家庭PN的患者。应注意的是，由于该方法的输注时间较连续均匀输注法短，因此在应用前需评估患者心血管功能，感染和代谢亢进的患者由于需持续进行分解代谢，因此该方法不适用于上述两类患者。

5. 输注途径　PN的输注途径主要有经中心静脉和经外周静脉两种。以高渗葡萄糖为主要热源的患者需选择经中心静脉输注法。以葡萄糖和脂肪乳剂作为混合热源者需选经外周静脉输注法。患者预计营养治疗时间少于2周的患者或中心静脉置管困难的患者需选择经外周静脉输注法。

6. 可能的并发症　PN的并发症可分为代谢性疾病、感染性疾病、身体活动性疾病和精神心理性疾病四类。急性代谢性疾病（如高血糖、水电解质紊乱）较少见且容易控制，慢性代谢性疾病（如代谢性骨病和肝功能异常等）则与较长时间的PN相关；再喂养综合征是指对严重营养不良的患者补充营养，通常发生于BMI＜14kg/m^2或饥饿时间多于15天的患者，该类疾病的发生可通过逐渐递增剂量、制订个体化喂养方案以及实施监测管理来预防，对于再喂养综合征的患者，应重点检测血清磷酸盐的水平，同时注意前三天维生素B_1的给予量（100～300mg/d），以防止神经系统不良反应的发生。

(三) 肠内营养

1. 定义　EN是指患者通过口服或管饲摄入，不需消化或只需化学性消化的营养制剂，经消化道给予营养素,使机体获得能量和营养素的营养治疗方法。

2．禁忌证和适应证　生命体征平稳而自主进食能力障碍者,应以 EN 为主,包括不能经口进食、经口进食不足或存在胃肠道瘘等胃肠道疾病的患者等；严重应激状态、急性型或麻痹性梗阻、上消化道出血、血流动力学不稳定、顽固性呕吐、严重吸收不良均不适宜应用 EN。对于严重吸收不良和长期少食且体能衰弱者,在给予 EN 之前应先进行一段时间的 PN 治疗,来改善其肠道酶活性及肠道黏膜细胞状态。对于空肠瘘患者,由于缺乏足够的小肠吸收面积,需谨慎使用 EN,防止病情加重。

3．分型　根据 EN 制剂的组成可根据营养素含量及能量类型特点分为低能量型、等能量型、高能量型、高蛋白型、高脂肪型、富含中链脂肪酸型、高单不饱和脂肪酸型和免疫调节型,其特点见表 5-5-2。

表 5-5-2　各类型肠内营养制剂能量特点

营养制剂类型	能量特点
低能量型	<1kcal/ml
等能量型	1~1.2kcal/ml
高能量型	≥1.2kcal/ml
高蛋白型	蛋白质含量占总能量≥20%
高脂肪型	脂肪含量占总能量>40%
富含中链脂肪酸型	含有大量中链脂肪酸
高单不饱和脂肪酸型	单不饱和脂肪酸含量占总能量≥20%
免疫调节型	包含免疫调节素

4．输注途径

(1) 鼻胃管喂养途径：留置鼻胃管是恶液质患者营养治疗的重要措施之一,其优点是胃容量大,对营养液的渗透压浓度不敏感,适用于要素饮食、非要素饮食的流质饮食和匀浆饮食 EN；其缺点是可引起瘘管和导管脱出,其最易发生的严重并发症之一是液体饮食反流引起的呕吐或误吸。

(2) 空肠置管喂养途径：空肠置管喂养途径优点是可减少误吸的发生,且可将营养治疗和十二指肠减压同时进行；喂养管可长期放置,患者可同时经口进食,减轻了患者的不适感。为避免喂养管堵塞,必要时需提供输注动力。为减少腹泻并充分利用小肠功能,插管位置以距十二指肠悬韧带 15~20cm 为宜。

(3) 经胃/空肠造口喂养途径：此途径的优点是避免了鼻腔刺激,且可用于胃肠减压、pH 监测和给药等。

5．供给方式

(1) 口服营养是指经口摄入 EN 制剂。口服 EN 也可为非等渗液,可随患者口味加入调味剂或给予制冷、加热等处理。

(2) 管饲营养可分为间歇性重力滴注、一次性输注和连续性泵输。

6．可能的并发症　EN 的并发症可分为胃肠性并发症、运动性并发症和代谢性并发症,20% 的 EN 患者会发生早饱、恶心和呕吐。因此在给予 EN 时应注意：适当降低输注速度；尽可能减少阿片类药物；改用低脂类肠内脂肪乳；将营养液调整到常温等。

四、营养治疗的疗效评价

(一)体重

相当一部分肿瘤恶液质患者都会出现体重丢失,体重丢失可包括不同程度的肌肉组织和脂肪组织减少,食物摄入减少可直接(厌食、吞咽困难、味觉障碍等)或间接(疼痛、疲劳等)引起体重丢失。因此,临床上对肿瘤患者实施营养治疗后,常以患者的体重作为疗效评价指标之一。

(二)体重指数

体重指数(BMI)是反映蛋白质-能量营养不良的可靠指标。成人 BMI = 18.5~23.9kg/m^2 属正常;BMI = 17.0~18.4kg/m^2 为轻度蛋白质-能量营养不良;BMI = 16.0~16.9kg/m^2 为中度蛋白质-能量营养不良;BMI < 16.0kg/m^2 为重度蛋白质-能量营养不良。但值得注意的是,当患者存在腹水、水肿使体重升高或使用利尿剂等引起体重丢失等情况时,体重并非患者真实体重,因此 BMI 不能作为评价肿瘤治疗效果的可靠指标。

(三)血清蛋白

白蛋白(albumin,ALB)、C 反应蛋白(C-reactive protein,CRP)、运铁蛋白(transferrin,TFN)、前白蛋白(prealbumin,PA)、视黄醇结合蛋白(retinol-binding protein,RBP)等均可用于评价营养治疗的疗效。

(四)氮平衡

氮平衡(nitrogen balance,NB)常用于评价人体每日蛋白质的摄入和排出情况,氮平衡 = 摄入氮量 −(尿排出氮 + 粪排出氮 + 皮肤排出氮)

(首都医科大学附属北京世纪坛医院　石汉平　杨柳青　张艳　王晓琳　于恺英)

参 考 文 献

[1] FEARON K,STRASSER F,ANKER S D,et al. Definition and classification of cancer cachexia: an international consensus[J]. Lancet Oncol,2011,12(5): 489-495.

[2] CEDERHOLM T,BARAZZONI R,AUSTIN P. ESPEN guidelines on definitions and terminology of clinical nutrition[J]. Clin Nutr,2017,36(1): 49-64.

[3] EVANS W J,MORLEY J E,ARGILÉS J. Cachexia: a new definition[J]. Clin Nutr,2008,27(6): 793-799.

[4] 石汉平,许红霞,李苏宜,等. 营养不良的五阶梯治疗[J]. 肿瘤代谢与营养电子杂志,2015,2(1): 29-33.

[5] 石汉平,李薇,陈公琰,等. 肿瘤恶液质[M]. 北京:人民卫生出版社,2014.

[6] DEMIRER S,SAPMAZ A,KARACA AS,et al. lipid emulsions in patients undergoing majorabdominal surgery[J]. Ann Surg Treat Res,2016,91(6): 309-315.

[7] COTOGNI P. Enteral versus parenteral nutrition in cancer patients: evidences and controversies[J]. Ann Palliat Med,2016,5(1): 42-49.

[8] BLUM D,OMLIN A,BARACOS V E,et al. Cancer cachexia: a systematic literature review of items and domains associated with involuntary weight loss in cancer[J]. Crit Rev Oncol Hematol,2011,80(1): 114-144.

[9] SRDIC D,PLESTINA S,SVERKO-PETERNAC A,et al. Cancer cachexia,sarcopenia and biochemical markers in patients with advanced non-small cell lung cancer-chemotherapy toxicity and prognostic value[J]. Support Care Cancer,2016,24(11): 4495-4502.

[10] MOIZÉ V, PI-SUNYER X, VIDAL J, et al. Effect on nitrogen balance, thermogenesis, body composition, satiety, and circulating branched chain amino acid levels up to one year after surgery: protocol of a randomized controlled trial on dietary protein during surgical weight loss[J]. JMIR Res Protoc, 2016, 5(4): e220.

第六节 肌肉减少症

一、概述

肌肉减少症（sarcopenia）是1989年由Rosenberg首次提出的,被认为是一种随年龄增长发生的骨骼肌质量减少及其功能障碍的退行性病变,因此又称年龄相关性肌肉减少症。但近年来的研究表明,除年龄因素外,还有多种因素均可引起骨骼肌的损耗而导致肌肉减少症的发生。其诊断主要依据以下方面:

1. 骨骼肌量的检测

（1）可采用双能X射线吸收法（dual energy X-ray absorptiometry,DEXA）或生物电阻抗分析法（bioelectrical impedance analysis,BIA）来测量四肢骨骼肌（appendicular skeletal muscle,ASM）量,采用相对骨骼肌质量指数（relative skeletal muscle index,RSMI）反映骨骼肌损失的表征。$RSMI = \dfrac{四肢骨骼肌量(kg)}{身高(m) \times 身高(m)}$,RSMI是被应用最广泛的肌肉减少症判定参数;欧洲肌肉减少症工作小组诊断标准:当RSMI值低于青年对照组2个标准差以上,或男性$RSMI < 7.26 kg/m^2$、女性$RSMI < 5.45 kg/m^2$可诊断肌肉减少症。

（2）骨骼肌质量指数（skeletal mass index,SMI）:为ASM与体重的比值乘以100。对老年人而言,当其SMI值低于青年对照组SMI值1个标准差以上即可判定为肌肉减少症。

（3）通过三维成像技术如CT、MRI对人体骨骼肌质量进行测定,主要包括测量L3层面肌肉横截面积（cross sectional area,CSA）及大腿中部层面肌肉横截面积两种方法。一般认为测量结果低于同族群同性别青年人平均值的2个标准差及以上即可诊断为肌肉减少症,参考值为女性≤38.5,男性≤52.4（L3层面肌肉横截面积）或者女性≤41.10,男性≤43.75（大腿中部层面肌肉横截面积）。

2. 骨骼肌力量测量　　常采用测量握力:男性握力<30kg,女性握力<20kg;膝关节弯曲/伸展、峰值呼气流量等也可作为肌力检测方法。

3. 骨骼肌功能检测　　SPPB、常规步速（4米步速测试）、计时行走、定时起走等。

根据欧洲老年人肌少症工作组的标准,一般上述第1条加第2条或第3条中的任一项目即可诊断肌肉减少症,需与肌肉减少性肥胖、衰弱症、恶液质相鉴别。其诊断流程如下（图5-6-1）。

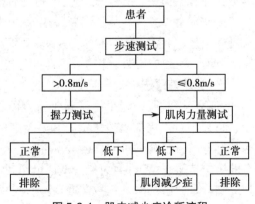

图5-6-1　肌肉减少症诊断流程

二、症状、发生机制及对营养和代谢的影响

骨骼肌细胞去神经支配、线粒体功能障碍、炎症反应、激素合成及内分泌改变等，导致患者肌力下降、骨折、胰岛素抵抗等一系列临床症状。其常见于正常老年人、慢性病患者和恶性肿瘤患者，被认为与功能损害和障碍、衰弱、住院时间延长、院内感染增加以及非恶性和恶性疾病生存期减少有关。病理生理机制主要表现在肌细胞体积萎缩、数量减少（单位面积肌细胞数量可能增高），快肌减少并向慢肌转化（Ⅱa 和 Ⅰ 型细胞），最终导致肌力下降、肌肉功能降低。临床症状主要表现是乏力、衰弱、跌倒、伤残、失能，与患者的临床结局密切相关。

作为人体最大的蛋白质库，骨骼肌以各种形式贮存着人体约 60% 的蛋白质。蛋白质约占肌肉重量的 20%，随着年龄增长蛋白质的摄入量逐渐相对不足，造成体内蛋白质合成减少、体重减少，从而诱发肌肉减少症；线粒体蛋白和骨骼肌重链蛋白合成速率的降低也导致了蛋白质合成的不断下降；缺乏体力活动可以导致能量代谢中一些酶的基因表达降低 3 倍，如 ATP 酶、细胞色素 C 氧化酶、还原型烟酰胺腺嘌呤二核苷酸（reduced nicotinamide adenine dinucleotide, NADH）脱氢酶和蛋白磷酸酶等。体液因子和细胞因子改变性激素、生长激素、胰岛素、胰岛素样生长因子（insulin-like growth factor, IGF）等水平的下降，可以导致骨骼肌蛋白的合成减少或分解加快，加速骨骼肌减少。肿瘤患者由于疾病本身、抗肿瘤治疗、心理因素、免疫功能下降、炎症因子影响等导致的食欲减退、衰弱、营养不良、恶液质是肌肉减少症较常见的病因。肌肉减少症也是接受新辅助化疗和手术的肿瘤患者的预后危险因素。国外对结肠癌、乳腺癌和肺癌患者进行研究，应用 CT 图像评估体成分的变化，证实肌肉减少症患者的化疗相关不良反应发生率较高，肿瘤进展时间缩短。CT 图像评估可协助判断临床结局，指导治疗方案的选择，预测患者的预后。已证实肌肉减少症与肿瘤患者较差的体能状态、氟尿嘧啶类毒性和生存期缩短相关；是应用卡培他滨治疗的转移性乳腺癌患者不良反应和疾病进展时间（time to progression, TTP）的重要预测因素。肿瘤患者身体成分的巨大变异性，以及身体成分尤其是肌少症性肥胖与其功能状态、生存期和化疗毒性等有极密切关系。

三、处理

目前有关肌肉减少症的发生机制仍有待深入研究，主要涉及神经肌肉功能衰退、运动量下降与活性氧水平增高、蛋白质摄入与肌肉特异性蛋白合成减少、体脂和内脏脂肪增加与慢性炎症、骨骼肌线粒体功能紊乱、激素水平变化、氧化损伤增加以及细胞凋亡与微环境等几方面，因此肌肉减少症的干预及近几年的治疗进展也主要表现在以下几方面。

（一）营养疗法

营养疗法是肌肉减少症最重要的途径之一，蛋白质摄入的质和量是影响肌肉减少症的一个重要因素。增加机体蛋白质和氨基酸的摄入，对肌肉减少症的预防和治疗有一定的作用。推荐每日膳食供给量（recommended daily dietary allowance, RDA）在 1.0～1.3g/（kg·d）有助于维持氮平衡，并有可能降低因能量摄入减少所引起的蛋白质合成能力的下降。

膳食蛋白质必需氨基酸含量（特别是亮氨酸）及其消化利用率是两个关键因素。亮氨酸可通过激活哺乳动物雷帕霉素（西罗莫司）靶蛋白（mammalian target of rapamycin, mTOR）

和真核起始因子（eukaryotic initiation factor，eIF）途径促进蛋白质的合成，其促蛋白质合成能力比其他氨基酸高 10 倍。乳清蛋白是存在于牛乳清中的一类优质蛋白质，氨基酸组成与 WHO 人体必需氨基酸需要量模式相近，消化率和利用率高，特别是富含支链氨基酸，对减缓骨骼肌丢失，防治肌肉减少症有重要作用。运动后摄入优质蛋白质更加有利于肌肉蛋白合成、吸收和利用。建议在正常三餐饮食外，补充两次乳清蛋白。运动后 30～40 分钟内温开水冲服，可显著改善肌肉质量。有研究表明，一些特殊功能的营养素如 ω-3 脂肪酸补充剂、亚麻酸补充剂等，可作用于细胞内信号通路、转录因子活性和基因表达，促进骨骼肌蛋白的合成，有抗炎、抗氧化等作用，可用于肌肉减少症的早期预防。

对出现肌肉减少症的恶性肿瘤患者，国内外专家共识及指南均指出，营养疗法可提高终末期恶性肿瘤患者生活质量。但是，对重度蛋白质-能量营养不良患者、恶液质患者来说，单纯的营养补充既不能保持机体无脂体重，也未能提高患者的平均生存时间及远期生存率。

（二）运动疗法

运动疗法是干预肌肉减少症的另一重要预防和治疗手段，抗阻运动被认为是对抗肌肉减少症的一种最好的非药物干预形式。运动疗法作为物理治疗的主要支柱，包括有氧训练、肌力训练、平衡及协调训练等。肌力下降、虚弱等导致患者卧床、运动不足、跌倒等，而运动不足等又导致和加重肌肉失能，肌力进一步下降。因此，必须进行肌力训练的康复干预，打破这种恶性循环。离心运动也可有效增强肌力，可促进肌细胞蛋白合成，抑制分解，促进肌细胞收缩效率。

（三）维生素 D

机体维生素 D 营养状况也是肌肉减少症发生的重要因素。每日补充 800IU 维生素 D_2 12 个月后能显著改善下肢肌肉力量；研究显示，血清 25 羟维生素 D 低者（＜25nmoL/L）发生肌肉减少症的风险是血清 25 羟维生素 D 高者（＞50nmoL/L）的 2.14 倍。甲状旁腺激素水平高者（≤4.0pmoL/L）较甲状旁腺激素水平低者（＜4.0pmoL/L）发生肌肉减少症的风险更高。

（四）激素疗法

对肌肉减少症患者，运动、营养疗法或额外口服营养补充剂是早期预防和干预的重要措施。对于严重的肌肉减少症尤其是肿瘤导致的肌肉减少症患者，药物的早期治疗对改善疾病预后有极大益处。

激素对于肌肉蛋白的结构与功能具有重要的调控作用。睾丸雄激素、生长激素、胰岛素样生长因子-1 下降，糖皮质激素升高，可抑制氨基酸合成蛋白质。慢性炎症应激和衰老，肿瘤坏死因子（tumor necrosis factor，TNF）、IL-6 等上升，导致肌肉蛋白合成代谢下降，分解代谢上升，上述研究成果正在为治疗提供多方位视野。睾酮或者生长激素的补充不仅能提高肌肉的质量、保持瘦体组织，而且能在一定程度上提高骨骼肌的力量。目前，国外小剂量睾丸雄激素等正处于Ⅲ期临床试验中。选择性雄激素受体调节剂在国外也已进入临床使用。其他新药包括生长激素促泌素受体、类抗肌生长抑制素、纳米级醋酸甲地孕酮等正在实验中，但其疗效还在讨论之中。

（五）其他

肌酸可以促使肌细胞内渗透压升高和水合作用，诱导肌源性转录因子如肌球蛋白（myosin）

和肌源性的调节因子（myogenic regulatory factor-4，MRF-4）的表达，或通过改变影响肌细胞蛋白合成的 tRNA 转录水平，从而调控肌肉蛋白合成。新的研究还发现，ACEI/ARB 可改善骨骼肌重构，抑制失用性骨骼肌凋亡，通过改变人体脂肪分布增加瘦体组织。

β_2 肾上腺素受体激动剂福莫特罗（formoterol，FM），能促进蛋白质的合成、抑制蛋白质的分解，从而取得肌肉增加的效果。大环内酯类抗生素罗红霉素（roxithromycin，ROM）不仅有抗菌作用，也有调节细胞因子、抑制无菌性炎症的作用，能增加肿瘤恶液质鼠骨骼肌重量，降低细胞因子水平。

肿瘤恶液质患者中代谢改变是肌肉减少症最为重要的病因之一，故逆转这些代谢改变的药物成为研究的热点。而目前推荐用药包括鱼油、非甾体抗炎药如塞来昔布、代谢辅助因子如左旋肉碱等，仍在临床试用中，未证实研究组与对照组最终在临床结局方面的差异。

（广州市第一人民医院　楼慧玲）

参 考 文 献

[1] ROSENBERG I H. Sarcoponia: origins and clinical relevance[J]. J Nutr, 1997, 127（Suppl 5）: 990S-991S.

[2] CRUZ-JENTOFT A J, LANDI F, SCHNEIDER S M, et al. Prevalence of and interventions for sarcopenia in ageing adults: a systematic review. Report of the International Sarcopenia Initiative（EWGSOP and IWGS）[J]. Age Ageing. 2014, 43（6）: 748-759.

[3] RIZZOLI R, REGINSTER J Y, ARNAL J F, et al. Quality of Life in Sarcopenia and Frailty[J]. Calcif Tissue Int, 2013, 93（2）: 101-120.

[4] VILLASEÑOR A, BALLARD-BARBASH R, BAUMGARTNER K, et al. Prevalence and prognostic effect of sarcopenia in breast cancer survivors: the HEAL Study[J]. J Cancer Surviv, 2012, 6（4）: 398-406.

[5] LIEFFERS J R, BATHE O F, FASSBENDER K, et al. Sarcopenia is associated with postoperative infection and delayed recovery from colorectal cancer resection surgery[J]. Br J Cancer, 2012, 107（6）: 931-936.

[6] PENNINGS B, KOOPMAN R, BEELEN M, et al. Exercising before protein intake allows for greater use of dietary protein-derived aminoacids for de novo muscle protein synthesis in both young and elderly men[J]. Am J Clin Nutr, 2011, 93（2）: 322-331.

[7] SYMONS T B, SHEFFIELD-MOORE M, WOLFE R R, et al. A moderate serving of high-quality protein maximally stimulates skeletal muscle protein synthesis in young and elderly subjects[J]. J Am Diet Assoc, 2009, 109（9）: 1582-1586.

[8] CLARK D J, PATTEN C, REID K F, et al. Muscle performance and physical function are associated with voluntary rate of neuromuscular activation in older adults[J]. J Gerontol A Biol Sci Med Sci, 2011, 66（1）: 115-121.

[9] MASTAGLIA S R, SEIJO M, MUZIO D, et al. Effect of vitamin D nutritional status on muscle function and strength in healthy women aged over sixty-five years[J]. J Nutr Health Aging, 2011, 15（5）: 349-354.

[10] KIM T N, PARK M S, LIM K I, et al. Relationships between sarcopenic obesity and insulin resistance, inflammation and vitamin D status: the Korean Sarcopenic Obesity Study[J]. Clin Endocrinol（Oxf）, 2013, 78（4）: 525-532.

第七节 恶性肠梗阻

一、概述

癌性肠梗阻（carcinomatous bowel obstruction，CBO）指恶性肿瘤所致的空肠、回肠或结直肠梗阻，也是导致恶性肠梗阻（malignant bowel obstruction，MBO）最主要的病因。由于肿瘤所致的肠腔狭窄甚至闭塞，导致肠内容物通过障碍，表现为机械性肠梗阻的症状。癌性肠梗阻属于特殊类型的肠梗阻，虽然其临床表现与其他类型的肠梗阻类似，但其发病原因与恶性肿瘤密切相关，因此在诊断、治疗等方面又具有特殊性。

恶性肠梗阻多见于胃、结肠、直肠等来自于胃肠道黏膜的原发性恶性肿瘤增殖导致的消化道通过障碍。邻近组织和器官的肿瘤如肝癌、胰腺癌、卵巢癌、恶性淋巴瘤、平滑肌肉瘤、腹膜或大网膜肿瘤等压迫或浸润导致的消化道通过障碍或肠壁运动功能丧失引起梗阻；还有一些是腹盆腔肿瘤术后复发或腹腔外肿瘤转移累及消化道导致的梗阻。

而腹盆腔肿瘤手术后的炎性肠梗阻、手术粘连、内疝扭转等因素所致的机械性肠梗阻、肿瘤相关的肠系膜动静脉血流障碍等血运性肠梗阻、放化疗所致的肠道功能障碍等，虽然表现为肠梗阻，且均与恶性肿瘤有关，但严格意义上不宜归于癌性肠梗阻。

癌性肠梗阻是由恶性肿瘤引起，因此，与其他机械性肠梗阻相比，其诊断和治疗的难度均有所增加。

对于癌性肠梗阻，除明确梗阻的诊断外，还需明确梗阻原因为恶性肿瘤。首先，对于出现梗阻症状的患者，应常规进行腹部立卧位片检查明确梗阻诊断；其次，特定的血清肿瘤标记物检查可以为肿瘤诊断提供更多的参考依据；再者，可根据增强 CT 及三维重建、MR 及增强 MR、PET-CT、消化道造影、超声及超声造影等肿瘤特异性的影像证据作出癌性肠梗阻的诊断。另外，穿刺活检、内镜及超声内镜检查活检等可提供最直接的病理学检查证据。

由于肿瘤本身的生物学特性，恶性肠梗阻一旦发生，多数难以缓解，需要尽快给予相应的处置。部分恶性肠梗阻可能累及多处肠道以致呈现多点多段梗阻。

二、症状对营养及代谢的影响

癌性梗阻患者多为慢性梗阻，早期可能无明显症状，自梗阻症状出现后，代谢特点以梗阻表现为主，梗阻部位的高低决定了呕吐与腹胀出现的时间及程度，在不同阶段表现为不同的代谢特点。

恶性梗阻患者首先与其他肿瘤患者同样具有高分解、高代谢、低合成等肿瘤代谢的特点。在此基础上同时伴有梗阻症状，患者可序贯表现为食欲减退、乏力、进食量减少、尿量减少、腹胀、水肿等临床症状。

高位梗阻早期出现呕吐，以水、电解质和酸碱失衡为主；低位梗阻则是肠道通过逐渐受阻，依次出现腹胀、腹痛、停止肛门排气排便等症状。液体在消化道内潴留且逐渐增多，或者肠管张力过高导致静脉回流障碍，均可引起腹腔液体渗出；低合成导致低蛋白血症，肿瘤腹腔种植、转移导致腹水，又可进一步加重部分肿瘤患者的前述代谢变化。

癌性梗阻多为渐进性加重，很少自行缓解。很多肿瘤患者特别是胃肠道肿瘤患者因梗阻症状首诊，进一步检查才发现肿瘤病因。如果不给予积极干预，梗阻得不到有效缓解，肠腔内的细菌大量繁殖并产生内毒素，透过黏膜屏障进入血流，表现为肠源性内毒素血症甚至菌血症，可引起全身炎性反应，表现为感染中毒症状，进一步发展可出现多脏器功能衰竭，以致休克、死亡。

三、恶性肠梗阻的处理

（一）调节水电解质平衡

对于恶性肠梗阻患者，一旦诊断明确，需立即评估。建议对于每个患者详细记录液体出入量，了解液体出入平衡状态；同时立即抽取患者静脉及动脉血样检测电解质、酸碱水平，常规留取血尿样本了解有无血液浓缩现象。若患者不能经口进食及饮水，必须建立有效的静脉通路进行补液，补液首先需要纠正水、电解质及酸碱平衡紊乱，同时根据复查检验结果调整相关补液方案。

（二）药物应用

1. 抑制消化道分泌药物 对于恶性梗阻，由于其特定的病理生理变化，相关指南推荐使用生长抑素类药物以控制胃肠道分泌，减轻恶心、呕吐等症状。

2. 其他药物 还可根据情况针对性地选择使用镇痛、止吐及解痉药物。

（三）有效的胃肠道减压

有效的胃肠道减压是解决梗阻的关键，减压可以有多种方式，包括非手术的置管减压、放置支架减压及手术减压等。

1. 鼻胃管减压 对于多数医疗机构，常规地放置鼻胃管进行胃肠减压是首选，鼻胃管不仅能减压胃十二指肠及上段空肠，当上述区域被减压后，其附近的肠腔内因梗阻而积聚的消化液及其他内容物总量也随之减少，肠壁的压力减轻，肠腔直径回缩，肠壁血运改善，对于减轻腹胀、减少静脉及淋巴回流障碍、减少腹腔渗出、降低肠壁缺血坏死风险也有很大帮助。

2. 经内镜胃造口减压 胃造口适用于药物治疗无法缓解呕吐症状的恶性肠梗阻患者，推荐首选经皮内镜下胃造口术（percutaneous endoscopic gastrostomy, PEG），如果没有PEG条件，再考虑是否手术造口。

3. 肠梗阻导管减压 如果条件允许，在分析影像学检查资料后做出明确诊断。如果梗阻部位位于小肠中段以远，可以采用肠梗阻导管减压方式进行更加有效的胃肠道减压。肠梗阻导管分为经鼻型肠梗阻导管和经肛型肠梗阻导管，分别用于消化道口端及肛端的减压。

（1）经鼻型肠梗阻导管：导管直径5.3mm（16Fr）、长度约3m，前端有多个引流孔，并有重力先导子及前水囊、后气囊，管身同时具备补气通路，并有配套的直径0.045英寸（1英寸=0.025m）、长度3.5m的导丝及连接装置。经鼻型肠梗阻导管可采用手法置管、X线辅助置管、内镜辅助置管等多种方式，通过导丝导引将导管尖端置于上消化道，充盈前水囊，在进行减压的同时，依靠肠管蠕动对水囊的推动及先导子重力等双重作用，将导管先端逐步向前推进至梗阻点，在此过程中完成所经过部分的消化道减压。

（2）经肛型肠梗阻导管：对于横结肠、降结肠、乙状结肠甚至直肠的梗阻，由于回盲瓣的单向通过功能，导致梗阻点至回盲瓣之间形成闭襻，来自回肠的肠内容物不断进入，导致回盲瓣至梗阻点之间的压力逐渐升高，结肠内容物的水分不断被吸收，更不利于通过梗阻点。因此对于远端结肠梗阻，更需要尽快进行减压。为了同时达到减压及冲洗作用，建议放置经肛型肠梗阻导管。经肛型肠梗阻导管外径 7.3mm(22Fr)、长度 1.2m，前端有多个引流孔；套件内配有外径 2.7mm(8Fr)、长度 2m 的内镜钳道扩张管及外径 8.6mm(26Fr)、长度 1m 的狭窄部扩张管，还配有直径 0.052 英寸、长度 3m 的导丝和 Y 形冲洗排液接头。在内镜及 X 光辅助下，经肛门将导管置于梗阻肿瘤口端，直接引流或冲洗引流，进行结肠减压。

4. 放置自膨胀消化道金属支架减压　对于十二指肠或近端空肠的恶性梗阻，可考虑经内镜放置自膨胀金属支架，对于结肠梗阻，特别是左半结肠梗阻，美国国立综合癌症网络（national comprehensive cancer network，NCCN）及欧洲消化内镜学会（European society of gastrointestinal endoscopy，ESGE）指南均建议在肿瘤狭窄段放置结肠支架，可恢复狭窄肠管的通过性，起到肠道减压作用，为减压后争取一期手术切除、减少手术造口率创造了条件。目前已有较多的循证医学证据表明，癌性梗阻放置自膨胀金属支架可以迅速缓解症状。而对于直肠梗阻，由于支架容易移位、脱落，且患者感到局部不适不能耐受等因素，不推荐使用支架减压。所有的支架放置后均有可能出现支架膨胀不良、支架移位对塞、肿瘤部位出血穿孔等并发症。

5. 手术减压　对于药物治疗效果不佳、不具有置管或放置支架减压条件的患者，应考虑手术减压。恶性肠梗阻的手术具有一定的不确定性，受限于术前检查资料的完整性及相关检查技术的分辨率，即使是术前设计了多种方案，但通常需要术者根据术中探查情况确定最终具体术式。如果患者情况能够耐受，首选根治性手术；某些肿瘤如卵巢癌所致的癌性梗阻，联合脏器切除的减积手术也是常用的手术方式；但对于无法分离切除的恶性肠梗阻患者，常常采用短路减压手术或肠造口减压。

6. 穿刺减压　对于某些特定状况的癌性肠梗阻患者，特别是无法手术的多点多段肠梗阻患者，如果由于肠管高度扩张引起明显腹胀，患者无法耐受，可考虑在超声或 CT 引导下行经皮穿刺小肠置管减压，但由于可能并发渗漏、感染等并发症，一定要详细评估，小心操作。

（四）营养疗法

1. 营养筛查及评估　恶性肠梗阻患者是否需要给予营养治疗同样需要进行营养风险筛查及评估，参见本书第二章。由于其特定的病因及病理生理过程，多数需要营养疗法。

2. 给予路径及方法

（1）梗阻解除前：当梗阻导致的患者胃肠道功能尚无法利用、在水电解质及酸碱平衡已经得到控制的基础上，可选择全肠外营养疗法。多数情况下，标准的肠外营养制剂能够满足多数患者的营养需要，建议采用"全合一"方式静脉滴注。如果考虑肿瘤患者的代谢特点，可采用相对高脂肪供能比例。选择中心静脉还是外周静脉要根据输注营养液的渗透压决定，同时兼顾考虑短期内梗阻是否能够得到解除、胃肠道能否得到恢复。预计 2 周以内的肠外营养可以采用中心静脉导管输注。如果需要超过 2 周以上的肠外营养，建议选择经外周静脉穿刺的中心静脉导管（peripherally inserted central venous catheter，PICC）或完全植入式装置方式，以最大限度地避免长期高渗透压肠外营养可能带来的血管内皮损伤，同时兼顾肿瘤本身药物治疗的需要。对于放置鼻胃管、PEG 进行减压的患者，肠梗阻症状可能得到部分缓解，但由于减压位置靠近消化道口端，导管远端可能存在未得到充分减压的肠管，如果没有确切的证据表明肠管梗阻情况得到缓解，出于安全考虑，建议允许患者尝试性地饮水，但不建议给予肠内营养。

（2）梗阻解除后：恶性肠梗阻的梗阻解除包括多种情况，既有根治性手术肿瘤被完全切除，也有行肿瘤减积手术、梗阻点附近肠管短路或肠造口等减症手术，还有通过放置肠梗阻导管减压或放置自膨式金属支架等方法临时或长久恢复胃肠道通畅。一旦胃肠道梗阻得到缓解，应考虑应用肠内营养。

（3）对于放置支架或经肛型肠梗阻导管，肠腔内容物可以通过胃肠道，在原有的肠外营养基础上，恢复经口饮水，观察患者无腹胀等症状，尝试性地应用肠内营养制剂并逐渐增量至每天计划摄入量的60%以上，逐步减少肠外营养的应用，直至完全停用肠外营养，达到计划摄入量；同时逐步恢复进食半流质饮食，逐步过渡到正常饮食。如果正常饮食摄入不足，可以继续应用肠内营养补充。

（4）对于放置经鼻型肠梗阻导管进行减压的癌性肠梗阻患者，导管尖端部超过十二指肠悬韧带并开始减压后，即可嘱患者开始饮水，饮水量以患者能够耐受为度。随着肠梗阻导管的深入及减压的逐渐充分，肠壁水肿减轻及消失、吸收功能恢复，可在严密观察下试行肠内营养。此时如果能够给予每日目标需要量的20%肠内营养，即可利用其药理学作用治疗肠道梗阻所带来的急性胃肠损伤（acute gastrointestinal injury，AGI）。肠内营养制剂直接为肠腔内黏膜细胞供能，更有利于肠道机能恢复，为下一步手术后减少吻合口并发症创造条件。

（5）制剂：对于营养制剂的选择，多数情况下采用标准配方即可满足要求，但在接受大型腹部手术的恶性肠梗阻患者，围手术期可以考虑应用含有ω-3等免疫调节成分的肠内营养制剂。

癌性肠梗阻的诊断及治疗涉及多个学科及专业，在伦理、社会、经济等多个方面存明显的个体化差异，建议采用多学科综合诊疗（multidisciplinary team，MDT）模式，综合肿瘤、外科、内科、营养、影像、内镜等多个学科的专业人员进行讨论，明确诊断及分期分型，针对不同阶段的主要问题，参照相关诊疗规范、指南及专家共识寻求解决方案，最大限度地减轻患者症状，同时为治疗原发肿瘤或获得更高质量的荷瘤生存创造条件。

（天津市南开医院　陈鄢津）

参 考 文 献

[1] 于世英，王杰军，王金万，等. 中国抗癌协会癌症康复与姑息治疗专业委员会《晚期癌症患者合并肠梗阻治疗的专家共识》2007版[J]. 中华肿瘤杂志，2007，29(8)：637-640.

[2] LEVY M，SMITH T，ALVAREZ-PEREZ A，et al. Palliative Care Version 1. 2016[J]. J Natl Compr Canc Netw，2016，14(1)：82-113.

[3] KLEK S，FORBES A，GABE S，et al. Management of acute intestinal failure: A position paper from the European Society for Clinical Nutrition and Metabolism（ESPEN）Special Interest Group[J]. Clin Nutr，2016，35(6)：1209-1218.

[4] VAN HOOFT J E，VAN HALSEMA E E，VANBIERVLIET G，et al. Self-expandable metal stents for obstructing colonic and extracolonic cancer: European Society of Gastrointestinal Endoscopy（ESGE）Clinical Guideline[J]. Endoscopy，2014，46(11)：990-1053.

[5] FERRADA P，PATEL M B，POYLIN V，et al. Surgery or stenting for colonic obstruction: a practice management guideline from the eastern association for the surgery of traum[J]. J Trauma Acute Care Surg，2016，80(4)：659-64.

[6] CSCO肿瘤营养治疗专家委员会. 恶性肿瘤患者的营养治疗专家共识[J]. 临床肿瘤学杂志，2012，17(1)：59-73.

第六章 营养相关症状的治疗规程

第一节 体 重 丢 失

一、概述

体重丢失（weight loss）是一个广泛的概念，目前没有国际认可的临床定义。我们将体重丢失定义为：一段时间内发生的非自主的体重丢失，通常以一个月为测量时段。体重丢失除了可能出现在一般的患者外，更多出现在消耗增加的肿瘤患者、需要外科手术治疗的各类疾病患者中。肿瘤恶液质的患者体重丢失最为显著。2011年一位恶液质国际专家组对恶液质的严重程度进行了分级。其中，恶液质前期（pre-cachexia）被定义为低水平的体重丢失（6个月内体重丢失<5%），恶液质期（cachexia）是6个月内体重丢失>5%或者BMI<18.5kg/m^{2}的患者体重丢失>2%。广义地说，任何阶段任何程度的体重减少都可以归为体重丢失。

本节区别于恶液质的阐述，重点讲述的是恶液质前期及肿瘤早期患者出现的可以临床观察到的体重丢失。六个月内体重丢失小于5%或者体重丢失小于2%且合并了低BMI或者肌肉量减少。不自觉的体重丢失是恶性肿瘤常见的症状，通常也是提醒患者就诊并进行肿瘤诊断的重要指征，且与患者的生活质量、临床结局密切相关。多项研究显示，有体重丢失的患者预后差、临床结局不良，且存在重度体重丢失的患者营养支持效果差。与没有体重丢失的患者比较，有体重丢失的患者对营养治疗更敏感，早期发现体重丢失的患者对营养治疗更敏感。因此，多数研究在进行营养治疗的前瞻性观察时，将患者按体重丢失的程度进行分层研究，不同程度的初始体重丢失的患者营养治疗的效果不同。

二、体重丢失发生机制对营养及代谢的影响

（一）体重丢失发生机制

肿瘤患者体重丢失的原因有很多，如果从主动和被动的角度来分析则有：①由于肿瘤患者机体发生了内分泌和代谢的一系列变化影响了患者的主动进食，如肿瘤细胞向血中释放的寡肽和寡核苷酸物质作用于下丘脑进食中枢、脑组织中色氨酸和5-羟色胺水平增高、患者的味觉和嗅觉发生异常；同时，疾病引起强大的精神压力等因素导致患者食欲减低和消化功能下降。②从肿瘤细胞的恶性生长过程来看，肿瘤细胞与机体竞争性消耗能量和各种营养素，也使患者被动性的消耗增加。从宿主的角度来看，体重丢失的原因又可以归结为生理及精神两个方面：①生理方面主要是肠道梗阻、恶心、食欲减退、味觉改变、便秘、腹

泻等；②精神方面主要是精神压力和疼痛等。近年来有研究显示，肿瘤患者的体重丢失与营养素的摄入减少并无直接联系，而与机体静息能量消耗增加以及体内大量炎症因子释放有关。

（二）体重丢失对营养及代谢的影响

营养素是机体生长、组织修复、生理功能和免疫功能得以正常维持的物质基础，也是发生疾病时患者康复的必要条件。人体健康时，对糖类、脂肪、蛋白质、维生素、微量元素等营养物质的消耗和与补充自然地维持在平衡状态。发生疾病时，则可能出现营养素和能量补充不足、丢失过多，导致营养代谢失衡。

恶性肿瘤细胞分化迅速，与宿主竞争葡萄糖、脂质和氨基酸，恶性肿瘤宿主对能量和营养素的需求量增大。肿瘤组织对于葡萄糖代谢的参与使得机体总的代谢耗能增加，但是产出的能量却比正常时减少。肿瘤组织以固定的增长率摄入必需氨基酸用于其蛋白质的合成和糖异生，其对氨基酸的竞争力强于宿主的肝脏组织，长期导致必需氨基酸水平降低。荷瘤宿主体内的脂类动员和利用增加，导致机体脂肪储存的损耗速度明显增高。

荷瘤时机体代谢异常，患者发生体重丢失以及营养不良的风险增加。而体重丢失将导致患者生存期缩短，40%～60%的死亡患者与体重丢失有直接关系。文献显示，对于不同BMI水平的接受放疗的肿瘤患者进行长期随访（图6-1-1），BMI越低的，生存率也越低。

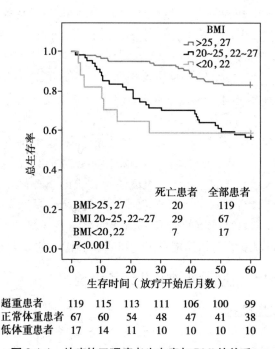

图 6-1-1　放疗的口咽癌者生存率与 BMI 的关系

三、处理

1. **体重丢失的测量与判定**　体重测定是最简单、最直接可靠的方法，总体上反映人体营养状况。标准测定方法为晨起排空大小便，保持空腹并穿着内衣裤进行测定。

理想体重的简单计算方法如下：

$$北方理想体重(kg)=[身高(cm)-150]\times 0.6+50;$$
$$南方理想体重(kg)=[身高(cm)-150]\times 0.6+48$$

测量体重需要综合考虑的特殊情况有：①水肿、腹水；②肿瘤、器官肥大；③利尿剂的使用；④高钠饮食；⑤每日体重变化>0.5kg；⑥是否用同一体重秤。

2. 综合营养筛查与评估　当患者卧床或者没有条件测量体重时，营养师或者临床医师可以通过询问患者及家属来获得体重丢失的相对情况（表6-1-1）。

表6-1-1　患者进食和体重改变评估表

1. 体重（现在的和既往的体重）
　　最近的体重是_____kg，身高是_____m；
　　一个月前的体重是_____kg，六个月前的体重是_____kg；
　　过去2周的体重变化：_____增加；_____没变；_____减少。
2. 体重情况评估
　　A. 体重正常
　　B. 体重丢失≤5%，食欲减低、代谢发生改变（恶液质前期）
　　C. 体重丢失>5%或者BMI<18.5且体重丢失>2%或者肌肉减少症且体重丢失>2%，通常会伴有摄食减少、系统炎症反应
　　D. 不同程度恶液质

进入阶段B即需要进行营养疗法

3. 营养治疗

（1）营养不良的五阶梯治疗：营养不良治疗的基本要求应该是满足能量、蛋白质、液体及微量营养素的目标需要量，即要求四达标；最高目标是调节异常代谢、改善免疫功能、控制疾病（如肿瘤）、提高生活质量、延长生存时间。营养不良的规范治疗应该遵循五阶梯治疗原则。首先选择营养教育，然后依次向上晋级选择口服营养补充（oral nutritional supplements，ONS）、完全肠内营养（total enteral nutrition，TEN）、部分肠内营养（partial parenteral nutrition，PPN）、完全肠外营养（total parenteral nutrition，TPN）。参照ESPEN指南建议，当下一阶梯不能满足60%目标能量需求3~5天时，应该选择上一阶梯。

（2）肠内或肠外营养：无确切证据提示营养治疗影响肿瘤生长，但是良好的营养状态可以改善患者的生存质量。权衡肠外和肠内营养的利弊，营养干预时更主张采用肠内营养方式。

ESPEN以循证为基础针对非手术治疗、能经口进食但摄入不足的肿瘤患者，推荐采用ONS或管饲（tube feeding）途径给予EN支持。营养摄入不足致体重丢失患者应提供EN，以改善或维持营养状况。患者营养不良或预计7天以上不能进食或持续10天以上摄食量少于预计能量消耗的60%，即应开始EN，以补充实际摄入与预计需求间的差值。对处于放、化疗期间的患者，可通过饮食和口服营养补充增加摄入量，防治相关体重丢失。放疗期间不提倡常规提供EN。头颈部或食管癌患者在放疗或化疗期间常因并发黏膜炎影响吞咽而致体重丢失，可予以管饲EN。接受大手术治疗患者，术前提供10~14天营养支持有益。只要可行，优先选用EN。

对于干细胞移植期间的患者，不建议常规应用肠外营养，但当经口摄入减少，并且经管

饲肠内营养危险性升高时（例如，对于免疫功能受损、血小板减少的患者，放置饲管可能导致出血和感染的危险性升高），PN优于肠内管饲营养。

如果临终患者预期生存期超过2～3个月，可通过EN延长完全不能进食的肿瘤患者的生存时间。若患者接近生命终点，则不宜再按相关的营养干预和治疗准则实施，因为营养治疗可能增加代谢负担而加重其病情。对此类患者，大多数可通过提供少量食物和液体减轻饥饿和口渴感，经静脉途径给予少量液体，有助于避免脱水引起的神志不清。

肿瘤患者葡萄糖耐量下降而脂肪氧化正常或升高，脂肪可能是优先选择的营养底物。原则上仍推荐使用肿瘤特殊营养配方。

目前尚未肯定的还有对肿瘤患者的最佳氮供给量，蛋白质的最小建议供给量一般为每天1g/kg，目标量为每天1.2～2g/kg。EN的途径选择需要结合患者的消化道情况以及给予治疗的时间长短，可选择方式有ONS、经鼻胃管或PEG管饲。对因放疗引起口腔和食管黏膜炎者，应优先选择PEG途径。

除此以外，医护人员给予正确的饮食指导、患者的自我管理和鼓励以及适当的营养疗法均成为改善患者体重丢失及营养状况的重要因素。

4. 营养代谢调理

（1）生长激素建议应用类固醇或孕酮：随机对照临床研究结果显示，类固醇能增进食欲，改善恶心、疼痛等症状和/或生活质量。可使患者体内脂肪含量维持稳定或得到改善，但对瘦体组织没有改变作用。考虑孕酮治疗期间患者有血栓形成的危险，故应短期且在确定利大于弊时给予。雄激素有助体重增加，不良反应比类固醇治疗少，与孕酮相当，但在刺激食欲、促进经口摄入方面比类固醇或孕酮效果差。

（2）谷氨酰胺类似物的应用：谷氨酰胺是条件必需氨基酸。浓度适宜的谷氨酰胺具有促进淋巴细胞增殖、促进吞噬细胞吞噬、提高中性粒细胞杀灭细菌的能力、提高人单核细胞的抗原表达、增强自然杀伤细胞的活性等作用，具有上调免疫系统的功能。此外，谷氨酰胺还具有特异的快速修复小肠黏膜和保护肠道屏障功能的作用。然而，谷氨酰胺也是大多数快速生长的肿瘤细胞的主要能源物质。肿瘤生长对谷氨酰胺具有一定的依赖性（正常时，肠道为谷氨酰胺的主要消费器官，患肿瘤时，肿瘤组织为谷氨酰胺的消费器官）。应用氨基酸类似物以抑制谷氨酰胺代谢的部分临床研究已经开展，其中，阿西维辛、6-重氮-5-氧代-L-正亮氨酸和重氮丝氨酸是其中三个最广泛研究的类似物。

（3）支链氨基酸的应用：支链氨基酸包括缬氨酸、亮氨酸和异亮氨酸，其代谢的主要场所在外周组织，主要通过骨骼肌氧化。在此过程中支链氨基酸作为底物给骨骼肌葡萄糖-丙氨酸循环和肌肉谷氨酰胺合成提供能源和氮源。亮氨酸还可以抑制蛋白降解和促进蛋白质合成。

（4）ω-3 PUFA：2005年的一项综述对此前有关使用ω-3 PUFA的肿瘤患者的临床研究进行了小结，发现由于纳入研究的EPA或鱼油胶囊剂量较低，干预时间小于4周，且患者样本量小，因此，没有得出ω-3 PUFA对肿瘤患者营养状况改善的结论。随后大量的meta分析结果发表，大部分研究集中在人群的肿瘤发病风险与鱼类食物、蔬菜种子榨油等常见ω-3 PUFA食物来源之间的联系。通过针对大样本人群的分析，发现ω-3 PUFA对于不同的肿瘤有不同的作用。前瞻性队列和生物标记物研究的meta分析结果提示饮食中的长链ω-3 PUFA以及ω-3/ω-6 PUFA比值与乳腺癌和男性结肠癌的发病风险呈负相关。鱼类或者长链

ω-3 PUFA 的摄入与胰腺癌的发病风险呈负相关。

(中国人民解放军成都军区总医院　林宁)

参 考 文 献

[1] OTTOSSON S, SÖDERSTRÖM K, KJELLÉN E, et al. Weight and body mass index in relation to irradiated volume and to overall survival in patients with oropharyngeal cancer: a retrospective cohort study[J]. Radiat Oncol, 2014, (9): 160.

[2] FEARON K, STRASSER F, ANKER SD, et al. Definition and classification of cancer cachexia: an international consensus[J]. Lancet Oncol, 2011, 12(5): 489-495.

[3] TISDALE M J. Cancer anorexia and cachexia[J]. Nutrition, 2001, 17(5): 438-442.

[4] BOZZETTI F, ARENDS J, LUNDHOLM K, et al. ESPEN Guidelines on Parenteral Nutrition: non-surgical oncology[J]. Clin Nutr, 2009, 28(4): 445-454.

[5] ARENDS J, BODOKY G, BOZZETTI F, et al. ESPEN Guidelines on Enteral Nutrition: Non-surgical oncology[J]. Clin Nutr, 2006, 25(2): 245-259.

[6] COOPER C, BURDEN S T, MOLASSIOTIS A. An explorative study of the views and experiences of food and weight loss in patients with operable pancreatic cancer perioperatively and following surgical intervention[J]. Support Care Cancer, 2015, 23(4): 1025-1033.

[7] HENSLEY C T, WASTI A T, DEBERARDINIS R J. Glutamine and cancer: cell biology, physiology, and clinical opportunities[J]. J Clin Invest, 2013, 123(9): 3678-3684.

[8] CHOUDRY H A, PAN M, KARINCH A M, et al. Branched-chain amino acid-enriched nutritional support in surgical and cancer patients[J]. J Nutr, 2006, 136(Suppl 1): 314S-318S.

[9] YAVUZSEN T, DAVIS M P, WALSH D, et al. Systematic review of the treatment of cancer-associated anorexia and weight loss[J]. J Clin Oncol, 2005, 23(33): 8500-8511.

[10] 石汉平. 肿瘤营养疗法[J]. 中国肿瘤临床, 2014, 41(18): 1141-1145.

[11] 曹伟新. 围手术期肿瘤患者营养支持疗法的认识和实践[J]. 中华临床营养杂志, 2012, 20(2): 65-68.

[12] 石汉平, 许红霞, 李苏宜等. 营养不良的五阶梯治疗[J]. 肿瘤代谢与营养电子杂志, 2015, 2(1): 29-33.

[13] LI D. Omega-3 polyunsaturated fatty acids and non-communicable diseases: meta-analysis based systematic review[J]. Asia Pac J Clin Nutr, 2015, 24(1): 10-15.

[14] QIN B, XUN P, HE K. Fish or long-chain(n-3)PUFA intake is not associated with pancreatic cancer risk in a meta-analysis and systematic review[J]. J Nutr, 2012, 142(6): 1067-1073.

第二节　厌　食

一、概述

肿瘤相关性厌食(cancer-related anorexia, CA)是指肿瘤患者进食欲望下降, 引起食物摄取减少和体重丢失, 是肿瘤患者常见症候群, 因肿瘤种类、临床分期而异, 发生率多在 6%～74%, 以胃肠道肿瘤患者、晚期肿瘤患者最为常见。接受姑息治疗的晚期患者 CA 发生率为 25%～45%, 且伴营养不良甚至恶液质状态。CA 严重影响患者生活质量, 缩短生存期。治疗方法包括药物治疗、营养疗法和心理治疗。

NCCN 姑息治疗指南推荐，凡存在致厌食因素（例如黏膜炎）患者，接受抗肿瘤治疗前需行厌食状态评估并实施相应措施；正在接受放、化疗的 CA 患者应同时接受饮食+营养教育和/或饮食+口服营养补充（ONS），以改善营养状况；针对厌食治疗措施无效时，重新评估患者营养状态、产生厌食原因，并尝试新的措施，即肠内营养（EN）和肠外营养（PN）。

口咽和消化道部位肿瘤的初诊患者以及晚期肿瘤患者，均应评估厌食是否已经发生及其程度，评判相关症状包括抑郁情绪、不适感、吞咽困难、恶心、呕吐、便秘等，并采取有效对症治疗，包括接受抗肿瘤治疗同时予以营养教育和应用刺激食欲药物，以增加能量和各种营养素摄入。大量文献支持改善食欲治疗具有临床意义，只是缺乏明确的质量标准。

二、肿瘤厌食发生机制及对营养及代谢的影响

（一）神经内分泌因素

胃肠道内分泌细胞产生多肽类短效作用信号，通过血液循环或迷走神经将饱腹感信号传导至中枢神经，增进胰腺代谢机能，产生饱腹感，调节膳食摄取量。而激素信号，如胰岛素、瘦素和脂连蛋白（脂肪组织产生），具有调节体脂、能量储存、能量平衡和维持体重的作用。胰岛素具有调节营养素吸收和储存、能量平衡的作用，大脑瘦素水平低下致下丘脑促食欲信号增强，刺激进食和抑制能量消耗。下丘脑弓形核接收和整合上述信号，调节人体能量摄取行为，此外，还有多种活性物质参与其中起着抑制或刺激进食的作用。

（二）肿瘤自身因素及治疗不良反应

肿瘤疾病相关因素、各种抗肿瘤治疗（化疗、放疗，以及消化道肿瘤根治术）不良反应，引起胃肠道功能紊乱、胃排空延迟、吸收不良，导致食欲下降、能量及营养素摄入不足。肿瘤疾病相关因素如上消化道梗阻、肠梗阻、恶液质、大量浆膜腔积液等，和肿瘤相关不良症状如疼痛、吞咽障碍、呼吸困难、高热、严重失眠、情绪低落/紧张等协同作用，导致中枢神经系统的进食调节功能紊乱，摄食调节功能紊乱又涉及中枢神经系统释放促炎性神经肽和其他神经递质之间的复杂关联。这些神经内分泌通路的失调直接导致饱腹感和厌食，甚至易怒。肿瘤诱导下丘脑神经元能量代谢改变，以及使患者大脑组织活性物质、细胞因子异常表达破坏下丘脑化学感受器，联合干扰饱足感调节，包括 5-羟色胺合成和释放增强。一方面，肿瘤细胞向循环系统释放引起厌食的活性物质，另一方面肿瘤本身诱导患者代谢异常致使宿主组织释放这类物质如肿瘤坏死因子、白细胞介素 1 和白细胞介素 6 等炎症因子和蛋白分解诱导因子，协调抑制食欲。研究发现，炎症因子长期抑制食欲作用与其模拟瘦素过度负反馈信号对下丘脑效应有关。

（三）心理因素

肿瘤患者大脑化学感受器改变引起相关心理危机，如无助感、失望，由此产生厌食和体重丢失，这种肿瘤厌食相关的社会心理影响越来越受到学者们关注，忧虑情绪与病灶部位或特定的社会环境相关，如头颈部肿瘤患者存在社会隔离感。家人与患者对于进食欲望和能力的认识差异，导致患者情绪低落，同时患者不良情绪对家人/护理者情绪的负性影响反馈性加剧患者不良情绪——"一种不良情绪互扰的恶性循环"，对护理者提供肿瘤厌食知识，以最优情绪状态服务患者。医学、营养学观点与不同生活习惯、饮食文化差异也造成患者进食观的歧义。对来自大脑化学感受器改变引起的心理危机和吞咽障碍的肿瘤厌食患者，采取针对性治疗措施具有较大的临床意义。

三、肿瘤厌食的处理

对于发生厌食或伴体重丢失的肿瘤患者、存在抑郁、疼痛、吞咽困难等引起厌食因素的肿瘤患者、肠功能障碍恢复期的肿瘤患者,为维护/改善肿瘤患者正常进食状态、改善肿瘤患者营养不良临床表现、保证肿瘤患者能量及营养素的摄取、维护机体免疫力、提升抗肿瘤治疗耐受力,需要多手段去除患者厌食因素、改善进食情况、保持患者身体良好的营养状况。

(一)评估、完善诊断

1. CA 发生及其评估 肿瘤厌食多源于抑郁、疼痛、吞咽困难、营养素吸收不良和抗肿瘤治疗/疾病相关肠功能障碍。确定肿瘤患者发生厌食,需要①了解相关症状如味觉改变、恶心、早饱(early satiety);②综合使用食欲相关症状量表进行调查;③系统分析营养状况、肿瘤学特征、心理情绪状态。依据"基于症状评估"问卷法和视觉模拟评分法(visual analogue scale, VAS)对肿瘤患者是否发生 CA 以及发生程度进行评估。"基于症状评估"问卷法提供定性信息,在患者回答表 6-2-1 中所有问题后,评出分值,最终分值≤24 分,即可确定为 CA。VAS 为半定量评估厌食程度,借鉴国外二十世纪的做法和国内癌性疼痛 VAS 评估思路,建议具体做法:使用一条长约 10cm 标尺,其一面标有 10 个刻度,两端分别为"0"分端和"10"分端,0 分表示食欲正常,10 分代表极度厌恶食物。使用时将有刻度一面背向患者,让患者在直尺上标出能代表自己对食物欲望程度的相应位置,医师根据患者标出的位置为其评分,临床评定以"0~2 分"为"正常食欲/基本正常进食者","3~5 分"为"轻度厌食","6~8 分"为"中度厌食",">8 分"为"重度厌食"。临床治疗前后使用同样的方法即可较为客观的做出评分,并对 CA 治疗的效果进行较为客观的评价。此法简单易行,较客观且敏感。

表 6-2-1 基于症状的肿瘤相关性厌食评估

	一点也不	一点	有些	不少	非常
我胃口很好	0	1	2	3	4
我吃的量足以满足我的需要	0	1	2	3	4
我担心我的体重	0	1	2	3	4
大多数食物我都不喜欢	4	3	2	1	0
我关心我看起来有多瘦	4	3	2	1	0
一旦我开始吃东西,我对食物的兴趣就会下降	4	3	2	1	0
我吃重口味或者油腻的食物有困难	4	3	2	1	0
我的家人或朋友强迫我吃东西	4	3	2	1	0
我最近经常呕吐	4	3	2	1	0
当吃东西的时候,我似乎很快就吃饱了	4	3	2	1	0
我胃部疼痛	4	3	2	1	0
我的整体健康状况正在改善	0	1	2	3	4

2. 营养状态评估(参见第 2 章)。

3. 肿瘤学因素评估 根据影像学检查,明确体内占位性病灶位置、数量和大小;利用病理学和分子生物学手段获得肿瘤的组织细胞学、蛋白和/或核酸水平生物特性；检测患者肿瘤标志物，评判肿瘤患者重要脏器组织功能。

4. 临床心理评估（clinical psychological assessment） 含观察、访谈（interview）和心理测验（psychological test）三个方面。每次观察时间为10～30分钟，根据情况一天多次或多天一次，观察记录患者不同情境下厌食相关目标行为；访谈是指医护与患者间有目的的会晤，与患者建立良好关系以便收集其他方法难以获得的信息，帮助患者认识其不正确行为并与之达成一致看法，指导和支持患者如何解决问题。访谈者的半定式访谈计划涵盖：姓名、年龄、性别、文化程度、职业、家庭成员支持情况、经济情况、诊断、病程、病情、进食情况描述等；心理测验是针对引起厌食心理的活动及情绪状态行客观描述的标准化测量。推荐症状自评量表（SCL-90）法，由90项心理或精神症状问题组成，包括9项因子：躯体化、强迫症状、人际关系敏感、抑郁、焦虑、敌对、恐怖、偏执和精神病性等。在患者病情相对稳定时给予其统一的指导，并请他们根据近一周各自的实际情况在不受影响环境下独立填写症状自评量表。对于文化程度较低者，由医师以中性不带任何偏向和暗示方式逐项目读给患者听，然后由患者作答。由受试者根据自己一周来的情况和症状严重程度采用1～5级评分：1为没有；2为轻度；3为中度；4为偏重；5为严重。

（二）治疗

肿瘤厌食治疗必须多模式，包括抗肿瘤/对症治疗和消除厌食因素、刺激食欲及针对炎症因子/活性物质药物治疗，营养代谢疗法及肠功能调节、运动及心理情绪调节。

1. 减瘤负荷/减症治疗 厌食由肿瘤疾病及其不良症状（甚至是肿瘤恶液质的伴随症状）引起，有效的原发病治疗可以长期改善患者食欲甚至去除肿瘤厌食症状。以"低毒高效"原则，据疾病种类、临床分期和分子遗传特征、患者状况等综合因素，选择适当的疗法并制订适宜的方案，并及时准确有效减缓引起厌食的所有不良症状及体征，包括疼痛、吞咽困难、高热、口腔炎、呼吸不畅、体腔积液、感染等，准确有效预防和处置抗肿瘤治疗（化、放疗，甚至手术）的各种不良反应，逆转肿瘤恶液质（参见第五章第五节）。

2. 刺激食欲降低炎症反应 甲地孕酮和糖皮质激素是临床常用食欲刺激药物。前者下调细胞因子合成、促合成代谢、改善食欲，起到短期内稳定患者体重的作用；后者抑制促炎介质表达，明显提升患者食欲，却不能增加患者体重，且不宜长期使用。胰岛素联合适量葡萄糖和钾离子静脉滴注，其他抑制促炎介质表达药物如沙利度胺、烟酰胺、环氧合酶-2抑制剂等，具提升食欲的效果。同时，注意及时准确消除体内的感染灶。

3. 营养代谢治疗及肠功能调节 对于肿瘤厌食患者首先实施饮食+营养教育，或者饮食+营养教育+ONS。疗效不佳者，选用TEN、TPN、PEN+PPN，均应联合代谢调理疗法。肠功能调节治疗推荐应用肠道动力药物和肠屏障维护药物如益生菌、谷氨酰胺颗粒。（营养疗法、代谢疗法以及肠功能调节具体方法，详见第四章四三节代谢调节疗法的临床规程章节。）

4. 心理情绪及运动调节 推荐肿瘤厌食患者接受社会心理多学科支持模式。内容包括个体化膳食指导和营养教育、指导和治疗吞咽障碍、社会心理支持、提供处理不良症状建议、制订有氧运动计划、药物治疗。提供信息是缓解肿瘤厌食情绪的重要环节，不过传递信息需要注意方式方法，推荐选择间接、婉转、循序渐进的方式和容易明白的方法，有限度告知患者疾病情况、治疗方法及其预期效果、不良反应，避免加剧患者不良情绪和对信息吸收的片面偏颇。有氧运动可提升肠动力，减少炎症因子表达，有效改善患者不良情绪。联合应用抗抑郁、安眠、镇静药物治疗。良好心理支持策略可使患者针对厌食的自我管理变为可能。

(三)疗效评价与随访

1. 疗效评价　采用"基于症状评估"问卷和 VAS 法对疗后患者 CA 及其程度再次评估,同时,针对营养状况、症状体征、心理因素行系统评估,查找分析。疗效评价指标包括①实验室参数:血常规、电解质、肝功能、肾功能、炎症参数(IL-1、IL-6、TNF、CRP)、白蛋白、前白蛋白、运铁蛋白、非酯化脂肪酸等,每周检测 1～2 次。②营养状况及肿瘤学指标:人体学测量参数、人体组成评定、生活质量评估、体能评估、症状体征评估、肿瘤病灶评估。每 4～8 周评估一次。③生存时间,每年评估一次。

2. 随访　所有肿瘤患者出院后均应该定期(至少每 3 个月一次)到医院门诊或接受电话随访。

(中国科学技术大学附属第一医院　李苏宜)

参 考 文 献

[1] FEARON K, STRASSER F, ANKER SD, et al. Definition and classification of cancer cachexia: an international consensus[J]. Lancet Oncol, 2011, 12(5): 489-495.

[2] VAINIO A, AUVINEN A. Prevalence of symptoms among patients with advanced cancer: an international collaborative study. Symptom Prevalence Group[J]. J Pain Symptom Manage, 1996, 12(1): 3-10.

[3] DEL FABBRO E, JATOI A, DAVIS M, et al. Health professionals' attitudes toward the detection and management of cancer-related anorexia-cachexia syndrome, and a proposal for standardized assessment[J]. J Community Support Oncol, 2015, 13(5): 181-187.

[4] CHAUDHRI O B, FIELD B C, BLOOM S R. Editorial: from gut to mind-hormonal satiety signals and anorexia nervosa[J]. J Clin Endocrinal Metab, 2006, 91(3): 797-798.

[5] BLUM D, OMLIN A, FEARON K, et al.. Evolving classification systems for cancer cachexia: ready for clinical practice?[J]. Support Care Cancer, 2010, 18(3): 273-279.

[6] REUTER S E, MARTIN J H. Pharmacokinetics of Cannabis in Cancer Cachexia-Anorexia Syndrome[J]. Clin Pharmacokinet, 2016, 55(7): 807-812.

[7] MUSCARITOLI M, ANKER S D, ARGILÉS J, et al. Consensus definition of sarcopenia, cachexia and pre-cachexia: joint document elaborated by Special Interest Groups(SIG)"cachexia-anorexia in chronic wasting diseases" and "nutrition in geriatrics"[J]. Clin Nutr, 2010, 29(2): 154-159.

[8] STUBBS R J, HUGHES D A, JOHNSTONE A M, et al. The use of visual analogue scales to assess motivation to eat in human subjects: a review of their reliability and validity with an evaluation of new hand-held computerized systems for temporal tracking of appetite ratings[J]. Br J Nutr, 2000, 84(4): 405-415.

[9] COOPER C, BURDEN S T, CHENG H, et al. Understanding and managing cancer-related weight loss and anorexia: insights from a systematic review of qualitative research[J]. J Cachexia Sarcopenia Muscle, 2015, 6(1): 99-111.

[10] IVO A, FRANS V, RICHEL L, et al. Validity of the beck depression inventory, hospital anxiety and depression scale, SCL-90, and hamilton depression rating scale as screening instruments for depression in stroke patients[J]. Psychosomatics, 2002, 43(5): 386-393.

第三节 恶心、呕吐

一、概述

恶心（nausea）、呕吐（vomiting）是恶性肿瘤患者常见的临床症状。呕吐是机体较为复杂的反射动作，其过程可分为三个阶段，恶心、干呕、呕吐。恶心是一种内脏不适感，可以伴或不伴呕吐，患者有将胃内容物经口吐出的感觉，常常会伴有头晕、心动过速、流涎增多等迷走神经兴奋症状，常常为呕吐的前兆。此时，近端胃部松弛，小肠开始强烈收缩。干呕时膈肌、腹肌同时收缩，但内容物不排出，干呕先于呕吐，有时持续时间较长。呕吐是指通过膈肌、腹部肌肉收缩，并在胃的强烈收缩运动下，使胃内容物或一部分小肠内容物不受控制地经口排出的过程。

恶心根据其严重程度可分为轻、中、重三级。轻度恶心表现为食欲减低，不伴有进食习惯改变；中度恶心是指经口摄食减少，不伴有明显的体重丢失、脱水或营养不良；重度恶心是指经口摄入能量和水分不足，需要鼻饲、全胃肠外营养。

呕吐根据其发作次数和对全身的影响分为轻、中、重、极重四个级别。轻度呕吐是指24小时呕吐发作1~2次，中度呕吐是指24小时呕吐发作3~5次，重度呕吐是指24小时呕吐发作6次以上，需要鼻饲、全胃肠外营养或住院。极重呕吐是指严重呕吐已经危及生命，需要紧急治疗。

长期呕吐的患者常常会出现厌食、脱水、电解质紊乱、酸碱失衡、营养不良等，使患者抗肿瘤治疗依从性降低、治疗中断或延误，严重影响患者的生存质量，缩短患者的生存期。对于晚期肿瘤患者，恶心、呕吐是短期生存的预测因子。

二、恶心、呕吐的发病原因及对营养及代谢的影响

（一）恶心、呕吐的发病原因

引起恶性肿瘤患者恶心、呕吐的原因很多，按照发病机制分为以下几类：

1. **肿瘤相关性呕吐** 无论原发或继发性肿瘤，累及至胃肠道、膈肌、肝脏、胆道、胰腺引起幽门梗阻、胃潴留、肝功能改变、十二指肠淤滞、肠道梗阻、腹膜炎等，均可出现恶心、呕吐；颅内原发性肿瘤与继发性肿瘤可导致颅内压升高，肿瘤骨转移导致高钙血症，可出现恶心、呕吐；部分肿瘤可以分泌一些异位激素，可引起内分泌、神经、消化、肾脏等系统发生病变，从而也可影响呕吐中枢，引发恶心、呕吐。

2. **治疗相关性呕吐** 多种抗肿瘤治疗，包括化疗、分子靶向药物治疗、止痛治疗、放疗以及手术等，都可能引起患者恶心、呕吐。

3. **精神因素相关性呕吐** 精神因素所致恶心、呕吐常与肿瘤患者心理社会因素有关，多发生于不愉快的环境或心理紧张的情况下，呈反复不自主的呕吐发作，常具有癔症性格。

4. **全身因素相关性呕吐** 由于肿瘤长期消耗，患者可出现电解质紊乱、酸碱平衡失调、肾功能不全、尿毒症、肝功能不全、低血糖等情况，均可引发恶心、呕吐。

（二）恶心、呕吐对营养及代谢的影响

对于短期及轻度恶心、呕吐患者而言，其营养代谢状态较基线水平并未发生太大变化。

但是对于长期及严重恶心、呕吐患者,通常会出现厌食、脱水、电解质紊乱、酸碱平衡失调甚至恶液质等营养代谢异常。恶心、呕吐患者的营养代谢特点主要为能量摄入减少、食物排出增多及机体消耗增加。

1. 能量摄入减少　患者出现恶心、呕吐时,由于胃肠道内容物及消化液经上消化道呕出,通常会刺激局部黏膜,发生口炎、胃肠道黏膜炎等,导致患者出现食欲减退、厌食。同时患者因惧怕再次出现恶心、呕吐的痛苦经历,主观不愿意摄入食物。因此,恶心、呕吐患者食物摄入量明显减少,导致机体能量来源不足。

2. 食物排出增多　患者出现长期及严重呕吐时,使得大量食物及消化液经口腔排出,而在未能及时补充液体时,极易发生脱水、低钠血症、低钾血症、代谢性碱中毒等电解质紊乱及酸碱平衡失调。同时当患者出现低钠血症、低钾血症等离子紊乱时会进一步加重恶心、呕吐及食欲减退,使机体的代谢过程呈现恶性循环。

3. 机体消耗增加　当患者处于恶心及呕吐前期时,机体通常表现为应激状态,常伴随皮肤黏膜血管收缩、瞳孔散大、心动过速、出汗、唾液分泌增加等交感神经及副交感神经兴奋症状,使得机体整体代谢水平升高,消耗增多。

长期及严重恶心、呕吐患者由于能量摄入减少、食物排出增多、机体消耗增加,极易发生营养不良,甚至恶液质。同时营养不良及恶液质状态会促进恶心、呕吐的发生,形成恶性循环。

三、处理

(一) 恶心、呕吐的对因处理

1. 肿瘤相关性恶心、呕吐　原发肿瘤侵犯导致恶心、呕吐,通过对原发病的治疗控制恶心、呕吐。如肿瘤压迫或局部侵犯导致胃肠道梗阻或胃肠功能紊乱引起的恶心、呕吐,需进行手术或化疗,及早解除梗阻缓解症状;颅内原发性肿瘤与继发性肿瘤导致颅内压升高引发的恶心、呕吐,可给予甘露醇、地塞米松等脱水治疗,也可根据情况给予局部手术或放疗;肿瘤骨转移高钙血症导致的恶心、呕吐,在积极降血钙治疗的同时,也可酌情对骨转移部位进行放疗。

2. 治疗相关性恶心、呕吐　多种抗肿瘤治疗,包括化疗、放疗以及手术等,都可能引起患者恶心、呕吐。

(1) 化疗所致恶心、呕吐:抗肿瘤药物所致呕吐主要取决于所使用药物的催吐风险。一般可将抗肿瘤药物分为高度、中度、低度和轻微4个催吐风险等级。

化疗所致恶心、呕吐的治疗原则:

①预防为主,在肿瘤相关治疗开始前,应充分评估呕吐发生风险,制订个体化的呕吐防治方案;②止吐药的选择,主要应基于抗肿瘤治疗药物的催吐风险、既往使用止吐药的经历以及患者本身因素;③对于多药方案,应基于催吐风险最高的药物来选择止吐药;联合应用多种止吐药能够更好地控制恶心和呕吐,特别是采用高度催吐化疗时;④在预防和治疗呕吐的同时,还应该注意避免止吐药物的不良反应。

具体治疗策略:

①高度催吐性化疗方案所致恶心和呕吐的预防,推荐在化疗前采用三药方案,包括单剂量 5-HT$_3$ 受体阻断药(如格拉司琼)、地塞米松和 NK-1 受体拮抗剂(如阿瑞匹坦)。②中

度催吐性化疗方案所致恶心和呕吐的预防,推荐第 1 天采用 5-HT$_3$ 受体阻断药联合地塞米松,第 2 天和第 3 天继续使用地塞米松。对于有较高催吐风险的中度催吐性化疗方案,推荐在地塞米松和 5-HT$_3$ 受体阻断药的基础上联合 NK-1 受体拮抗剂。③低度催吐性化疗方案所致恶心和呕吐的预防,建议使用单一止吐药物例如地塞米松、5-HT$_3$ 受体阻断药或多巴胺受体阻断药(如甲氧氯普胺)预防呕吐。④轻微催吐性化疗方案所致恶心和呕吐的预防,对于无恶心和呕吐史的患者,不必在化疗前常规给予止吐药物。⑤多日化疗所致恶心及呕吐的预防,5-HT$_3$ 受体阻断药联合地塞米松是预防多日化疗所致恶心、呕吐的标准治疗,通常主张在化疗期间每日使用第一代 5-HT$_3$ 受体阻断药,地塞米松应连续使用至化疗结束后 2~3 天。对于高度催吐性或延迟性恶心、呕吐高风险的多日化疗方案,可以考虑加入 NK-1 受体拮抗剂。

(2) 放疗所致恶心、呕吐:放疗所致恶心、呕吐的机制,一般认为是多因素共同作用的结果,其风险与照射部位、面积和分割剂量以及患者本身有关。在给予患者预防呕吐治疗前,应充分评估放疗所致恶心、呕吐的风险,酌情给予不同的个体化方案。

①全身放疗、全淋巴系统照射属高度催吐性风险,每次放疗前预防性给予 5-HT$_3$ 受体阻断药,并可考虑加用地塞米松。②全腹照射、上腹部照射属中度催吐性危险,每次放疗前预防性给予 5-HT$_3$ 受体阻断药,并可以短期应用地塞米松。③下胸部、盆腔(下腹部)、脊髓(背部)、头颈照射属低度催吐性危险,5-HT$_3$ 受体阻断药作为预防治疗或补救治疗。一旦出现呕吐进行解救治疗后,建议预防性应用 5-HT$_3$ 受体阻断药治疗直至放疗结束。④四肢、乳腺照射属轻微催吐性风险,多巴胺受体阻断药或 5-HT$_3$ 受体阻断药作为补救治疗。

(3) 肿瘤切除手术所致恶心和呕吐:术后恶心、呕吐的高危因素主要包括青年不吸烟女性、有晕动病或 PONV 病史、酗酒、使用阿片类或曲马多等镇痛药物。具备上述任何 1 种情况者即为低危患者,具备 2 种情况为中危患者,3 种或以上即为高危患者。

预防和治疗原则:

①对有危险因素的患者,应根据危险因素的多少酌情采用 1~3 种止吐药物进行预防;②无论是预防或治疗,不同作用机制的止吐药物合用,作用相加而不良反应无明显叠加,联合用药的防治作用均优于单一用药。

(4) 阿片类药物所致恶心、呕吐:恶心、呕吐是阿片类药物最常见的不良反应。呕吐中枢接受来自阿片、大麻素、5-HT$_3$、多巴胺 D2、甲氧氯普胺、胆碱能及组胺等多种受体组成的化学感应带的刺激,可能是阿片类药物导致恶心、呕吐的主要原因。

推荐以 5-HT$_3$ 受体阻断药、地塞米松或氟哌啶醇的一种或两种作为首选预防药。如果仍发生恶心、呕吐,可叠加另一种药物,或对顽固性恶心、呕吐加用小剂量吩噻嗪类药、抗胆碱药(东莨菪碱)或 NK-1 受体拮抗剂。

3. 精神因素所致恶心、呕吐　恶心、呕吐常与肿瘤患者心理社会因素有关,多发生于不愉快的环境或心理紧张的情况下,呈反复不自主的呕吐发作,常具有癔症性性格。极大的心理压力和焦虑恐惧紧张的情绪均可通过大脑及脑干激发呕吐,且肿瘤患者易产生悲观失望情绪,对治疗失去信心,所以做好心理疏导和心理护理十分重要。治疗过程中必须了解病情,熟悉治疗方案,掌握患者心理状态,给予合理指导,稳定患者情绪。护理心理、社会因素与肿瘤患者的存活质量和生存期具有明显的相关性,因而对于肿瘤患者的心理治疗尤为重要。苯二氮䓬类中枢神经抑制药(如阿普唑仑),可用于治疗精神因素所致恶心、呕吐。

(二)恶心、呕吐的营养疗法

长期呕吐的患者常常会出现厌食、脱水、电解质紊乱、酸碱失衡,导致营养不良等,降低患者抗肿瘤治疗的依从性,降低患者的生存质量,缩短患者的生存期,所以对于此类患者在预防和治疗恶心、呕吐的同时营养疗法也尤为重要。

1. 加强饮食护理,积极向患者宣传进食和增加营养的重要性。给予清淡易于消化的高营养、高维生素的流质或半流质饮食,以减少食物在胃内滞留的时间。食物要温热适中,偏酸的水果可缓解恶心。调整饮食方式,少食多餐,在治疗前后1~2小时避免进食。避免接触正在烹调或进食的人员,以减少刺激。呕吐频繁时,在4~8小时内禁饮食,必要时可延长至24小时,再缓慢进流质饮食。避免大量饮水,可选用肉汤、菜汤和果汁等,以保证体内营养的需要,维持电解质平衡。放化疗期间,宜合理搭配饮食,适当清淡,少食多餐,每日5~6次,在1天中最不易恶心的时间多进食(多在清晨)。进食前和进食后尽量少饮水。餐后勿立即躺下,以免食物反流,引起恶心。忌酒,勿食甜、腻、辣和油炸食品。少食含色氨酸丰富的食物,例如香蕉、核桃和茄子。

2. 对于恶心、呕吐频繁,完全不能经口进食的肿瘤患者,首先进行营养评估,确定其营养状态,根据患者不同的营养需求计算其能量需求。一般情况下根据患者承受的应激水平,通常为30~35kcal/(kg·d)。每日给予的蛋白质为1.5~2g/(kg·d)。对于高代谢应激的患者,非蛋白质能量与氮比(kcal/g)应在100左右。葡萄糖摄入应维持在中等量(每日不超过5g/kg),以避免高血糖及过量CO_2产生。对于总液体量、电解质、矿物质及维生素的摄入量需要根据患者身高、体重及患者一般情况确定,可给予鼻饲或者通过鼻肠管给予肠内营养。如果患者不能进食,又不适合肠内营养,应给予全胃肠外营养,补充每日所能量即必需营养元素。

(吉林大学白求恩第一医院 陈晓 李薇)

参 考 文 献

[1] ROSS D D, ALEXANDER C S. Management of common symptoms in terminally ill patients: Part I. Fatigue, anorexia, cachexia, nausea and vomiting[J]. Am Fam Physician, 2001, 64(5): 807-814.

[2] JORDAN K, GRALLA R, JAHN F, et al. International antiemetic guidelines on chemotherapy induced nausea and vomiting(CINV): content and implementation in daily routine practice[J]. Eur J Pharmacol, 2014, 722: 197-202.

[3] 中国抗癌协会肿瘤康复与姑息治疗专业委员会,中国临床肿瘤学会抗肿瘤药物安全管理专家委员会. 肿瘤治疗相关呕吐防治指南(2014版)[J]. 临床肿瘤学杂志, 2014, 19(3): 263-273.

[4] Coluzzi F, Mattia C. Management of chemotherapy-induced nausea and vomiting in patients receiving multiple-day highly or moderately emetogenic chemotherapy: role of transdermal granisetron[J]. Future Oncol, 2016, 12(16): 1865-1876.

[5] SEOL Y M, KIM H J, CHOI Y J, et al. Transdermal granisetron versus palonosetron for prevention of chemotherapy-induced nausea and vomiting following moderately emetogenic chemotherapy: a multicenter, randomized, open-label, cross-over, active-controlled, and phase Ⅳ study[J]. Support Care Cancer, 2016, 24(2): 945-952.

[6] KIM J E, HONG Y S, LEE J L, et al. A randomized study of the efficacy and safety of transdermal

granisetron in the control of nausea and vomiting induced by moderately emetogenic chemotherapy in Korean patients[J]. Support Care Cancer, 2014, 23(6): 1769-1777.

[7] LAGMAN R L, DAVIS M P, LEGRAND S B, et al. Common symptoms in advanced cancer[J]. Surg Clin North Am, 2005, 85(2): 237-255.

[8] RHODES V A, MCDANIEL R W. Nausea, vomiting, and retching: complex problems in palliative care[J]. CA Cancer J Clin, 2001, 51(4): 232-248; quiz 249-252.

[9] 李小梅, 董艳娟, 李慧莉. 晚期肿瘤患者恶心呕吐的诊治策略 [J]. 中国疼痛医学杂志, 2012, 18(10): 578-581.

[10] MURAKAMI M, HASHIMOTO H, YAMAGUCHI K, et al. Effectiveness of palonosetron for preventing delayed chemotherapy-induced nausea and vomiting following moderately emetogenic chemotherapy in patients with gastrointestinal cancer[J]. Support Care Cancer, 2014, 22(4): 905-909.

[11] DEEKS E D. Granisetron Extended-Release Injection: a review in chemotherapy-induced nausea and vomiting[J]. Drugs, 2016, 76(18): 1-8.

[12] KAZEMI-KJELLBERG F, HENZI I, TRAMÈR M R. Treatment of established postoperative nausea and vomiting: a quantitative systematic review[J]. BMC Anesthesiol, 2001, 1(1): 2.

[13] CHAWLA S P, GRUNBERG S M, GRALLA R J, et al. Establishing the dose of the oral NK1 antagonist aprepitant for the prevention of chemotherapy-induced nausea and vomiting[J]. Cancer, 2003, 97(9): 2290-2300.

[14] BOCCIA R V, GORDAN L N, CLARK G, et al. Efficacy and tolerability of transdermal granisetron for the control of chemotherapy-induced nausea and vomiting associated with moderately and highly emetogenic multi-day chemotherapy: a randomized, double-blind, phase Ⅲ study[J]. Support Care Cancer, 2011, 19(10): 1609-1617.

[15] 石汉平, 凌文华, 李薇. 肿瘤营养学 [M]. 北京: 人民卫生出版社, 2012.

第四节 早 饱

一、概述

肿瘤相关性早饱（cancer-related early satiety, CES）即肿瘤患者渴望进食，却在进食时因饱腹感不能进食，或仅能进食少量食物。发生 CES 可不伴厌食，多数主诉"厌食"的肿瘤患者，禁食条件下同正常人一样存在饥饿感，为典型的 CES 表现。判断 CES 是否发生及严重程度取决于进食量多少而非饥饿程度。

CES 为恶性肿瘤特征性"孤儿"症状，与厌食、体重丢失和味觉改变等同为恶性肿瘤的常见症状，女性较男性多见。CES 直接导致能量和营养素摄入减少，促进疾病进展，是肿瘤患者独立的不良预后因素。临床多见于消化道肿瘤、进展期肿瘤患者，肿瘤根治术后、感染、能量和营养素代谢异常患者，脑肿瘤占位患者等。CES 发生与肿瘤原发部位、化疗放疗之间无直接关联，化疗引起延迟性恶心、呕吐是早饱发生的诱因。

CES 的发生多源于厌食、胃轻瘫、胃顺应性降低、肠神经传入紊乱，与肿瘤厌食发生关系密切。因此，需要关注的诱发因素较多：胃肿瘤切除术后、能量和营养素代谢异常、感染、脑转移等 CES 诱发因素；糖尿病、中枢神经系统疾病、迷走神经切断术、系统性硬化等胃轻瘫诱发因素；抑郁、疼痛、吞咽困难、营养素吸收不良和抗肿瘤治疗/疾病相关肠功能障碍等肿瘤厌食诱发因素。至今尚无肿瘤症状评估工具适用于 CES 评估。胃瘫主要症状指数（gastroparesis cardinal symptom index，GCSI）是评估胃瘫症状的工具，可用于评估餐后饱胀感、早饱、恶心、呕吐和腹胀。目前可依据患者的临床表现，了解病史，如 CES 程度和频度、症状发生与进餐关系、症状与排便关系、进食量改变、体重下降及营养变化状况、胃肿瘤切除术病史及其他 CES 诱发因素，明确排除引起 CES 的器质性因素。根据 GCSI 症状评分明确是否发生 CES，并按 CES 严重程度计分（0~3 分）。0 分：无症状；1 分：症状轻，需注意才能感觉到；2 分：症状明显，进食量减少一半；3 分：症状重，仅少量甚至不能进食。按 CES 发生频率计分（0~3 分）。0 分：不发作；1 分：偶尔发作，1~2 次/10 次午晚餐；2 分：经常发作 3~5 次/10 次午晚餐；3 分：几乎/持续发作状态。症状积分 = 严重度 × 频度，积分≥2 的患者确定发生 CES。对于确定发生 CES 者，行胃排空、胃容纳功能和感知功能检查，评估胃动力和感知功能。固体试餐的闪烁扫描为测定胃固体排空功能的金标准。受试者摄入经过标记（标记物为核素 ^{99m}Tc-DTPA，或硫酸钡等）的食物，进食后通过闪烁扫描采集图像，计算胃排空时间；电子恒压器和饮水负荷试验既可测定胃容受性，也可测定胃敏感性，且相关性较好。饮水负荷试验属非侵入性，可多次重复，符合胃肠生理，通过饮水速度、饮水量及饮水过程中出现胃不适症状来评估胃容受性和敏感性。最后对肿瘤患者的营养状况、肿瘤学特征进行全面系统了解、分析和判断。

二、早饱的发生机制及对营养及代谢的影响

早饱的发生机制涉及中枢机制和周围机制，其最终的结局是患者能量和营养素摄入减少，发生各种营养相关不良事件。

（一）CES 的中枢发生机制

CES 发生的中枢性机制包括味觉变化、厌食及食物摄入昼夜节律变化。机体存在一种有力的负性反馈调节机制，调节能量摄入与消耗的平衡，维持正常体重。食欲信号生成中枢神经元位于内侧眶额叶大脑皮质，各种原因产生饱腹感可促使其产生对食物不愉悦甚至厌恶感，导致食物和能量摄入的减少。这种作用于中枢的饱腹感信号起源于摄入食物的数量和质量，也包括食物中的水和饮入水。特定感官饱（sensory-specific satiety）与进食行为相关舒适感有关，饱腹感发生前，食物口味多样性增加食物摄入量。嗅觉厌恶抑制食欲，口味、嗅觉变化均可增加饱腹感。源于中枢的食物厌恶信号直接导致 CES 的发生。CES 患者因进食和饮水受限临床易出现体重丢失、脱水。正常人白天饱腹感减少，食物摄入量较早晨增加 150%，尤其在下午和傍晚，而肿瘤患者白天食物摄入仅增加 60%，且早晨饱腹感较弱。下丘脑功能导致食物摄入方式昼夜间变化，罹患肿瘤疾病压力增加患者下丘脑促肾上腺皮质激素释放激素（corticotropin releasing hormone，CRH）分泌，加剧抑制胃蠕动、致食欲缺失、自主神经功能障碍、增加饱腹感，促进了 CES 发生发展，进一步减少能量及营养素的摄入，进而可出现营养不良及代谢失衡的表现。

（二）CES 的周围性发生机制

CES 发生的周围性机制包括胃适应性缺失、胃排空延迟、肠神经元感官信号改变。胃顺应性缺失可诱发 CES 并引起进食的终止。肠道高敏感性是诱导 CES 发生发展的重要机制，表现为对肠道内出现的生理性刺激产生不适感，对伤害性刺激表现出强烈反应，为肠道

平滑肌及胃肠黏膜对来自外界刺激的反应。胃肠道分泌激素多达40余种，作用于消化系统和中枢神经系统，调节肠胃运动力，肿瘤早饱可能与这些激素水平升高及其相应受体过表达，或者胃饥饿素（ghrelin）抵抗有关。胃饥饿素是胃表达的生长激素促分泌素，释放神经肽Y促胃动力，餐前至饱腹后1小时内达水平峰值。饥饿素水平与脂肪量和瘦素（leptin）水平呈负相关，正常生理水平可维持食欲。进展期肿瘤患者机体饥饿素水平增加，并与厌食和恶液质有关，同时发生饥饿素抵抗，导致患者食欲减退、食物摄入减少。十二指肠和胃腔自主运动的延迟受制于回肠中尚未吸收的营养素，称作回肠间歇（ileal break）。胰高血糖素样蛋白（glucagon-like protein，GLP-1）是针对脂肪和糖类的，由回肠分泌释放，其作用在于维系食物传送过程中的回肠间歇和延迟胃排空。幽门压力升高和胃胀能增加GLP-1分泌释放，诱导早饱发生和能量摄入减少，导致机体营养能量供给不足。

三、肿瘤早饱的处理

对于CES的处理过程应该包括系统评估、驱除CES诱发因素、营养疗法、胃功能调节和疗效评价（包括随访）四个方面。系统评估包含CES发生评估、胃功能评估、营养评估和肿瘤学因素评估。驱除CES诱发因素治疗措施有纠正异常代谢状态、抗感染治疗、治疗脑转移降低颅内压等CES易患因素，同时驱除吞咽困难、抑郁、疼痛、肠功能障碍等引起肿瘤厌食的不良症状和体征，以及针对肿瘤病灶的减积治疗；采用饮食+ONS+营养教育、肠内营养（EN）、肠外营养（PN）或EN+PN方法补充患者能量和营养素摄入不足；调节胃功能包括少食多餐，促胃肠动力药物如醋酸甲地孕酮或饥饿素改善胃肠动力和大麻素类药物减少CRH。

（一）一般性措施

帮助患者认识、理解病情，调整饮食结构和习惯，驱除CES和厌食的发病因素，提高患者应对症状的能力。可用于减少患者对食物厌恶和饱腹感的方法，包括少食多餐、适度增加脂肪餐量及进食低温食物等。

（二）食欲刺激药物

针对CES中枢性发生机制治疗可采用醋酸甲地孕酮、胃饥饿素改善食欲或大麻素类药物减少CRH。然而，单一食欲刺激剂可能加剧早饱症状严重程度，原因是通过刺激食欲换来食量增加与机体自身消耗食物生理能力相矛盾。

（三）促动力药物

促动力药物可明显改善进餐相关饱腹感。如多巴胺受体阻断药甲氧氯普胺具有较强的中枢镇吐作用，并能够增强胃动力，但因锥体外系反应这一不良反应而不宜长期大量使用。多潘立酮为选择性外周多巴胺D_2受体阻断药，不透过血-脑脊液屏障，无锥体外系不良反应，可增加胃窦和十二指肠动力，促进胃排空，明显改善CES症状。伊托必利通过拮抗多巴胺D_2受体和抑制乙酰胆碱酯酶活性，进而增强并协调胃肠运动。$5-HT_4$受体激动剂莫沙必利能改善CES症状，且未出现心脏严重不良反应事件。

（四）改善胃顺应性

运用可乐定、硝酸甘油、西地那非、舒马普坦可以改善并降低胃顺应性。

（五）降低小肠高敏感

阿西马多林系K受体激动剂，可有效改善CES症状，其机制正是改变肠感觉传入信号。及时维护肠功能，降低肠道通透性，改善直肠顺应性（及时处理放射性损伤等）。

（六）对抗胃肠激素异常分泌

缩胆囊素拮抗剂氯谷胺（lorglumide）能够有效对抗缩胆囊素诱导的饱腹感。外源性输注胃饥饿素可缓解CES症状。

（七）减瘤负荷、减症治疗、营养代谢疗法

参见本书第四章第三节肿瘤患者代谢调节疗法的临床规程。

（八）疗效评价与随访

参见本书第三章第八节。

（中国科学技术大学附属第一医院　李苏宜）

参 考 文 献

[1] SARHILL N, CHRISTIE R. Early satiety in advanced cancer: a common unrecognized symptom?[J]. Am J Hospice Palliat Care, 2002, 19(5): 305.

[2] WALSH D, DONNELLY S, RYBICKI L. The symptoms of advanced cancer: relationship to age, gender, and performance status in 1,000 patients[J]. Support Care Cancer, 2000, 8(3): 175-179.

[3] CAMILLERI M, PARKMAN H P, Shafi M A, et al. Clinical Guideline: Management of Gastroparesis[J]. Am J Gastroenterol, 2013, 108(1): 18-37.

[4] REVICKI D A, RENTZ A M, DUBOIS D, et al. Development and validation of a patient-assessed gastroparesis symptom severity measure: the Gastroparesis Cardinal Symptom index[J]. Aliment Pharmacol Ther, 2003, 18(1): 141-150.

[5] REVICKI D A. CAMILLERI M. KUO B, et al. Evaluating symptom outcomes in gastroparesis clinical trials: validity and responsiveness of the Gastroparesis Cardinal Symptom Index-Daily Diary (GCSI-DD)[J]. Neurogastroenterol Motil, 2012, 24(5): 456-463, e215-216.

[6] WILKINSON L L, BRUNSTROM J M. Sensory specific satiety: More than 'just' habituation?[J]. Appetite, 2016, 103: 221-228.

[7] Chambers A P, Sandoval D A, Seeley R J. Integration of satiety signals by central nervous system[J]. Curr Biol, 2013, 23(9): R379-R388.

第五节　胃　瘫

一、概述

（一）疾病简介

胃瘫（gastroparesis）是非机械性梗阻因素引起的以胃排空障碍为主要征象的胃动力紊乱综合征。胃瘫的主要临床症状为恶心、呕吐、早饱、餐后腹胀及腹部不适感。除消化道症状外，胃瘫患者还可出现以下合并症：水、电解质及酸碱平衡紊乱，能量摄入不足与体重丢失，血糖异常，胃食管反流，吸入性肺炎及胃石形成。

根据病因，胃瘫可分为医源性胃瘫、特发性胃瘫及糖尿病性胃瘫。其中，特发性胃瘫最为常见，多见于中青年女性，研究发现特发性胃瘫与病毒感染有一定的相关性。糖尿病性胃瘫是目前已知的、病因明确的最常见类型，其主要机制为卡哈尔间质细胞受损、减少。据

统计，1型糖尿病患者胃瘫的发生率为5%，2型糖尿病患者胃瘫的发生率为1%。医源性胃瘫主要是手术或药物引起的，常见于腹部手术后，尤其是胃癌根治术和胰十二指肠切除术后。

胃瘫的诊断目前尚无统一标准，但临床表现与辅助检查相结合，并排除机械性梗阻和消化性溃疡，是诊断胃瘫的主要手段。辅助检查方面，核素胃排空试验是目前诊断胃瘫的金标准。但检查过程中应排除其他影响胃排空的因素，如药物（麻醉类药物、抗胆碱药、胰高血糖素样肽及胰淀素类似物）和高血糖等。因此，检查前应停止上述影响胃排空药物的使用，至少48~72小时，并将血糖控制在15.3mmol/L以下。由于核素胃排空试验检查时间久，一般要求观察4小时以上，观察时间过短会降低诊断的准确性。因此，近年来一些新的检查技术也在不断发展，如无线动力胶囊胃镜、呼吸实验以及胃肠测压系统。这些新技术具有创伤小、检查方便、无放射性损伤等优点，但其诊断价值有待进一步的研究证实。此外，胃瘫应与功能性消化不良等胃肠综合征相鉴别，这类疾病在有胃排空障碍的同时，往往同时合并有胃黏膜感觉与胃容纳舒张功能障碍。

评估疾病的严重程度对于细化治疗至关重要。目前用于胃瘫分级的标准主要有：胃瘫主要症状指数（gastroparesis cardinal symptom index，GCSI），该量表源自患者上消化道症状评估量表（patient assessment of upper gastrointestinal symptoms，PAGI-SYM），由3个分量表（恶心、呕吐评估，餐后饱胀感评估及腹胀评估）组成，通过对过去2周的症状进行评分最终计算得到GCSI。另一种分级标准则相对简单，1级患者间断出现轻度症状，可通过饮食调整控制病情；2级患者则伴有中度症状，但没有体重丢失，也无须应用促胃肠动力药物及止吐药物控制病情；3级患者则无法经口获取营养，通常需要住院观察、药物治疗、营养支持，甚至内镜或手术治疗。

（二）胃瘫对营养及代谢的影响

1. 胃瘫本身对营养代谢的影响　胃瘫患者长期出现呕吐、早饱及腹胀等症状，造成患者摄食不足。机体对上述症状的应激反应使机体对能量、蛋白质、水、维生素及无机盐等的需要量明显增加；而摄食不足患者无法保证充足的营养供给，使患者的营养状况进一步恶化，机体处于严重的负氮平衡状态。上述因素导致胃瘫患者较易出现电解质紊乱以及微量元素的缺乏。部分胃瘫患者因为有呕吐症状，大量呕吐后容易出现脱水，同时丢失大量的胃酸和氯离子，因而引起代谢性碱中毒。

2. 胃瘫治疗手段对营养代谢的影响　胃瘫患者早期一般大多接受肠外营养（PN），肠外营养在提高和维持血浆蛋白质水平、改善营养状态、迅速纠正负氮平衡起着重要的作用。虽然肠外营养能够直接快速地为机体提供所需的营养物质，使患者短期内营养得到一定的补充，维持了机体的营养均衡，提高了机体抵抗疾病的能力；但静脉滴注葡萄糖、氨基酸和脂肪乳剂等肠外营养制剂使肠腔内缺乏营养物质，同时抑制胃肠动力及胆囊收缩，损害肠黏膜屏障，造成肠内细菌及毒素的移位，从而导致感染性并发症增加。另外，部分手术后的胃瘫患者需要长时间卧床休息及静脉输液，这限制了患者活动，也不利于胃肠道功能恢复；此外，部分患者由于长时间禁食并进行胃肠减压，肠道内没有营养直接供应，肠道本身就会发生营养不良，可出现医源性胃肠饥饿综合征。

二、营养筛查与评估

常用的评估方法有SGA和NRS 2002，具体可参见本书第二章。

三、营养干预

(一)适应证

胃瘫患者临床上需要进行营养疗法的适应证主要包括:

1. 3～6个月内体重丢失超过5%的胃瘫患者。
2. 常规饮食达不到预期体重(增加不明显甚或下降)的胃瘫患者。
3. 接受胃肠减压治疗的胃瘫患者。
4. 因反复出现以下症状而需要频繁住院治疗的胃瘫患者(不论体重丢失与否):①脱水;②糖尿病代谢性酸中毒;③难治性恶心、呕吐;④经常需要药物治疗、补液的胃瘫患者。
5. 因胃瘫导致总体生活质量下降的患者。

(二)能量

能量消耗评估对胃瘫患者极为重要。目前,适用于评估胃瘫患者能量需求的方法有:① Harris-Benedict 公式;②公斤体重计算法,每日供能需达到 25～30kcal/kg;③间接测量法。其中,间接测量法被认为是评估能量需求的金标准,但需要借助特殊的测量仪器,这在很多医疗机构无法实现。

(三)途径

研究发现,营养补给的途径不同,胃瘫恢复所需要的时间也不同。临床应用的营养途径有肠外营养和肠内营养。营养途径的选择一般根据胃瘫的程度及时期而定。轻至中度胃瘫一般主张经口进食,而重度胃瘫则选择肠内与肠外营养治疗。胃瘫发生的早期,常给予肠外营养疗法,但静脉滴注葡萄糖、氨基酸、脂肪乳剂可明显抑制胃肠蠕动。且肠外营养的临床要求严格,所需费用高,对周围浅静脉有一定的刺激,患者卧床输液时间更长,限制了患者活动,不利于胃肠道功能恢复。已有研究证实,肠内营养疗法是促进胃肠功能恢复,维持黏膜完整性和免疫能力、减少并发症的重要措施。胃瘫患者及早行肠内营养可加快胃瘫的恢复,提高生活质量,减轻痛苦。

肠外营养有经中心静脉和周围静脉两种方式。一般而言,因胃瘫患者营养需求量大,营养支持时间较长,建议行中心静脉营养。目前经外周静脉穿刺的中心静脉导管(PICC)技术已成为长期静脉营养支持及用药的一条方便、安全、快捷、有效的静脉通路。

肠内营养有经口摄入、留置空肠营养管和肠造口等方式。经口摄入是相对较适合的,胃瘫患者应遵从营养师的建议,经口少量多次摄入低脂肪和高可溶纤维的营养餐,一日可进食 4～5 次;对于不能耐受固体食物的患者,建议使用液状食物;如果经口摄入不可用,留置肠内营养管能够改善患者的症状。胃瘫患者小肠功能尚存,因此肠内营养管只需放置到功能正常的空肠即可。对于胃手术后患者,留置过程中应注意避免损伤吻合口。置管成功后 24 小时即可进行肠内营养。肠内营养初始阶段需结合肠外营养,当患者可耐受后逐渐减少肠外营养的量,直至全部应用肠内营养,此过程需要 3～7 天。空肠营养管可以术前预防性的留置,也可以经胃镜下置入鼻肠管或经 X 线透视下插入鼻肠管。在毕 I 式吻合一般要求空肠营养管前端至十二指肠水平部或空肠起始部,而毕 II 式及 Roux-en-Y 吻合则要求放置在输出袢内,距胃空肠吻合口 20～30cm 或空肠-空肠吻合口下方 10cm 处,放置合适后,胶布固定于鼻腔外。肠造口因操作较复杂,创伤性大,目前已较少应用。近年来研究发现,肠内营养治疗是治疗胃瘫的一个有效措施,与肠外营养治疗相比,费用明显减少。

（四）制剂与配方

肠外营养制剂主要包括氨基酸、脂肪乳、葡萄糖、维生素和微量元素等。近几年免疫调节型营养素如谷氨酰胺、ω-3 脂肪酸等也引起了临床医师的重视。此外，要注意各种营养素的比例及需要量，蛋白质 1.0～1.5g/kg，糖脂能量比为 1:1，热氮比为（100～150）:1。肠内营养制剂分为家庭匀浆膳制剂、标准聚合物制剂（整蛋白型）、要素制剂（氨基酸及水解蛋白型）、特殊疾病型制剂。肠内营养制剂可用整蛋白型如瑞素、能全力，亦可用要素制剂，包括氨基酸型如维沃等、水解蛋白型如百普力等；肠内营养输注应该循序渐进，量由少到多，速度由慢到快，可减轻以至避免腹胀、腹泻等症状。

四、疗效评价

参见本书第三章第八节。

五、随访

胃瘫的慢性病程对患者的行为、精神状态及社会生活等方面产生不同程度的影响。因此，在随访过程中除了对疾病本身与营养状态的评估外，患者的心理状态也应成为我们随访的重要内容。参见本书第三章第八节。

六、家庭营养教育与饮食指导

1. 体重管理　体重与胃瘫的关系目前尚缺乏有力的循证医学证据。但肥胖是糖尿病的重要危险因素之一。因此，糖尿病性胃瘫患者需要控制体重、避免肥胖，这也可能有利于控制血糖水平与胃瘫症状，缩短病程。

2. 膳食管理　在胃瘫的膳食影响因素上，目前没有高级别循证医学的证据。但合理的膳食有利于改善胃瘫患者的营养状况，减轻胃瘫症状。高纤维食物、动物脂肪及植物油等易抑制胃排空，加重胃潴留。因此，饮食中应避免添加高纤维、高脂食物。吸烟与饮酒同样会导致胃排空障碍，胃瘫患者应禁止吸烟与饮酒。相较于固态食物，流质饮食更容易排空，因此，胃瘫患者尽量接受流质饮食。此外，食物颗粒的大小以及进食的频次也是胃瘫患者应注意的内容，少量多餐，经口食物要充分咀嚼，多进食少渣食物有利于缓解胃瘫的症状。

近来研究发现，当归、姜、薄荷、薰衣草及白屈菜等草本植物有促进消化、缓解胃瘫症状的作用。因此，适当摄入这类食物是有益的。也有研究认为，维生素 B_{12}、维生素 D、维生素 E、维生素 K、叶酸、铁及维生素 B_1 等有利于胃肠功能的恢复，胃瘫患者可适当增加这类食物的摄入。

（广西医科大学第一附属医院　陈俊强　王震　吴向华）

参 考 文 献

[1] CHOUNG R S, LOCKE G R, SCHLECK C D, et al. Risk of gastroparesis in subjects with type 1 and 2 diabetes in the general population[J]. Am J Gastroenterol, 2011, 107（1）: 82-88.

[2] KUO B, MCCALLUM R W, KOCH K L, et al. Comparison of gastric emptying of a nondigestible capsule to a radio-labelled meal in healthy and gastroparetic subjects[J]. Aliment Pharmacol Ther, 2008, 27（2）: 186-196.

[3] REVICKI D A, RENTZ A M, DUBOIS D, et al. Development and validation of a patient-assessed gastroparesis symptom severity measure: the gastroparesis cardinal symptom index[J]. Aliment Pharmacol Ther, 2003, 18(1): 141-150.

[4] SADIYA A. Nutritional therapy for the management of diabetic gastroparesis: clinical review[J]. Diabetes Metab Syndr Obes, 2012, 5: 329-335.

[5] PARRISH C R. Nutritional considerations in the patient with gastroparesis[J]. Gastroenterol Clin North Am, 2015, 44(1): 83-95.

[6] BOURAS E P, VAZQUEZ ROQUE M I, ARANDA-MICHEL J. Gastroparesis: from concepts to management[J]. Nutr Clin Pract, 2013, 28(4): 437-447.

[7] 王月, 龙锦. 肠内及肠外营养在根治性远端胃大部切除术后胃瘫治疗中的作用[J]. 世界华人消化杂志, 2013, 21(15): 1417-1420.

[8] CAMILLERI M, PARKMAN H P, SHAFI M A, et al. Clinical Guideline: management of gastroparesis[J]. Am J Gastroenterol, 2013, 108(1): 18-37.

[9] 赵占吉, 王国良, 李轩, 等. 肠内营养在腹部手术后胃瘫治疗中的应用[J]. 肠外与肠内营养, 2010, 17(3): 166-167.

[10] PETRAKIS I E, KOGERAKIS N, VRACHASSOTAKIS N, et al. Hyperglycemia attenuates erythromycin-induced acceleration of solid-phase gastric emptying in healthy subjects[J]. Abdom Imaging, 2002, 27(3): 309-314.

第六节 肿瘤合并贫血

一、概述

贫血是指人体外周血红细胞容量减少,低于正常值下限的一种疾病,临床上常用血红蛋白浓度来进行诊断。2012年国内的调查显示,肿瘤患者贫血发生率约为60%,其中轻度贫血40%、中度贫血16%、重度贫血3.5%、极重度贫血0.8%。贫血发病率较高的肿瘤分别为消化道癌、乳腺癌、肺癌等,发病率都在65%以上。由于贫血可对肿瘤患者抗肿瘤治疗的疗效、生活质量及生存期产生严重负面影响,而贫血的合理治疗可改善患者的生活质量和临床结局,因此,应引起临床足够重视。

世界卫生组织(world health organization, WHO)、美国国家癌症研究所(national cancer institute, NCI)及中国临床肿瘤学会(Chinese society of clinical oncology, CSCO)根据临床实践对贫血诊断及严重程度分级制订了诊断及分级标准(表6-6-1)。

表6-6-1 贫血诊断严重程度分级

分级	血红蛋白^1/g/L	血红蛋白^2/g/L
0级(正常)	≥110	正常值(女性≥110,男性≥120)
1级(轻度)	95~<110	100~<正常值
2级(中度)	80~<95	80~<100
3级(重度)	65~<80	65~<80
4级(极重度)	<65	<65

注:1. 世界卫生组织(WHO)标准;2. 美国国立癌症研究所(NCI)及中国临床肿瘤学会(CSCO)标准。

二、肿瘤合并贫血的病因及对机体的影响

（一）肿瘤合并贫血的发生原因及机制

肿瘤合并贫血的病因和机制比较复杂，通常是多因素联合作用导致血红蛋白生成不足、破坏或丢失增加的结果。主要分为肿瘤相关和非肿瘤相关性贫血两种。因此，应根据病因进行鉴别诊断及治疗才能有的放矢。其中，肿瘤相关性贫血（cancer related anemia，CRA）通常指肿瘤相关炎症或肿瘤相关治疗等导致机体铁代谢障碍或骨髓抑制（主要是放、化疗）导致的贫血。CRA 的常见原因包括①放化疗不良反应：主要由于化疗药、放疗及肿瘤累及骨髓等原因导致骨髓造血功能障碍，红细胞生成绝对减少，造成贫血。②炎症状态：也是 CRA 的重要原因，主要由于肿瘤患者体内白介素 1（IL-1），肿瘤坏死因子（TNF）等炎症因子分泌增加，机体对红细胞生成素（EPO）反应下降，导致铁原子的转运、吸收及利用障碍，引起功能性缺铁性贫血。③营养缺乏：肿瘤患者由于多种原因导致摄入减少、消化吸收功能障碍等，导致铁、叶酸和维生素 B_{12} 等造血原料的绝对或相对缺乏，造成贫血。研究显示，肿瘤患者缺铁性贫血发生率较高而叶酸、维生素 B_{12} 缺乏性贫血发生率较低，meta 分析显示，32%～60% 的肿瘤患者存在绝对性铁缺乏。一项国外的研究显示，肿瘤患者叶酸及维生素 B_{12} 缺乏的比例不足 10%。④失血：消化道肿瘤及大手术等可能导致机体慢性或急性失血，造成血细胞丢失增加，导致贫血。⑤溶血：恶性肿瘤患者单核-吞噬细胞过度活跃产生自身红细胞抗体及肿瘤细胞产生某种溶血性产物，造成红细胞破坏增加，导致贫血。B 细胞淋巴瘤患者比较常见此类贫血。前两者是肿瘤相关性贫血的直接原因，后三者是瘤相关性贫血的间接原因。

（二）贫血对肿瘤患者的影响

贫血除了影响抗肿瘤治疗疗效，还严重影响肿瘤患者生活质量。研究发现，贫血会加剧肿瘤乏氧，产生影响肿瘤播散的蛋白质组学改变，刺激血管新生因子高表达，导致肿瘤进展，影响患者的预后。有研究表明，贫血使肿瘤患者总体的死亡风险增加 65%。此外，相对于其他非肿瘤的慢性贫血患者，肿瘤患者更易出现症状，在轻度血红蛋白下降时即可能出现乏力、头晕、食欲下降等症状。贫血患者的乏力是一种慢性持续的疲劳感，与活动的强度不成比例，并且很难在休息后获得满意的缓解。研究显示，抗肿瘤治疗期间患者的乏力发生率约为 70%，严重影响患者生活质量。因此，原则上，Hb 低于 80g/L 时，不建议肿瘤患者进行化疗治疗。

三、处理

肿瘤合并贫血常见的治疗方法包括补充造血原料，红细胞生成素（erythropoietin，EPO）及输注红细胞治疗等。肿瘤合并贫血的治疗目标为"提高生活质量，降低红细胞输注需求"。

肿瘤合并贫血的鉴别诊断可依据病史、实验室检查指标、治疗史、膳食调查等进行。若患者正在进行骨髓放疗，则应考虑患者是否存在骨髓抑制性贫血；而胃大部切除术后由于胃容量减少及内因子缺乏，导致营养摄入及吸收减少，易造成铁及维生素 B_{12} 缺乏性贫血。实验室检查对于明确贫血的原因起关键作用，常见的贫血检测指标包括血清铁离子、血清铁蛋白（serum ferritin，SF）和运铁蛋白饱和度（transferrin saturation，TSAT）、叶酸、维生素 B_{12} 及 C 反应蛋白等。

缺铁性贫血诊断除血常规检查符合小细胞低色素贫血的标准外，尚需符合 SF<30μg/L 且 TSAT<20%。而如果检查发现 SF 正常、TSAT≥20%～50%、铁蛋白>800μg/L 或 CRP 高于正常，则应考虑患者是否属于炎症导致的功能性铁缺乏性贫血。

（一）营养治疗

肿瘤合并贫血患者常常合并多种造血原料缺乏，因此，此类患者在接受贫血治疗前常常需要检测铁代谢（SF、TSAT）及叶酸、维生素 B_{12} 等指标。轻度缺铁性贫血可以食疗（表6-6-2），中度以上可加上口服或静脉补铁治疗。对于炎症导致的功能性铁缺乏，可考虑采用静脉补铁或联合 EPO 治疗。大细胞性贫血建议检测叶酸及维生素 B_{12} 等指标，针对缺乏情况予以治疗。MG 研究发现，CRA 患者静脉补铁治疗效果好于口服补铁治疗。一般轻度缺铁性贫血每周1次给予静脉铁 100mg，2周左右可恢复正常，重度贫血一般治疗4周后检测，如 Hb 上升，可连续给药，直至缺铁性贫血及状态恢复。治疗过程中应注意监测铁代谢情况，如果 TSAT≥50% 或铁蛋白>800μg/L，应停用铁剂。由于铁剂可能导致过敏及影响机体免疫力，须在医护人员监护下进行治疗，在给予静脉铁之前应先做皮试，活动性感染患者应慎用或停用。

表 6-6-2 常见造血原料的食物来源

造血原料	常见的食物来源
铁	动物血、动物肝脏、里脊肉、禽肉、鱼类
维生素 C	柑橘、橙子、猕猴桃、鲜枣等新鲜水果
叶酸	绿叶菜、豆类
维生素 B_{12}	动物性食品，纳豆，豆豉
蛋白质	鸡蛋、鱼虾、畜禽肉、奶及其制品、大豆及其制品
其他	阿胶、大枣

（二）红细胞生成素类（EPO）治疗

EPO 主要是肾脏内的管旁间质细胞分泌的一种重要激素，其基本生理功能是促进骨髓中红细胞系增殖、分化、成熟和释放。我国 CSCO 的《肿瘤相关性贫血临床实践指南》推荐 EPO 治疗的适应证主要为肿瘤相关性贫血（CRA）患者（炎性及化疗相关性贫血，排除非姑息治疗的实体肿瘤患者）。EPO 治疗的主要目的是改善患者生活质量，减少输血比例。有研究显示，EPO 治疗后，CRA 肿瘤患者疲劳感减轻、抑郁好转、生活质量明显改善、血液输注显著降低。因此，如果患者存在 CRA 的可能性较大，可考虑 EPO 治疗。

由于 EPO 可轻微增加血栓发生率，可能影响实体瘤非姑息治疗患者总生存时间，因此，使用 EPO 前必须权衡其利（快速升红蛋白、减少输血）与弊（血栓、缩短生存期及增加感染的风险），应谨慎使用并设立合理的目标值，尽量采用能有效升高 Hb 的相对保守剂量。启动 EPO 治疗的 Hb 初始值应≤100g/L，目标值为110～120g/L。

患者正在进行化疗，贫血持续时间预计或已经超过3个月的肿瘤患者，EPO 的推荐剂量为 150IU/kg 或 10 000IU，每周3次，皮下注射，1个疗程4～6周。治疗过程中需评价疗效，并调整剂量。Hb 目标值为 100～120g/L。EPO 治疗4～6周后无反应或 Hb 持续下降，应调整 EPO 剂量或考虑输血治疗。任何情况下 Hb≥120g/L 应停用 EPO 治疗。另外，开始 EPO 治疗前需要纠正铁缺乏（补铁流程见图6-6-1）。

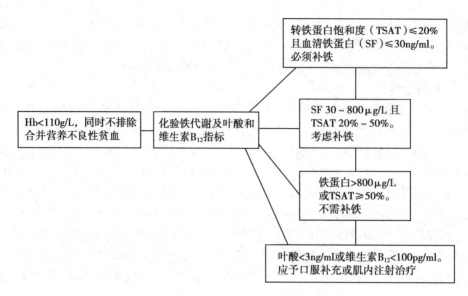

图 6-6-1 肿瘤合并营养相关性贫血诊疗流程

(三)输血治疗

中国临床肿瘤学会(CSCO)《指南》推荐,输血治疗的适应证包括患者存在重度贫血 Hb<60g/L,同时有明显乏氧症状,或合并冠心病等疾病,或急需放化疗等患者。CRA 患者的 Hb 水平未下降至 70~80g/L 之前,原则上不考虑输血治疗。

由于输血治疗有过敏、溶血反应、感染、铁负荷过量及血容量超负荷等问题。因此,CRA 患者的输血治疗需遵循恰当时机和合理的目标值,不同临床情况的患者,其输血后的目标值也有所不同。由于 CRA 患者输全血可能增加肿瘤复发风险,因此首选浓缩红细胞或洗涤红细胞。

四、CRA 营养诊疗规程

所有肿瘤患者在治疗开始前应该进行贫血筛查,筛查发现贫血应进一步评价贫血可能的原因,并在排除出血、溶血、营养不良、肾功能不全等其他原因导致的贫血后,再考虑肿瘤化疗、放疗导致的贫血及炎性贫血。怀疑营养不良性贫血患者应进行铁代谢、白蛋白及叶酸、维生素 B_{12} 检测,如果存在造血原料缺乏应在其他治疗开始前进行纠正。CRA 相关临床诊疗规程详见我国 CSCO 专家组制订的《肿瘤相关性贫血临床实践指南》。

(北京大学肿瘤医院　方玉,吉林大学白求恩第一医院　李昱瑛　李薇,
天津市南开医院　陈鄢津)

参 考 文 献

[1] 中国临床肿瘤学会肿瘤相关性贫血专家委员会. 肿瘤相关性贫血临床实践指南(2015-2016 版)[J]. 中国实用内科杂志,2015,35(11):921-930.

[2] 李昱瑛,李薇. 肿瘤相关性贫血的治疗. 肿瘤代谢与营养电子杂志[J],2015,2(1):26-28.

[3] Gilreath J A, Stenehjem D D, Rodgers G M. Diagnosis and treatment of cancer-related anemia[J]. Am J Hematol,2014,89(2):203-212.

[4] BIRGEGARD G. A AAPRO M.S.B BOKEMEYER C. Cancer-Related Anemia: Pathogenesis, Prevalence and Treatment[J]. Oncology, 2005, 68 (Suppl 1): 3-11.

[5] CARO J J, SALAS M, WARD A. Anemia as an independent prognostic factor for survival in patients with cancer: a systemic, quantitative, review[J]. Cancer, 2001, 91 (12): 2214-2221.

[6] AAPRO M, OSTERBORG A, GASCON P, et al. Prevalence and management of cancer-related anaemia, iron deficiency and the specific role of i.v.iron[J]. Ann Oncol, 2012, 23 (8): 1954-1962.

[7] STEENSMA D P, SLOAN J A, DAKHIL S R. Phase Ⅲ, randomized study of the effects of parenteral iron, oral iron, or no iron supplementation on the erythropoietic response to darb epoetin alfa for patients with chemotherapy-associated anemia[J]. J Clin Oncol, 2011, 29 (1): 97-105.

[8] Experts Committee on Cancer-Related Anemia, Chinese Society of Clinical Oncology (CSCO). Clinical practice guidelines on cancer related anemia (2012—2013 edition)[J]. Chin Clin Oncol, 2012, 1 (2): 18.

第七节 便 秘

一、概述

便秘（constipation）是一组症状而不是一种疾病，表现为排便费力、大便干硬、排便困难或排便频次少（每周排便少于3次）。便秘在普通成年人检出率为3%～11%，在进展期恶性肿瘤患者中的发生率为50%左右，阿片类药物相关性便秘大约40%。各种恶性肿瘤便秘发生率由高到低依次为胃肠癌、妇科恶性肿瘤、食管癌、乳腺癌、肺癌、肝胆癌等。研究显示，便秘严重影响肿瘤患者的生活质量、营养状况，也与导致心脑血管病事件的发生风险升高有关。因此，应该引起医务人员及患者的足够关注。

便秘根据病因主要分为功能性便秘和器质性便秘两大类。功能性便秘是便秘的主要类型，包括指除外器质性疾病及药物因素外的各种便秘，功能性便秘又分为慢传输型便秘（slow transit constipation，STC）、排便障碍型便秘（defecatory disorder，CTT）、混合型便秘、正常传输型便秘（normal transit constipation，NTC）。慢传输型便秘主要症状为排便次数减少，大便干硬；排便障碍型便秘主要表现为排便费力，排便不尽感，肛门直肠堵塞感。根据便秘一般处理能否好转、是否需用药或少用药、是否影响生活等，分为轻、中、重度便秘。目前，慢性功能性便秘诊断标准可参考 Rome Ⅳ 标准（表6-7-1）。

表6-7-1 慢性功能性便秘诊断标准（Rome Ⅳ）

1. 便秘应包括下列2项或2项以上症状：
   —至少25%的排便感到费力；
   —至少25%的大便干硬（Bristol 1-2型）；
   —至少25%的排便有不尽感；
   —至少25%的排便有肛门直肠梗阻感和/或堵塞感；
   —至少25%的排便需手法辅助；
   —每周排便少于3次；
2. 不用泻药时很少出现稀便；
3. 不符合肠易激综合征的诊断标准。
以上症状出现至少6个月，且近3个月症状符合以上诊断标准。

二、便秘的发生原因及对机体营养代谢的影响

(一)便秘的发生原因及机制

肿瘤患者便秘的原因比较多,包括饮食摄入减少、药物不良反应、肠道肿瘤复发、甲状腺癌、腹腔转移癌、糖尿病控制不良等。主要分为功能性、器质性及药物性便秘三大类。

1. 功能因素

(1) 运动因素:肿瘤患者长期卧床缺乏运动性刺激,导致肠蠕动减慢。

(2) 饮食营养因素:肿瘤患者由于各种原因进食减少,饮食过于精细、缺乏食物纤维,导致粪便体积减小,对肠道刺激减少。而严重营养不良导致维生素 B_1 缺乏、低钾血症、低钠血症等也可引起肠动力不足。

(3) 精神心理因素:恶性肿瘤患者的焦虑、抑郁和紧张等消极心理因素,可引起自主神经功能紊乱,影响胃肠道的蠕动和分泌功能,增加盆底肌的紧张度。

(4) 生理因素:老年肿瘤患者由于肌肉丢失,肠管的张力和蠕动减弱。

2. 器质性因素

(1) 胃肠道及腹盆腔肿瘤导致机械性梗阻。

(2) 内分泌或代谢性疾病,如长期控制不良的糖尿病、甲状腺功能减退等可影响肠道平滑肌动力,导致便秘。

3. 药物因素 肿瘤患者临床常用的许多药物可导致便秘的发生,如阿片类药、化疗药、抗抑郁药、止泻药、止吐药、非甾体抗炎药等。

(1) 阿片类药物可造成胃肠道平滑肌痉挛,引起胃排空延迟,胃肠道腺体分泌减少和中枢抑制,导致排便反射迟钝、粪便硬结,是晚期肿瘤患者常见的便秘原因。

(2) 某些化疗药如长春新碱类、紫杉醇类、阿糖胞苷等的神经毒性作用于胃肠道平滑肌,使肠蠕动减慢。再加上 5-羟色胺等止吐药的使用进一步抑制胃肠蠕动,可致胃肠道功能紊乱,引起便秘。

(3) 部分便秘患者泻药使用不当,如长期过量服用缓泻剂或刺激性泻药,导致肠道黏膜损害、平滑肌萎缩及神经损害,使药物的敏感性降低,产生依赖和药物耐受,引起慢性便秘。

(二)便秘对机体营养代谢的影响

研究显示,便秘常常影响患者生活质量,包括躯体和心理的不适感明显,患者容易感到困扰、焦虑、抑郁、自信心下降等,严重时可导致食欲下降、早饱,影响患者进食。而治疗便秘的多种药物也可能对患者的营养代谢造成一定影响,如刺激性泻剂可以引起水电解质紊乱,长期应用还可以引起结肠黏膜黑变病;润滑性泻药可以引起脂溶性维生素及钙、磷的吸收障碍;长期应用渗透性泻药可引起水电解质紊乱等。

三、肿瘤合并便秘的处理

肿瘤合并便秘首先应根据病史、治疗史、用药史、实验室检查、肠道功能检查等进行鉴别诊断,其中,应注意排除器质性病变导致的便秘,以免延误治疗,其报警征象包括便血、粪潜血试验阳性、贫血、消瘦、明显腹痛、腹部包块、结直肠癌、有肠息肉史和结直肠癌家族史的患者。如果无法排除器质性疾病,则有必要进行影像学及结肠镜检查。而止痛药及化疗药导致的便秘,应与便秘型肠易激综合征(irritable bowel syndrome with constipation,IBS-C)相鉴别。

有明确病因的首先对因治疗,其次可对症治疗。轻中度便秘首选生活方式调整及补充膳食纤维治疗,中重度便秘通常采用生活方式调整联合通便药治疗或心理干预等其他治疗。

(一)生活方式调整治疗

合理膳食、多饮水、多运动、建立良好的排便习惯是慢性功能性便秘的基础治疗措施。

1. 合理膳食(表6-7-2)

(1)平衡饮食基础上增加纤维素和水分的摄入,避免辛辣刺激的食物。

(2)推荐每日摄入膳食纤维25~30g,每日饮水1.5~2.0L。

2. 有氧运动

(1)每日有氧运动及其他形式的活动30分钟以上,利于促进肠道蠕动。

(2)对于久病卧床、运动少的老年患者也要鼓励其增加肢体活动。

3. 排便习惯

(1)结肠活动在晨醒和餐后时最为活跃,建议患者在晨起或餐后2小时内尝试排便。

(2)排便时集中注意力,减少外界因素的干扰。此外,跟随便意及时排便也很有用。

表6-7-2 便秘的食物宜忌

适宜的食物:
1. 白开水、淡茶水每日8~10杯(1杯200ml)。
2. 全谷类及豆类食物:全麦馒头、燕麦、小麦胚芽、玉米、藜麦、薏米、杂豆、鲜豆等。
3. 利于改善便秘的水果:木瓜、橙子、李子、西梅等。
4. 富含益生菌的酸奶,建议饭后30min内摄入,可适量加入亚麻油。
不适宜的食物:
1. 辛辣刺激的食物:干红辣椒、胡椒、花椒。
2. 可能会加重便秘的水果及坚果:番石榴、放熟的香蕉、腰果。
3. 过度产气的食物:干豆、豆浆等。

(二)药物治疗

生活方式调整无效后可考虑使用通便药,并依据循证医学证据、安全性、药物依赖性以及价效比进行选择。一般优先选择容积性或渗透性泻药,使用4周无效后再选择刺激性或促动力药,应尽量避免长期使用刺激性泻药。

1. 容积性泻药(膨松药) 通过滞留粪便中的水分,增加粪便含水量和粪便体积从而起到通便作用,服药时应补充足够的液体。常用药物有可溶性膳食纤维、欧车前等。指南建议,除非肠道不耐受或严重的肠动力障碍,补充可溶性膳食纤维对于大多数便秘患者都是合理的一线治疗。补充膳食纤维素的注意事项:①建议逐渐增加纤维素的摄入量,以免引起腹胀、腹泻等不适;②如患者有发生肠梗阻的危险或已经发生肠梗阻,应限制纤维素的摄入;③只有在患者保证足量液体摄入量的前提下才鼓励患者摄入纤维素;④逐渐增加纤维素的摄入量来改善肠道对纤维素的耐受性。

2. 渗透性泻药 可在肠内形成高渗状态,吸收水分,增加粪便体积,刺激肠道蠕动,可用于轻、中度便秘患者,药物包括聚乙二醇、乳果糖等。其中聚乙二醇由于其更好的疗效及更少的不良反应,可用于孕妇、老年人及肝/肾功能不良者,是此类药的首选。

3. 刺激性泻药 作用于肠神经系统,增强肠道动力和刺激肠道分泌,包括二苯甲烷类

（酚酞、比沙可啶，匹可硫酸钠）和蒽醌类（番泻叶、熊果、芦荟。由于此类药不良反应较大，可导致水电解质丢失，老年人及心力衰竭患者慎用，因此，建议在渗透性泻药无效后再考虑。

4. 促动力药（肠受体激动剂） 作用于肠神经末梢，增加肠道动力，对慢传输型便秘有较好的效果，如普芦卡必利等；

5. 灌肠药和栓剂通过肛内给药，润滑并刺激肠壁，软化粪便，使其易于排出，适用于粪便干结、粪便嵌塞患者临时使用，不宜长期使用。

常用便秘治疗药物的循证级别见表 6-7-3。

表 6-7-3 便秘治疗药物的循证级别

药物	证据等级和推荐水平
容积性泻药	
欧车前	Ⅱ级，B级
聚卡波非钙	Ⅲ级，C级
麦麸	Ⅲ级，C级
甲基纤维素	Ⅲ级，C级
渗透性泻药	
聚乙二醇	Ⅰ级，A级
乳果糖	Ⅱ级，B级
刺激性泻药	
比沙可啶	Ⅱ级，B级
番泻叶	Ⅲ级，C级
促动力药	
普芦卡必利	Ⅰ级，A级

资料来源：世界胃肠组织便秘指南（2010年）。

（三）心理疗法与生物反馈治疗

肿瘤患者由于疾病、治疗等原因，常常存在精神心理异常和睡眠障碍，这两个因素也在慢性便秘的病理生理过程中发挥了重要作用，因此，在诊治早期就应了解慢性便秘患者的精神心理状态、睡眠状态和社会支持情况，分析判断上述情况与便秘的因果关系，从而在调整生活方式和经验治疗的同时，对于有睡眠障碍和精神心理异常的便秘患者，给予心理指导和认知疗法。合并明显心理障碍的患者可转诊至精神心理专科，给予抗焦虑、抗抑郁药物治疗。生物反馈疗法适用于排便障碍型便秘，是盆底肌功能障碍所致便秘的有效治疗方法之一。

（四）阿片类药物相关性便秘的治疗

肿瘤患者便秘发生的原因经常与使用阿片类药物相关，阿片类药物相关性便秘（opioid-induced constipation，OIC）的发生率为35%~70%，其机制与阿片类药物改变自主神经抑制胃肠推进运动有关。OIC可明显降低患者的生活质量、影响患者治疗的依从性、降低患者对阿片类药物治疗的满意度。目前，OIC的治疗主要包括生活方式的改变（如增加膳食纤维）、阿片类药物转换、泻药（番泻叶、乳果糖、多库酯钠等）等。尽管方法很多，仍有许多患者便秘的症状没有改善。近年来，国外新研制用于治疗OIC的药物，有的已经通过了FDA

的批准用于临床,有的还在临床前试验中,如鲁比前列酮和普芦卡必利等。

应注意的是,便秘是肿瘤患者的常见症状,而不仅仅是使用阿片类药的患者。虽然阿片类药物是引起慢性疼痛患者便秘的主要原因,但临床医师还需排除其他可能的原因如肿瘤本身因素、情绪影响、基础疾病、非阿片类药物(化疗药物、抗抑郁药)等。故除上述治疗方法外,还需治疗原发疾病、调整患者精神心理状态、正确使用非阿片类药物等。

(五)便秘的手术治疗

如经规范的非手术治疗后仍效果不理想,且各种特殊检查显示有明确的病理解剖和功能异常部位,可考虑手术治疗。如继发巨结肠、部分结肠冗长、结肠无力等。

四、肿瘤合并便秘的分级诊疗规程

中华医学会指南建议,便秘应根据病情严重程度进行分级诊疗,以减少不必要的检查,提高效率,降低诊疗费用(图6-7-1)。

1. 一级诊疗 适用于多数轻中度便秘患者。强调生活方式调整及纤维素治疗、认知疗法。慎用引起便秘的药物,根据患者便秘特点选择容积性泻药、渗透性泻药、促动力药,疗程为2~4周。若治疗无效,可考虑加大剂量或联合用药。

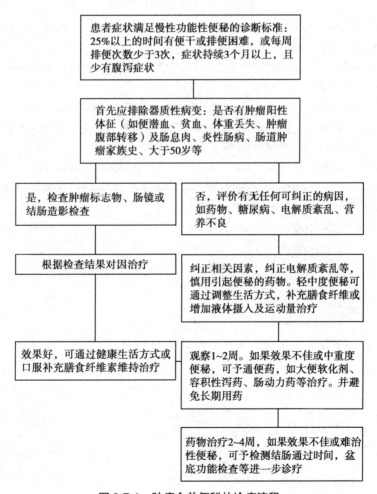

图 6-7-1 肿瘤合并便秘的诊疗流程

2. 二级诊疗 主要的对象是中重度便秘的患者，经生活方式调整及经验性治疗无效，可酌情选择球囊逼出试验、肛门直肠测压等检测，并评估心理状况，确定便秘类型后再选择治疗方案。

3. 三级诊疗 经过多种治疗而疗效不满意的难治性便秘患者，需要进一步进行结肠和肛门直肠形态学、功能学检查，必要时需多学科联合会诊，以确定合理的个体化综合治疗方案。

（北京大学肿瘤医院　方玉　刘妮，天津市南开医院　陈鄢津）

参 考 文 献：

[1] 中华医学会消化病学分会胃肠动力学组. 中国慢性便秘诊治指南（2013 年，武汉）[J]. 中华消化杂志，2013，33（5）：291-297.

[2] RHONDALI W，NGUYEN L，PALMER L，et al. Self-reported constipation in patients with advanced cancer: a preliminary report[J]. J Pain Symptom Manage，2013，45（1）：23-32.

[3] VAN LANCKER A，VELGHE A，VAN HECKE A，et al. Prevalence of Symptoms in older cancer patients receiving palliative care: a systematic review and meta-analysis[J]. J Pain Symptoms Manage，2014，47（1）：90-104.

[4] CAMILLERI M. Opioid-induced constipation: challenges and therapeutic opportunities[J]. Am JGastroenterol，2011，106（5）：835-842.

[5] 吴嘉媛，徐欣萍，钱冬梅，等. 慢性便秘患者精神心理状况及生活质量调查—多中心临床调查 [J]. 中国实用内科杂志，2009，29（3）：273-239.

[6] MEARIN F，CIRIZA C，MÍNGUEZ M，et al. Clinical practice guideline: irritable bowel syndrome with constipation and functional constipation in the adult[J]. Rev Esp Enferm Dig，2016，108（6）：332-363.

[7] 王稳，孙莉. 阿片类药物相关性便秘的研究进展 [J]. 中国疼痛医学杂志，2016，22（5）：378-382.

[8] ABRAMOWITZ L，BÉZIAUD N，LABREZE L，et al. Prevalence and impact of constipation and bowel dysfunction induced by strongopioids: a cross-sectional survey of 520 patients with cancer pain: DYONISOS study[J]. J Med Econ，2013，16（12）：1423-1433.

[9] 石汉平，凌文华，李薇. 肿瘤营养学 [M]. 北京：人民卫生出版社，2012.

第二篇　常见恶性肿瘤营养治疗规程

第七章 呼吸系统恶性肿瘤营养治疗规程

第一节 肺 癌

一、概述

(一) 疾病简介

目前肺癌(lung cancer)是我国发病率最高的恶性肿瘤,也是各种恶性肿瘤死亡原因之首。尽管欧美有下降的趋势,但我国肺癌的发病率及死亡率仍迅速增长,已居城镇人口死亡原因的首位,2015年我国肺癌新发病例约为73.3万,约有61万人死于肺癌。

已有研究证实,肺癌是多种因素共同作用的结果,尤其与不良生活方式有关。长期大量吸烟是肺癌最危险的因素,90%肺癌患者有主动吸烟或被动吸烟史。与不吸烟者相比,吸烟者死于肺癌的风险增加20倍。吸烟指数(每天吸烟支数×吸烟年数)>400者为肺癌高危人群。肺癌的其他危险因素还包括大气污染、环境致癌因素、人体的免疫状态、既往肺部慢性感染、遗传因素等。

与其他恶性肿瘤相同,肺癌的明确诊断依赖于组织病理学检查。临床上常用的病理学检查方法有纤维支气管镜活检、CT引导下经皮肺组织穿刺活检、胸膜活检、浅表淋巴结及转移灶活检、纵隔镜活检及痰脱落细胞学检查等。组织病理学诊断除了明确组织学类型还要进行分子分型,同时还要进行CT、MRI、骨显像、超声检查、PET-CT等检查,精确诊断包括组织细胞学分型、TNM分期、分子分型及PS评分,今后还应该加上营养状态评分,这是肺癌患者实现个体化治疗的前提。

肺癌常规治疗方法有外科手术、化疗、放疗、分子靶向治疗、免疫治疗及营养治疗等。这些治疗方法要根据患者的不同组织学类型、分期、分子分型及患者的综合因素合理选择,肺癌的治疗要强调"三化兼顾",即综合化、个体化、规范化,这是提高肺癌患者长期生存率的关键。肺癌是营养不良发生率最高的恶性肿瘤之一,尤其在晚期肺癌患者中营养不良发生率可达30%以上。

(二) 肺癌对营养代谢的影响

1. **肺癌疾病本身对营养代谢的影响** 肺癌的临床表现比较复杂,机体的营养代谢状态多在疾病的中晚期受到影响,主要包括以下几个方面。

(1) 摄入减少:肺癌引起的呼吸困难导致患者大脑缺氧,对化学感受器所传递的饥饿信号迟钝,对食物的味觉、嗅觉也会发生改变,进食的快感减少或消失,产生厌食。肺癌纵隔淋巴结转移、肿瘤直接浸润、压迫食管或喉返神经受侵致进食呛咳等导致患者进食困难。当肺癌伴有异位甲状旁腺激素分泌综合征时，由于肿瘤分泌甲状旁腺激素或溶骨物质（多肽），临床上会出现高钙血症、低磷血症，症状有食欲减退、恶心、呕吐、腹痛、烦渴、体重丢失等。

（2）代谢异常：肺癌本身产生的一些细胞因子，可以刺激和诱导宿主免疫细胞产生各种细胞因子，导致糖、脂肪、氨基酸代谢异常，引起营养不良。①糖代谢，肺癌糖代谢改变表现为机体葡萄糖转化率增加和外周组织葡萄糖利用障碍，引起糖酵解途径的酶及葡糖转运蛋白（glucose transporter，GLUT）表达上调。GLUT 在糖代谢中发挥重要作用，导致摄入胞内的葡萄糖量增高、糖酵解活性提高和乳酸堆积的现象。②脂代谢，脂质是肺组织的重要组成成分，肺癌细胞增生活跃并伴有毛细血管增多，能够使脂代谢异常活跃。在肺癌组织中存在低密度脂蛋白需求增加及低密度脂蛋白受体活化的现象，因此造成了肺癌患者血清总胆固醇及低密度脂蛋白水平下降。③氨基酸代谢，肺癌患者营养不良的主要表现为骨骼肌蛋白质的消耗，患者出现负氮平衡，肺癌患者血清总游离氨基酸有明显降低趋势，其中色氨酸、组氨酸、精氨酸减少非常显著。

2. 肺癌治疗手段对营养代谢的影响

（1）外科手术治疗对营养代谢的影响：胸外科手术也是一种对机体的外源性创伤打击，往往可造成机体代谢紊乱及内稳态的失衡，加重术后患者的代谢负担，引起各种营养素的消化吸收障碍，导致患者营养不良。

（2）化疗、放疗及靶向药物对营养代谢的影响：化疗、放疗及靶向治疗为晚期肺癌患者重要的治疗手段。肺癌常用的化疗药物，如顺铂属强致吐类药物、伊立替康等药物常导致腹泻，如果不加以控制，恶心、呕吐及腹泻会造成电解质的失衡、水及体重丢失；还有一些化疗药物可引起消化道黏膜水肿、脱落，导致吸收障碍、腹胀、腹痛；靶向药物可导致重度口腔黏膜溃烂从而出现吞咽障碍，或胃肠功能障碍等。此外，化疗药物及靶向药物均会造成肝功能异常，影响营养物质的代谢。

肺癌放疗可引起相关不良反应，例如，纵隔放疗常导致食管黏膜损伤。此类患者可出现吞咽困难、食欲下降等，严重者不能进食，如果不给予营养治疗，患者就会出现营养不良甚至恶液质。

二、营养筛查与评估

参见本书第二章。

三、营养干预

（一）适应证

1. 肺癌围手术期患者营养治疗适应证　肺癌患者手术难度大、范围广、时间长，易合并感染，所以围手术期患者的营养治疗主要用于以下患者：

（1）需要进行复杂肺癌手术并存在营养风险的患者。

（2）术前即存在营养不良的患者。

（3）术后短期内不能经口进食的患者。

（4）术后存在吻合口瘘、胃肠功能障碍、严重感染的患者。

2. 放疗、化疗、靶向治疗患者营养治疗适应证

（1）接受放化疗、靶向治疗、免疫治疗及其他非手术治疗伴有明显不良反应的患者，如果已有明显营养不良，应在进行治疗前及治疗同时给予营养干预；如果上述治疗严重影响摄食，并预期持续时间大于1周，而治疗不能终止，或即使终止后较长时间仍然不能恢复足够饮食者，也应同时进行营养治疗。

（2）接受放疗、化疗、靶向治疗等非手术治疗患者如果筛查评分较好，无营养不良症状，原则上不常规推荐营养治疗。

3. 终末期肺癌患者营养治疗适应证

（1）个体化评估，制订合理方案，选择合适的配方与途径。

（2）营养治疗可能提高部分终末期患者的生活质量。

（3）患者接近生命终点时已不需要给予任何形式的营养治疗，仅需提供适量的水和食物以减少饥饿感。

（4）应结合伦理、情感、家属意愿等层面内容，充分尊重患者权力，兼顾合理使用医疗资源的条件下，决定是否营养治疗。

（二）能量

参照总论第三章第一节，肺部肿瘤对能量补充没有特殊性。

（三）途径

营养治疗的途径包括经静脉、经消化道（口、肠管）。肺癌患者营养治疗途径的选择原则与其他恶性肿瘤基本一致。大多数肺癌患者不存在严重胃肠功能障碍，因此肠内营养为其主要营养干预手段。对于因肿瘤原因或放射治疗引起吞咽障碍或经口摄入不足的患者可给予管饲。肺癌患者多不需要经腹手术，因此管饲以经鼻胃途径放置导管应用较多。针对部分患者单纯肠内营养不能够满足营养需求时，可应用肠内和肠外营养联合方式，遵从五阶梯治疗原则给予营养治疗。

（四）制剂与配方

肺癌患者在遵循常规恶性肿瘤营养治疗的制剂配方选择原则的基础上，还具有以下特点：

1. 肺癌发病以老年为主，特别是终末期患者多合并心肺功能异常，因此在液体补充方面应注意结合患者心肺功能，控制液体摄入量、注意电解质平衡，以减轻呼吸循环负荷、减少含蛋白组织的分解。对于已存在呼吸衰竭患者，营养治疗可能产生某些不良反应，如呼吸性酸中毒、肝功能异常、水电解质紊乱、神经精神异常等，处理的方法分别为增加通气量、检测电解质及控制血糖等。

2. 针对进行肠外营养的肺癌患者，静脉滴注脂肪乳剂可能会抑制正常的气体交换，并影响肺泡氧的弥散，引起肺部结构的损伤进而加重肺动脉高压。晚期肺癌患者多合并通气或换气功能异常，因此除在病情恶化时必须使用肠外营养外，患者能进食时应尽早由肠外营养改为肠内营养。

3. 针对存在多器官衰竭的终末期肺癌患者，营养治疗方法不当将加重患者病情。因此应根据不同器官衰竭的程度调整各营养素的供给量，做到既能满足蛋白质、能量、维生素等全部营养物质的需要，又尽可能地减少营养治疗所产生的并发症。

四、疗效评价

参见本书第三章第八节。

五、随访

参见本书第三章第八节。

六、家庭营养教育与饮食指导

1. 体重管理　从生理学角度来说，持续适度的身体活动可提高代谢率和增加最大氧耗量，并且能够降低血糖和胰岛素抵抗。既往队列研究和病例对照研究提示增加身体活动可降低肺癌的危险性，但尚缺乏机制方面的证据。尽管一系列研究显示BMI增高也可降低肺癌的发生风险，但至今尚无关于身体肥胖度与肺癌危险性方面的机制研究。

2. 膳食管理　大量生态学研究显示：饮用水中砷水平的增加和肺癌发生风险存在关联性，长期补充药理剂量的β胡萝卜素（倍他胡萝卜素）可能增加吸烟者的肺癌发生风险，肉类等脂肪类食物可能增加肺癌风险，但证据有限。部分研究证实：水果和含类胡萝卜素的食物有可能对肺癌具有预防作用，其他如非淀粉类蔬菜、硒和含硒食物摄入对肺癌可能有一定预防作用，但缺乏高级别证据。

多数肺癌患者具备正常的胃肠道功能，因此在家庭膳食管理方面无特殊之处，具体可参考第三章第三节。

（哈尔滨医科大学附属肿瘤医院　陈公琰）

参 考 文 献

[1] CHEN W，ZHENG R，BAADE P D，et al. Cancer statistics in China，2015[J]. CA Cancer J Clin，2016，66（2）：115-132.

[2] SONGÜR N，KURU B，KALKAN F，et al. Serum interleukin-6 levels correlate with malnutrition and survival in patients with advanced non-small cell lung cancer[J]. Tumori，2004，90（2）：196-200.

[3] AMANN T，HELLERBRAND C. GLUT1 as a therapeutic target in hepatocellular carcinoma[J]. Expert Opin Ther Targets，2009，13（12）：1411-1427.

[4] VON ECKARDSTEIN A，HERSBERGER M，ROHRER L. Current understanding of the metabolism and biological actions of HDL[J]. Curr Opin Clin Nutr Metab Care，2005，8（2）：147-152.

[5] HOLDYKE. Monitoring energy metabolism with indirectcalorimetry：instruments，interpretation，and clinical application[J]. Nutr Clin Pract，2004，19（5）：447-454.

[6] 石汉平，凌文华，李薇. 肿瘤营养学[M]. 北京：人民卫生出版社，2012.

[7] 中国医师协会. 临床诊疗指南：（临床营养科分册）[M]. 北京：人民军医出版社，2011.

[8] BOZZETTI F，ARENDS J，LUNDHOLM K，et al. ESPEN Guidelines on parenteral nutrition：non-surgical oncology[J]. Clin Nutr，2009，28（4）：445-454.

[9] ARENDS J，BODOKY G，BOZZETTI F，et al. ESPEN guidelines on enteral nutrition：non-surgical oncology[J]. Clin Nutr，2006，25（2）：245-459.

[10] 陈君石（主译）. 食物、营养、身体活动和肿瘤预防[M]. 北京：中国协和医科大学出版社，2008.

第二节 鼻 咽 癌

一、概述

(一)疾病简介

鼻咽癌(nasopharyngeal carcinoma,NPC)是发生于鼻咽上皮细胞的恶性肿瘤,鼻咽癌占鼻咽部恶性肿瘤发病构成的绝大部分,男女性别发病率比为(2~3):1。鼻咽癌病例多数病理分类属于 WHO Ⅱ~Ⅲ型,分化程度低,恶性程度高,容易发生远处转移。少数病例可表现出"小原发、大转移"特点。骨、肝、肺是鼻咽癌常见转移部位。

(二)鼻咽癌对营养代谢的影响

1. 鼻咽癌疾病本身对营养代谢的影响　鼻咽癌早期,对营养代谢影响小。中、晚期鼻咽癌患者一旦发生出血、转移扩散,可导致贫血。鼻咽癌向下发展,影响进食,发生恶液质。

2. 鼻咽癌治疗手段对营养代谢的影响　鼻咽癌以放疗为主,辅以化疗、手术治疗等。临床可以根据初治或复发鼻咽癌不同的 TNM 分期选用不同的综合治疗方法。

不论是传统放疗还是调强放疗都不可避免带来一些不良反应,其中急性放射性黏膜反应是最为常见的并发症,严重影响治疗效果及患者的生活质量。患者口、咽黏膜反应按 WHO 急性黏膜反应分级标准分级。0°:无症状;Ⅰ°:黏膜充血;Ⅱ°:斑点状黏膜炎;Ⅲ°:片状黏膜占照射区 50% 以上。患者若出现严重的黏膜反应,如糜烂出血、白膜形成、溃疡,可引起感染、疼痛、恶心、呕吐而导致食欲下降或进食困难,从而继发营养不良。

营养不良以及体重丢失的程度取决于照射部位、剂量、面积以及持续时间。

营养不良三大主要表现:体重丢失(最多达 10~15kg),轻~中度低蛋白血症,贫血(轻度多见)。

二、营养筛查与评估

参见本书第二章。

鼻咽癌患者放疗过程中会出现严重的放疗反应,影响进食、进水,临床医师和护士需要密切观察了解患者的进食情况,不仅要询问"吃了什么?"还要询问"吃了多少?""喝了多少?",千万不要认为患者能吃饭就不过问。提醒临床医师和护士及时做出正确的营养筛查与评估,最好请营养科会诊,由专业营养(医)师制订个体化的营养治疗方案(饮食、肠内营养、肠外营养及辅助疗法),专业营养(医)师还应定期查房,观察患者营养治疗效果,并多与主管医师交流汇报,共同改善患者的预后。

三、营养干预

(一)适应证

1. NRS 2002 营养风险筛查≥3 分。
2. 放疗反应导致严重口咽部炎症、溃烂。
3. 治疗结束出院前及出院后居家营养。
4. 治疗前一周、治疗中、治疗后 3~6 个月。

5. 鼻咽癌复发转移扩散导致进食障碍、进食不足时。

6. 行胃造口或者置鼻胃管的患者。

对终末期肿瘤患者来说，保持营养状态不再重要，应结合伦理、人文、家属意愿等层面内容，充分尊重患者权力，兼顾合理使用医疗资源的条件下，决定是否营养治疗。

（二）液体、能量及营养素的供给量

三大产能营养素比例应该结合是否荷瘤来分析，荷瘤者可提高脂肪供能比例，非荷瘤者按照正常人的比例。

1. 液体总量（肠内＋肠外＋食物＋饮水）

$$液体总量 = [30\sim50ml/(kg \cdot d)] \times 体重(kg)$$

临床上，一般比较重视术后水分供应。放疗、化疗期间供给量应在此基础上增加约50%（心、肾功能不全者据病情调整）。实际上，放疗、化疗期间，患者水分不足的现象不少，应引起重视。有条件的医院还可以根据人体组成评定结果来调整液体的入量。

2. 能量　能量供给的三个目标：维持体重、增加体重、减少体重。目标不同，能量供应不同。

$$总能量 = 膳食能量 + 肠内营养（口服、管饲）能量 + 肠外营养能量$$

建议根据患者理想体重(kg) = 身高(cm) − 105 确定，患者的身体活动水平一般属于卧床至轻体力活动之间，肿瘤患者能量代谢增加20%左右，放疗、化疗或手术治疗会导致患者能量需要增加，一般成人住院患者的能量可以按照$[30\sim35kcal/(kg \cdot d)] \times$理想体重计算，或者按照$20\sim40kcal/(kg \cdot d)$。采取逐渐增加的方式，一周左右达到建议量。

$$非蛋白供能(kcal):氮(g) = 150:1（应激期或分解代谢期 100:1\sim120:1）$$

$$（非蛋白能量 = 脂肪能量 + 糖类能量；1g 氮相当于6.25g 蛋白质）$$

提示

（1）体重是反映身体能量平衡的简单有效指标，一般而言，能量正平衡，体重增加；能量负平衡，体重丢失。应根据体重及体重变化调整能量供给，肥胖者能量可不增加，体重丢失较快者，应提高能量供给。

注：身高150cm以下的人群，理想体重$(kg) = 22 \times 身高(m) \times 身高(m)$。

（2）还应根据应激状况如体温、炎性反应调整能量供给，目前认为，在发热及大手术后等应激期（3～5天），低能量$18\sim20kcal/(kg \cdot d)$及低蛋白质$0.6\sim0.8g/(kg \cdot d)$的营养供给对患者有利，而恢复期则应增加能量和蛋白的供给量到$30\sim35kcal/(kg \cdot d)$及$1.2\sim1.5g/(kg \cdot d)$。

（3）根据年龄调整能量供给：50岁以后，机体代谢能力逐渐下降。实施临床营养治疗时，年龄每增加10岁，热卡供给量减少10%。年龄50～60岁减少10%；年龄60～70岁减少20%；年龄70岁以上减少30%。

（4）最后应根据患者的耐受程度调整能量供给，既要保证营养供应，又要预防再喂养综合征。严重营养不良的患者，能量和营养素的供应可先按照实际体重供给，亦可按照理想体重从低能量$18\sim20kcal/(kg \cdot d)$开始，根据耐受情况酌情逐渐增加至目标量。

3. 经肠道营养（膳食、肠内营养）的营养供给（参考2013版《中国居民膳食营养素参考摄入量》）

$$能量(kcal):[30\sim35kcal/(kg \cdot d)] \times 理想体重(kg)$$

蛋白质(g)=总能量(kcal)×(15%～20%)÷4(蛋白质占总能量15%～20%)

脂类(g)=总能量(kcal)×(20%～35%)÷9(脂类占总能量20%～35%,荷瘤患者肠道功能耐受可达50%)

糖类(g)=[总能量(kcal)-蛋白质(g)×4-脂类(g)×9]÷4(糖类占总能量45%～60%)

维生素、矿物质的供给量参考中国营养学会制订的2013版《中国居民膳食营养素参考摄入量》中推荐营养素摄入量(recommended nutrient intake,RNI)或适宜摄入量(adequate intake,AI),维生素B、抗氧化维生素如维生素C、维生素E应适量增加。手术后及放疗、化疗期间对维生素的需要量增加,特别是水溶性维生素应注意补充充足;电解质、微量元素按照常规供给量及根据检查结果调整供给。

说明：能量及营养素可采取先供应60%,再逐渐达到目标量的方法。

4. 肠外营养的营养供给

能量(kacal):[30～35kcal/(kg·d)]×理想体重(kg)

蛋白质(g)=总能量(kcal)×(15%～20%)÷4(蛋白质占总能量15%～20%)

脂类(g)=[总能量(kcal)-蛋白质(g)×4]×(40%～50%)÷9(脂类占非蛋白能量40%～50%)

糖类(g)=[总能量(kcal)-蛋白质(g)×4]×(50%～60%)÷4(糖类占非蛋白能量50%～60%)

注意：营养供给应全面,特别是完全肠外营养期间,蛋白质(氨基酸)、脂肪乳、糖类、维生素、电解质、微量元素、水分,七种营养素一个都不能少。建议常规补充水溶性维生素。选择氨基酸制剂时要注意氨基酸的浓度(尽量高点)和结构;选择脂肪乳制剂时也要注意脂肪乳的浓度和结构。

(三)途径

1. 营养教育与膳食管理　请参考"家庭营养教育与饮食指导"部分。

2. 肠内营养　口服或管饲。大多数患者食物摄入不足,或者对食物消化吸收能力下降,通过营养评估,当患者的经饮食摄入量少于目标量60%、时间达到3～5天时,如能口服,建议于餐间或全天口服营养补充(ONS)全营养配方的特殊医学用途配方食品(简称特医食品),以补充膳食不足,提供能量400～600kcal/d。与食物相比,完全营养配方的"特医食品、肠内营养制剂"具有营养成分全面、肯定,且比食物容易消化吸收的优势。

少数放疗反应重患者,可留置肠内营养管,尽量选择无创的鼻饲管;不能鼻饲或有反流风险的患者,可行胃造口或空肠造口留置肠内营养管。

3. 肠外营养　经肠营养不足需要量的60%且时间大于一周,或已经存在营养不良及营养不良风险的患者,及时辅以肠外营养,以补充水分、能量及营养素的不足。一般经外周静脉管行补充性肠外营养,预计肠外营养时间大于2周或需要较长时间完全肠外营养的患者,建议给予中心静脉置管如PICC管、完全植入式装置、中心静脉插管。

膳食、肠内、肠外三种营养途径相互配合、相互补充,达到改善营养状况的目标,营养教育贯穿其中。

(四)制剂与配方

1. 口服饮食(膳食)　高蛋白高热量高维生素饮食,注意营养平衡。请参考《中国居民膳食指南》、平衡膳食宝塔和餐盘,制订个体化饮食营养处方:吃什么？吃多少？怎么吃？

2. 肠内营养

(1)制剂:选择质量有保证的两种来源的制剂:属于药品的药准字号的肠内营养制剂;

属于特殊食品的特医食品。

（2）配方：强调肠内营养（口服或管饲）时，应选择整蛋白含膳食纤维的特殊医学用途配方食品粉剂如全营养粉或商品匀浆或混悬液（水剂），以预防和减轻便秘的发生，而目前大多数普遍使用的来自药房的粉剂不含膳食纤维（无渣），应关注产品是否含膳食纤维。如果因故使用了不含膳食纤维的产品，应额外补充果蔬浆（将5种膳食纤维含量较高的蔬菜、水果约300g，用破壁料理机打浆，既补充膳食纤维、维生素、矿物质，又补充植物化学物质），请参考本节部分内容。

请采用逐渐增加的方法，从肠内营养管给予目标量的肠内营养液，并注意补充果蔬浆、清热解毒的凉茶如菊花茶、罗汉果、胖大海等饮品。

（1）对于因种种原因没有使用商业FSMP的住院患者或居家患者，有条件的医疗机构，建议请营养科的专业营养师会诊，或指导制作食物匀浆，以保证能量和液体的充足性以及营养素的全面均衡性。

（2）如合并糖尿病，肠内营养应选用低血糖指数或糖尿病专用型全营养制剂，也可以使用营养科配制的糖尿病专用型匀浆饮食。同样，其他合并症如痛风、肾病等也要注意做相应的处理。

（3）食物匀浆（特别是果蔬浆）由于富含植物化学物质，对减轻放疗和化疗反应、保护机体、促进恢复有利，推荐每天部分补充，注意补充含铁丰富的食物如动物血、瘦肉、动物肝、鸡胗、绿叶菜等，推荐适量补充维生素、矿物质制剂。配方举例见后述的喉癌一节。

（4）有低蛋白血症或有低蛋白血症风险的患者，建议添加乳清蛋白粉，直接加到营养液中。

（5）推荐补充增加食欲、帮助消化的药物或食疗方：多酶片（胰酶片）、湘曲、酵母片、山楂麦芽饮（山楂10g，炒麦芽10g，甘草3片）等。

（6）留置肠内营养管的患者，一定给予居家营养指导，请参考本节内容。

营养贴士之一：如何选购特殊医学用途配方食品？

已经取得注册的特医（TY）食品，应该属于真正的专业营养食品。

由于我国尚处于规范初期，市场较乱。选择特医食品时，除注意注册批号（国食注字TY+4位年份号+4位序列号）、保质期、厂家外，按照国家标准（GB-特殊医学用途配方食品通则），需要特别注意两个属性。

一是配料表，代表成分来源，含量最多的排第一，全营养配方一般麦芽糊精排第一，类推；

二是营养成分表，全营养配方应标注能量、蛋白质、脂肪、糖类、膳食纤维、4种脂溶性维生素（维生素A、维生素D、维生素E、维生素K）、9种水溶性维生素（维生素C、维生素B族）、电解质（钠、钾、钙、镁、磷、氯）、必需微量元素（铁、碘、锌、硒、铜、钼、铬、氟、锰，钴可能在维生素B_{12}里，氟可能在水里）、其他特别声明的成分（如ω-3脂肪酸、肉碱、精氨酸、谷氨酰胺）等。

营养贴士之二：如何选择优质蛋白质粉？

（1）推荐：选用质量体系与药品同一监管级别的"特医食品"类别的非全营养——乳清蛋白粉。

（2）看配料表：排在最前面的含量最高，乳清蛋白最优质（国内均为进口分装）、乳清蛋白生物效价最高（102），其营养价值远高于植物蛋白（大豆、花生等），但售价不一定最贵！

各种胶原蛋白因缺少几种必需氨基酸，应为不完全蛋白。同样，各种肽产品也要看蛋白质来源，优质蛋白质才能水解出营养价值高的肽。

（3）看营养成分表：蛋白质含量应该是最高（否则不能称为蛋白粉），蛋白质含量应达70%～80%。对于患者自购的蛋白质粉，一定要查看是否蛋白质含量达到70%～80%。

（4）用法：10～40g/d，按需求和营养结构调整，最好与全营养粉搭配食用。

（5）提示：市面上的蛋白质粉很多，成分不一，价格不一，蛋白质含量不等（10%～80%），请谨慎选择。

（6）看看性价比：可以算一下每克纯乳清蛋白的价格[价格÷重量(g)×含量]，比较一下。

说明：为了与国际接轨，特殊医学用途配方食品这一名称已经立法于《中华人民共和国食品安全法实施条例》，相当于过去药房的肠内营养制剂。

3. 肠外营养　进食严重不足者，肠外营养建议给予含氨基酸、脂肪乳、葡萄糖、脂溶性维生素、水溶性维生素、微量元素及电解质、胰岛素等人体全部营养的"全合一"配方；如果没有配制"全合一"的条件，可使用工业三腔袋制剂如脂肪乳氨基酸葡萄糖注射液（卡文），并添加脂溶性维生素、水溶性维生素到脂肪乳，微量元素到氨基酸，电解质、胰岛素到葡萄糖后再混合。凡添加了胰岛素的混合液，最好叮嘱家属每半小时摇匀混合液，以免胰岛素附壁致大量胰岛素入血可能出现低血糖反应。

提示：①用氨基酸时，要特别注意浓度，尽量用浓度高的氨基酸制剂；②应常规补充水溶性维生素；③使用工业三腔袋制剂时，请仔细查看说明书，了解能量、营养成分及含量，一般都不含维生素和微量元素，水溶性维生素应常规补充，营养状况好的患者脂溶性维生素和微量元素一周内可不补充；④注意电解质的补充，TPN时，注意磷的补充。

对于能进食不少于150g大米的稀饭（1 000～1 500ml），肠外营养可以给予脂肪乳、氨基酸及维生素、电解质等。

总结

（1）膳食、肠内、肠外三种营养途径相互配合、相互补充，达到改善营养状况的目标。

（2）营养全面平衡：水分、蛋白质（氨基酸）、脂类、糖类、膳食纤维、矿物质（电解质、微量元素）、维生素（脂溶性、水溶性），七种营养成分，一个都不能少。微量营养素（维生素、微量元素）容易被忽略，特别是在实施完全肠外营养支持时，因水溶性维生素（除维生素B_{12}外）不能在体内储存，建议每天补充水溶性维生素，脂溶性维生素和微量元素禁食一周内可以不补（已有不足者需要补充）。

四、疗效评价

参见本书第三章第八节。

五、随访

参见本书第三章第八节。

六、家庭营养教育与饮食指导

（一）营养教育

1. 任何营养途径都离不开营养教育，不管是医师、护士还是营养（医）师，请给予专业、科学、实用的营养教育,自己先弄明白,不要误导患者,不懂的可问专家,平常多学习专业营养知识。

2. 纠正饮食误区　饮食误区对患者营养状况影响很大,主要有"患者喝汤家属吃渣""过分忌口""肿瘤患者不能吃酸性食物""保健食品当营养食品"等。其实营养大都在渣里,汤的营养价值不到原料的5%,应汤和渣都吃;"过分忌口"的后果是没什么可吃的了,要"宜忌巧结合,忌口不过分"。网络等媒体对"酸性食物""食物酸碱平衡论"的说法不正确。保健食品有专门的批号即"健字"号,针对特定人群,以调节人体功能为特点。保健食品不能代替普通食物提供能量和各种营养素(保健食品不能当饭吃)。食物、特医食品提供的能量和营养素是用以维持生命的。国家市场监督管理总局把能进入人体的产品分为4种批号,即"药准字""国食特医""国食健字"和"食字"号,要正确区分开来。看包装,识身份。

(二)饮食指导

参照中国营养学会制订的"中国居民平衡膳食宝塔 2016"和"中国居民平衡膳食餐盘 2016"(图 7-2-1、图 7-2-2)。

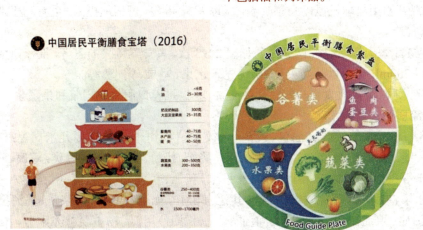

图 7-2-1　中国居民平衡膳食宝塔 2016

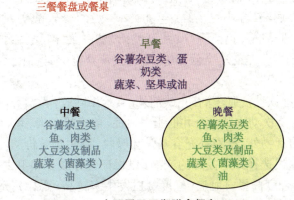

图 7-2-2　中国居民平衡膳食餐盘 2016

1. 饮食方案

(1)"吃什么？吃多少？"

①谷、薯类、杂豆类，200～500g；

②瘦肉、鱼、蛋，100～200g；

③奶（液态），250～500g（酸奶优先）；

④大豆及制品，30g～50g（如嫩豆腐250g）；

⑤新鲜蔬菜，5种以上，累计500g左右。水果，2～4种，累计250g左右，多选用时令的、颜色深、气味重的蔬菜水果；建议每天选择一种以上菌藻类（蘑菇、银耳、海带）；

⑥烹调油25～50g。

每餐食物应包含三大类：①谷薯杂豆类；②肉、鱼、蛋、奶、大豆及制品类，选择1～2种，瘦肉、鸡、鸭、鱼、蛋的蛋白质含量为15%～20%，鱼、蛋类较容易消化，可多选；③蔬菜水果类。

注意补充含铁丰富的食物，如动物血、瘦肉、动物肝、鸡胗、绿叶菜等，推荐适量补充微营养素（维生素、矿物质）制剂。

(2)"怎么吃？"，即如何烹调加工。可加工成普食、半流质、流质或匀浆饮食（多种食物煮熟后加温开水用料理机搅碎），增加餐次，每天5～6餐，可增加摄入，也有利于消化吸收。

2. 膳食选择

(1) 普食：每天3～5次，两餐之间加餐2～3次，有营养风险的患者，推荐使用ONS，如50g冲调成200ml，也可以是奶类（酸奶优先）、水果、坚果、粥、羹等。

(2) 半流质：半流质食物与特医食品交替食用，推荐口服食物匀浆和果蔬浆。

附半流质可选食物

①谷类：粥、面条、馄饨、面包、馒头、水饺、米粉、饼干、蛋糕、婴儿米糊等；②蛋类：除油炸的均可使用；③奶类：液态奶、全脂奶粉、酸奶、奶粉、奶酪等；④豆类：豆腐、豆腐脑、豆浆、豆腐干等；⑤肉类：肉末、肉丸、肉松、肝末、猪血、鱼丸、软烧鱼等；⑥蔬菜水果类：嫩碎菜叶、软水果、煮水果、果泥、果汁等；⑦其他：FSMP，如全营养粉、匀浆膳、乳清蛋白粉等。

(3) 流质：普通流质食物营养价值低，不宜长期使用，喝汤主要补充水分，推荐食物匀浆配合ONS。

附流质可用食物

①谷类：稠米汤、面汤、藕粉、久熬粥类、淮山米粉等；②蛋类：蛋花、蒸嫩蛋羹；③豆类：豆浆、豆腐脑、绿豆汤、赤小豆汤等；④乳类：牛奶、羊奶、酸奶、奶酪、脱脂奶等；⑤肉类：过笋鸡汤、肉汤、肝泥汤、鱼汤等；⑥蔬菜类：过滤鲜菜汁、菜汤；⑦水果类：鲜果汁、果子水；⑧特医食品（肠内营养剂）：全营养粉、短肽全营养粉、高蛋白全营养粉等。

(4) 其他

①合并贫血，如缺铁性贫血，除补充铁剂外，食疗用阿胶、当归等，建议每天动物血、50g（一两）红肉，每周1～2次动物肝。合并低蛋白血症，除多摄入肉、鱼、蛋、奶、豆（大豆制品）等富含优质蛋白质的食物外，推荐补充容易消化吸收、高生物效价的乳清蛋白粉，以预防和纠正低蛋白血症。建议选择知名品牌的产品，以保证营养成分和卫生指标符合要求。②鼻咽癌放疗、化疗期间轻度低蛋白血症、轻度贫血发生率较高，要补充充足蛋白质、补充铁剂等造血原料，而部分贫血患者的铁蛋白并不低，多与化疗、放疗导致骨髓抑制有关，可辅以

当归、黄芪、红枣等食疗药膳。③对留置肠内营养管（造口或鼻饲）的患者，建议有条件的请营养科会诊或看营养门诊，由营养专业人员给予规范的肠内营养治疗及居家营养指导。④放疗、化疗期间水分要充足，适度的清热解毒有利于减轻放化疗反应，促进机体恢复。补水可选择白开水、绿茶、蜂蜜茶、菊花枸杞茶、胖大海蜂蜜茶、胖大海甘草茶、罗汉果茶、参须麦冬饮、陈皮茶、绞股蓝茶等。

提示： 对鼻咽癌患者住院期间定期（每周）进行营养筛查，一旦存在营养风险，应进行营养评估和干预，有条件的医疗机构推荐通过营养会诊和营养门诊由营养科专业人员及早给予个体化专业的营养干预（饮食、ONS等）。建议出院后回医院复查的鼻咽癌患者看营养门诊或到营养科咨询，以获得营养评估和专业营养指导。

一天食谱举例（ONS）

早餐：绿豆百合粥、蒸蛋羹；

加餐：全营养粉30g（3勺）+短肽型肠内营养剂20g+乳清蛋白粉10g，温开水冲调成250ml；

中餐：碎香菜鱼片粥、麻油猪血；

加餐：全营养粉50g+乳清蛋白粉10g，温开水冲调成250ml；

晚餐：番茄鸡蛋挂面、酸奶；

加餐：匀浆膳40g（1小包）+乳清蛋白粉10g，温开水冲调成250ml。

（ONS提供能量约600kcal、蛋白质43g）

（三）居家肠内营养

留置肠内营养管的出院患者，建议请营养科会诊，给予家庭肠内营养指导，具体内容包括：

1. 需要带回家的特殊医学用途配方食品的品种、数量及配制方法、日用量；肠内营养喂养袋、管等喂养器械。

2. 自制匀浆饮食、果蔬浆汁的配方、制作工具及详细制作方法、注意事项。

3. 营养补充剂、助消化药及使用方法。

4. 肠内营养注意事项、常见不良反应及处理。

5. 简单营养指标，如体重、白蛋白、血红蛋白等。

6. 拔管后饮食方案。

7. 详细联系方式等。

（湖南省肿瘤医院　胡小翠）

参 考 文 献

[1] 陈晓钟,潘建基. 鼻咽癌临床多学科综合诊断与鉴别诊断[M]. 军事医学科学出版社,2013.

[2] 葛可佑. 中国营养科学全书（上册）[M]. 北京：人民卫生出版社,2004.

[3] 中国营养学会. 中国居民膳食营养素参考摄入量速查手册（2013版）[M]. 北京：中国标准出版社,2014.

[4] 中国抗癌协会,中国抗癌协会肿瘤营养与支持治疗专业委员会等. 中国肿瘤营养治疗指南[M]. 北京：人民卫生出版社,2015.

[5] 曾满萍,侯英兰,陈庆丽. 早期系统营养干预对鼻咽癌患者放化疗毒副反应的影响[J]. 海南医学,2013,24（4）：480-482.

[6] 崔巍,韩磊.鼻咽癌患者同步放化疗期间营养状况变化及其营养支持治疗的影响[J].中华肿瘤防治杂志,2011,18(18):1466-1469.

[7] 韩东景,杨峥,赵楠,等.鼻咽癌放疗患者营养状况及营养干预的临床观察[J].中华肿瘤防治杂志,2013,20(10):786-789.

[8] 中国营养学会.中国居民膳食指南(2016)[M].北京:人民卫生出版社,2016.

[9] 中国营养学会.中国居民膳食指南(2007)[M].拉萨:西藏人民出版社,2007.

[10] 中国疾病预防控制中心营养与食品安全所.中国食物成分表2002[M].2版.北京大学医学出版社,2002.

第三节 喉 癌

一、概述

(一)疾病简介

喉癌(laryngeal cancer)是常见的头颈部恶性肿瘤,多见于50~70岁。喉癌发病率城市高于农村,空气污染重的重工业城市高于污染轻的轻工业城市。其发病原因与吸烟、饮酒过度、空气污染、病毒感染、癌前病变、放射线等有关。常见症状有声嘶、异物感、喉痛、呼吸困难等。组织学上以鳞状细胞癌最常见,占95%~98%。喉癌采用以手术治疗为主的综合治疗,包括手术治疗、放疗、化疗和营养治疗、免疫治疗、中医治疗等,手术又以喉全切除术多见,不同病情选择方案不同。

(二)喉癌对营养代谢的影响

1. 喉癌本身对营养代谢的影响　喉癌患者由于肿瘤生长,可能影响通气功能,严重时需要行气管切开,从而影响进食。喉癌局部扩散转移,可影响吞咽,导致进食不足或不能进食。

2. 喉癌治疗手段对营养代谢的影响　手术切除肿瘤是目前首选的治疗方法,而术后患者的吞咽功能均会不同程度地受到影响,使其短期内不能经口进食,而手术所致的高代谢、失血、疼痛、发热等加大了机体的营养消耗,从而导致营养不良,引起感染、切口愈合不良或咽瘘等并发症。因此,术后为患者提供及时科学合理的营养支持,对改善患者的营养状况、减少并发症的发生、促进患者早日康复是十分必要的。应考虑应用管饲喂养,在术后24小时内可进行管饲营养。

营养不足是术后并发症发生率的独立危险因素,并与死亡率、住院时间及住院费用相关。不适当的营养治疗同样会给患者带来危害。对围手术期患者而言,恰当的营养治疗十分必要。

放疗期间营养不良的程度以及体重丢失取决于放射的剂量、持续时间、放疗方案以及被放疗的部位。

营养不良三大主要表现:体重丢失(最多达10~15kg),轻~中度低蛋白血症,贫血(轻度多见)。

二、营养筛查与评估

详情参见本书第二章。

说明:术前筛查,术后要及时再次筛查。术前、术后留置鼻胃管的患者,用NRS 2002筛查时,营养状况受损一项得分应是"2分",加上肿瘤"1分",总分应是"3分"。属于有营养风险,应该请营养科医师会诊给予个体化、规范化的营养支持。

其他说明请参考前述鼻咽癌。

三、营养干预

(一)适应证

1. NRS 2002营养风险筛查≥3分。
2. 术前、术后留置鼻胃营养管的患者(需要行术后放疗的患者,建议保留鼻胃营养管)。
3. 行胃造口术后。
4. 放疗反应导致严重口咽部和咽喉部炎症、溃烂。
5. 治疗结束出院前及出院后居家营养。
6. 治疗前一周、治疗中、治疗后3~6个月。
7. 喉癌复发转移扩散导致进食障碍、进食不足时。
8. 终末期肿瘤患者的营养治疗适应证　保持营养状态不再重要,应结合伦理、人文、家属意愿等层面内容,充分尊重患者意愿、兼顾合理使用医疗资源的条件下,决定是否营养治疗。

(二)液体、能量及营养素的供给量

参照本章第二节鼻咽癌。

(三)途径

1. 营养教育　请参考第三章第三节;
2. 膳食管理　请参考第三章第七节;
3. 肠内营养　管饲、口服(ONS)。

喉癌术后都带有肠内营养管,肠内营养以胃内喂养为主,可采取间断滴注或推注的喂养方式,根据身高、体重和疾病状况等,制订能量及营养素的供给目标;选择合适的肠内营养制剂总量,每天3~6次,每次300~500ml。注意制剂是否含有膳食纤维。

喉癌术后如果需要放疗,建议保留鼻饲管,以便放疗进食提供肠内营养。

放疗反应重、影响正常进食者,可进行营养评估。当患者的饮食摄入量少于目标量60%、时间达到3~5天时,如能口服,建议于餐间或全天口服营养补充全营养配方的FSMP,以补充膳食不足,提供能量400~600kcal/d。与食物相比,全营养配方的特医食品具有全营养成分,且有比食物容易消化吸收的优势。

少数放疗不良反应重的患者,可留置肠内营养管,尽量选择无创的鼻饲管,不能鼻饲或有反流风险的患者,可行胃造口或空肠造口。

4. 肠外营养　参考本章第二节鼻咽癌。

(四)制剂与配方

参考本章第二节鼻咽癌,详细请参考第三章第一节。

1. 口服饮食(膳食)　高蛋白、高热量、高维生素饮食,注意营养平衡。
2. 肠内营养

(1)制剂:选择质量有保证的两种来源的制剂,属于药品的药准字号、属于特医食品"TY"的国食注字TY+4位年份号+4位序列号。

(2) 配方：强调肠内营养（口服或管饲）应选择整蛋白含膳食纤维的 FSMP 的营养粉剂，如全营养粉或商品匀浆或混悬液（水剂），以预防和减轻便秘的发生，而目前大多数普遍使用的来自药房的粉剂不含膳食纤维（无渣），应关注产品是否含膳食纤维。如果因故使用了不含膳食纤维的产品，应额外补充果蔬浆（约 300g 含 5 种膳食纤维含量较高的蔬菜、水果，用破壁料理机打浆，既补充膳食纤维、维生素、矿物质，又补充植物化学物质），请参考后述"家庭营养教育与饮食指导"部分。

请采用逐渐增加的方法，从肠内营养管给予目标量的肠内营养液，并注意使用果蔬浆、清热解毒的凉茶如菊花茶、罗汉果、胖大海等饮品补足水分。

①对于因种种原因没有使用商业"特医食品"的住院患者或居家患者，如有条件，建议请营养科的专业营养师会诊或指导制作食物匀浆（表 7-3-1，表 7-3-2），以保证能量和液体的充足性和营养素的全面均衡性。也请参考"家庭营养教育与饮食指导"部分。

②如合并糖尿病，肠内营养应选用低血糖指数（低 GI）或糖尿病专用型全营养制剂，也可以使用营养科配制的糖尿病专用型匀浆饮食。同样，其他合并症如痛风、肾病等也要注意做相应的处理。

③食物匀浆（特别是果蔬浆）由于富含植物化学物质，可减轻放、化疗反应，保护机体、促进恢复，推荐每天部分补充，注意补充含铁丰富的食物如动物血、瘦肉、动物肝、鸡胗、绿叶菜等（表 7-3-1，表 7-3-2），推荐适量补充微营养素（维生素、矿物质）制剂。

④有低蛋白血症或有低蛋白血症风险的患者，建议添加乳清蛋白粉——特医食品，直接加到营养液中。

⑤推荐补充增加食欲、帮助消化的药物或食疗方，如多酶片（胰酶片）、湘曲、酵母片、山楂麦芽饮（山楂 10g，炒麦芽 10g，甘草 3 片）等。

⑥留置肠内营养管的患者，一定给予居家营养指导，请参考"鼻咽癌"一节的"家庭营养教育与饮食指导"。

四、疗效评价

参见本书第三章第八节。

五、随访

参见本书第三章第八节。

六、家庭营养教育与饮食指导

详细参照鼻咽癌一节。

1. 喉癌术前一天食谱举例（半流质＋ONS）

早餐：绿豆百合粥、蒸蛋羹、蔬菜浆（汁）；

加餐：全营养粉 30g（3 勺）＋短肽全营养粉 20g＋乳清蛋白粉 10g，温开水冲调成 250ml；

中餐：碎香菜鱼片粥、麻油猪血；

加餐：全营养粉 50g＋乳清蛋白粉 10g，温开水冲调成 250ml；

晚餐：番茄鸡蛋挂面、酸奶；

加餐：匀浆膳 40g（1 小包）＋乳清蛋白粉 10g，温开水冲调成 250ml。

（ONS 提供能量约 600kcal、蛋白质 43g）

2. 匀浆饮食、果蔬浆（汁）举例（表 7-3-1、表 7-3-2）

表 7-3-1　匀浆饮食、果蔬浆（汁）配方举例

食物匀浆 1 000ml 配方举例		
黄豆（先泡）15～20g	**制作方法**：多种食物煮熟后，加温开水用料理机（大功率、大刀片、破壁）捣碎，用分样筛（10～20目）过滤。 **营养价值**：能量 1 048kcal、蛋白质 46g（17.5%）、脂肪 43g（36.9%）、糖类 184g（45.6%）。 **注意事项**：①1 天做 1 次，当天做当天用，冷藏保存，不要过夜；②分次喂养，加热时搅动，到 20～80℃即可（锅边冒小泡），过热易凝固；③口服匀浆的燕麦片等主食取最大量，管饲者用 10～20g。 **注**：口服可不过滤，也可以用熟饭菜来加工	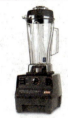 料理机
鸡蛋 1 个		
瘦肉 50g（鸡肉、鱼肉）		
猪肝 50g（猪肝每周 1～2 次）		
燕麦片 20～40g（谷薯类）		
番茄 200g		
全脂奶粉 30g		
植物油 20ml		
食盐 6g		
麦芽糊精（白糖）80g		
温开水 800ml		
果蔬浆（汁）500ml 配方举例		
蔬菜和/或水果 3～5 种共计 500～1 000g	**制作方法**：将蔬菜、水果洗净、切碎，用加有少许油、盐的开水烫半分钟捞出，加凉开水用机器搅碎 1～3 分钟，过滤后加糖或蜂蜜服用或管饲。 **注**：口服可不过滤，也可以用熟菜来加工	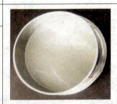 分样筛（10～20 目）
香油 5ml		
白糖（蜜糖）30～40g		
温开水 300ml		

说明：自制匀浆（特别用于管饲）时，注意加油、糖（糖尿病者慎用，可多用油，用麦芽糊精），以保证能量充足。

表 7-3-2　口服（匀浆）营养液 500ml 配方举例

瘦肉匀浆		鸡蛋匀浆	
配料	重量/g	配料	重量/g
瘦肉	50	鸡蛋	50
黄豆（生）	20	黄豆（生）	20
麦芽糊精（糖）	30	麦芽糊精（糖）	30
大米（谷薯）	20	大米（谷薯）	20
番茄（南瓜、黄瓜）	200	番茄（南瓜、黄瓜）	200
油	15	油	15
盐	2	盐	2
温开水	少许	温开水	少许

口味：1. 番茄味；2. 南瓜味；3. 黄瓜味。

营养成分：能量 512kcal，蛋白质 18g，脂肪 20g，糖类 65g。

制作流程：1. 食物称重；2. 食物煮熟（黄豆需先蒸熟）；3. 所有原料混合后加温开水用料理机运转 1～2min；4. 温度适宜时装袋（瓶）；5. 贴上患者身份识别标签；6. 给患者食用。

3. 科学解释"酸性食物" 首先"酸性食物"的说法本身就不妥,营养学的概念解释是指"成酸性食物"和"成碱性食物"。根据灰质反应,含硫、磷、氯等矿物质较多的食物,在体内的最终代谢产物常呈酸性,如肉、蛋、鱼等动物食品及部分豆类和谷薯类等属于"成酸性食物"。含钾、钠、钙、镁等矿物质较多的食物,在体内的最终的代谢产物常呈碱性,如蔬菜、水果、乳类、大豆和菌类等属于"成碱性食物"。酸碱性与"酸碱味"不同。对于健康人群来说,我们的血液总是能够将 pH 稳定在 7.35~7.45 这样的弱碱性范围,靠的是体内的缓冲系统及肺的呼吸作用。如果一定要强调碱性,吃点"小苏打"不就可以了,其实没那么简单!多吃蔬菜水果等"成碱性食物"对人体的益处在于其富含矿物质、维生素和植物化学物质。健康饮食应该是多样化的平衡膳食。结论是:不要谈论"酸性食物""酸性体质"的概念。

(湖南省肿瘤医院 胡小翠)

参 考 文 献

[1] 葛可佑. 中国营养科学全书(上册)[M]. 北京:人民卫生出版社,2004.

[2] 中国营养学会. 中国居民膳食营养素参考摄入量速查手册(2013版)[M]. 北京:中国标准出版社,2014.

[3] 段绍斌,康意军,唐大寒. 临床疾病营养学[M]. 北京:科学技术文献出版社,2014.

[4] 郭静,孔亚,唐蓉,等. 肠内营养支持对喉癌术后患者临床结局的影响[J]. 肿瘤代谢与营养电子杂志,2014,1(1):40-44.

[5] 韩丁,孙德强,姚俊英,等. 早期肠内营养在喉癌患者术后应用效果观察[J]. 新疆医学,2012,42(4):52-54.

[6] 刘晓军,滑丽美,孔筠,等. 对611例喉癌术前营养评价和术后肠内营养支持效果观察[J]. 解放军医药杂志,2014,26(5):41-44.

[7] 中国营养学会. 中国居民膳食指南(2016)[M]. 北京:人民卫生出版社,2016.

[8] 中国营养学会. 中国居民膳食指南(2007)[M]. 拉萨:西藏人民出版社,2008.

[9] 中国疾病预防控制中心营养与食品安全所. 中国食物成分表2002[M]. 2版. 北京大学医学出版社,2002.

第八章 消化系统恶性肿瘤营养治疗规程

第一节 胃 癌

一、概述

（一）疾病简介

我国胃癌（gastric cancer）的发病率与病死率均接近全球胃癌发病率及死亡率的一半。胃癌发病有明显的地域性差别，在我国的西北与东部沿海地区胃癌发病率比南方地区明显较高。好发年龄在50岁以上，男女发病率之比为2∶1。胃癌的发病原因主要有：①地域环境及饮食生活因素；②幽门螺杆菌感染；③癌前病变；④遗传和基因。多数早期胃癌患者无明显症状，少数人有恶心、呕吐或类似溃疡病的上消化道症状。疼痛与体重丢失是进展期胃癌最常见的临床症状。患者常有较为明确的上消化道症状，如上腹不适、进食后饱胀，随着病情进展上腹疼痛加重，食欲下降、乏力。根据肿瘤部位的不同，也有其特殊表现。贲门胃底癌可有胸骨后疼痛和进行性吞咽困难；幽门附近的胃癌有幽门梗阻表现；肿瘤破坏血管后可有呕血、黑便等消化道出血症状。腹部持续疼痛常提示肿瘤扩展超出胃壁，如锁骨上淋巴结肿大、腹水、黄疸、腹部包块、直肠前凹扪及肿块等。晚期胃癌患者常可出现贫血、消瘦、营养不良，甚至恶液质等表现。

（二）胃癌相关性营养不良

不同肿瘤的营养不良发生率不同，大体上说消化系统肿瘤高于非消化系统肿瘤，上消化道肿瘤高于下消化道肿瘤。1980年美国东部肿瘤协作组（Eastern Cooperative Oncology Group，ECOG）Dewys WD等报道，胃癌患者中营养不良的比例占87%，恶液质的发病率高达65%~85%，超过了其他所有肿瘤，营养不良及恶液质发病率均占所有肿瘤的第一位。胃癌是所有肿瘤中对营养影响最为严重的肿瘤。胃癌患者营养不良的原因主要有：①疾病本身导致的厌食、抑郁相关性厌食使食物摄入减少；②机械性因素造成摄入困难；③化疗药物毒性引起的吸收和消化障碍；④合并有分解代谢增加的因素，比如感染或手术；⑤胃手术特有的影响。在所有胃肠道手术中，以胃手术的并发症最多，胃手术对营养与代谢的影响最大、持续时间最长，胃手术后患者鲜见肥胖及糖尿病就是一个最好的证明。胃肠道切除及改道引起的代谢改变及吸收障碍没有引起人们应有的重视，如铁、钙、维生素A、维生素B_{12}、维生素D吸收障碍与缺乏，胃液丢失引起的脂肪、蛋白质及糖类消化吸收障碍。上述五个因素使胃癌手术后营养不良变得严重、频发、持久而复杂。

二、营养筛查与评估

参见本书第二章。

三、营养干预

(一)适应证

摄入不足、体重丢失、抗肿瘤治疗(包括手术、放疗、化疗)是选择营养干预适应证的考虑因素,具体如下。

1. 手术患者 2006年欧洲临床营养和代谢学会外科手术(包括器官移植)肠内营养指南指出:如果预计患者围手术期将有7天以上不能摄食时,即使在没有明显营养不足的情况下,也应该使用肠内营养;实际摄入量不足推荐摄入量60%超过10天,应该使用肠内营养;至少具备下列情况下之一者,应该推迟手术先给予手术前肠内营养:①6个月内体重丢失>10%~15%;②BMI<18.5kg/m^2;③SGA评估C级;④无肝肾功能障碍情况下,血浆白蛋白<30g/L。这些推荐意见同样适用于胃癌患者。

2012年Mariette C等对围手术期胃癌患者推荐如下:

(1)术前营养疗法推荐用于:严重营养不良(体重丢失≥20%)且能从手术获益的患者。(A级)中度营养不良患者(体重丢失10%~19%)也可能获益于营养疗法。(B级)

(2)术后营养疗法推荐用于:所有受益于术前营养疗法的患者、所有营养不良的患者、术后无法经口摄食的患者或术后1周经口摄食小于60%能量需求的患者。(A级)

(3)免疫营养手术前:持续7天的肠内免疫营养推荐用于所有将受益于胃癌手术的患者。(A级)手术后:所有营养不良的患者即使没有并发症也推荐继续使用7天免疫营养,或者直到患者可以经口摄食至少60%的能量需求为止。(A级)

2. 放化疗患者

(1)没有证据显示营养疗法会影响肿瘤生长,因此营养疗法不必考虑这个理论问题。(C级)

(2)营养疗法不常规推荐用于所有放疗或化疗患者,因为它对治疗反应或不良反应没有影响。(C级)

(3)因摄入不足导致体重丢失的患者,肠内营养(经口或管饲)可改善和维持营养状态。(B级)

(4)接受放疗和/或化疗的患者,可经鼻置管或造口建立喂养管道,经皮造口术似乎更合适。(C级)

(5)肠内营养使用标准配方,富含ω-3脂肪酸配方对恶液质有积极作用,但能否改善营养状况或者一般状况仍有争议,它对于生存率没有明确改善。(C级)

(二)能量

2012年Mariette C等建议胃癌围手术期患者的总能量消耗(total energy expenditure,TEE)为:卧床患者30kcal/(kg·d),非卧床患者为35kcal/(kg·d);如果摄入量少于需要量的60%,则需要人工营养(肠内营养和/或肠外营养)。能量中50%~70%来源于糖类,30%~50%由脂类提供;蛋白质需要量从术前1.0~1.2g/(kg·d)(0.15~0.2g氮)增加到术后1.2~1.8g/(kg·d)(0.2~0.3g氮);糖类通常需要通过摄入3~4g/(kg·d)来满足需求,不低于

2g/(kg·d)，总量以不少于 100g 为宜；脂类为 1.5～2g/(kg·d)，但不超过 2g/(kg·d)；同时确保每日摄入适量的矿物质（电解质及微量元素）、维生素。如果采用全静脉途径，作者认为应该下调能量供给为：卧床患者 25kcal/(kg·d)，非卧床患者为 30kcal/(kg·d)。Ceolin Alves AL 等用代谢车间接测量了食管癌、胃癌、结直肠癌患者的静息能量消耗，发现肿瘤患者的静息能量消耗与正常人无差异。拇指法则[30kcal/(kg·d)]与代谢车测定值非常接近，他们认为，30kcal/(kg·d)适用于估计上述非手术肿瘤（包括胃癌）患者的 TEE。

（三）营养治疗途径

胃癌患者营养治疗的途径包括肠内营养（口服、管饲）及肠外营养（静脉）。口服是生理途径，是第一选择。胃癌患者围手术期、围放疗期、围化疗期等治疗期间乃至家居期间营养治疗首选 ONS，必要时辅以静脉途径补充口服（日常饮食＋ONS）摄入的不足部分，如 PPN 或 SPN。对胃癌手术患者，特别推荐手术中常规实施空肠穿刺置管造口术（needle catheter jejunostomy, NCJ），此举对实施手术后早期肠内营养、防治手术后并发症（包括吻合口瘘）、节省医疗费用、缩短住院时间至关重要；对后期放、化疗也大有裨益，可以增加营养供给、提高放化疗耐受力、减少放化疗不良反应。营养疗法可以考虑静脉、管饲或口服途径。中心静脉途径特别推荐完全植入式装置，可以长期留置，以备后用，不影响患者的形象，不妨碍患者的日常生活，如洗浴、社交，从而提高患者的生活质量。终末期胃癌患者常常合并消化道梗阻，如贲门、幽门、小肠、结肠梗阻，如果这些梗阻部位无法手术治疗，自动扩张支架为恢复消化道通畅提供了一种现实的可能，放置支架后患者的吞咽困难评分显著下降(2.90 vs. 1.54, $P<0.05$)。围手术期胃癌患者，如果口服途径不足以提供需要量的 50% 超过连续 5 天时，或有中度、重度营养不良时，应该采用管饲。患者需要人工营养，但是存在肠内营养禁忌（胃肠道没有功能）或肠内营养无法实施、肠内营养不能满足患者需要量时，应使用肠外营养。对于胃癌以及其他所有肿瘤患者围治疗（放疗、化疗、手术）期以及家居康复期营养疗法途径的选择，中国抗癌协会肿瘤营养与支持治疗专业委员会推荐饮食、肠内营养、肠外营养的联合应用，即部分饮食＋部分肠内营养＋部分肠外营养。对胃癌患者来说，这种联合尤为重要。饮食、肠内营养的优势与重要性世人皆知，也是围治疗期营养疗法的首要选择。但是，胃癌患者单纯依靠饮食、肠内营养往往不能满足患者的需要，不能达到目标需要量，通过肠外营养补充肠内营养的不足部分显得尤为重要。

（四）制剂与配方

胃手术创伤较大，导致免疫力下降，增加术后病死率及感染率风险，增强免疫功能可以降低这些并发症，因此，免疫营养是胃癌手术患者一个优先选择。最常用的免疫营养物包含精氨酸、谷氨酰胺、ω-3 多不饱和脂肪酸、核酸和具有抗氧化作用微量营养素（维生素 E、维生素 C、β 胡萝卜素、锌和硒）。总的来说，在围手术期，免疫营养比标准饮食更加有效果。具体推荐意见如下。

1. 不管患者营养状态如何，免疫营养可以缩短住院时间及降低医疗费用。（A 级）

2. 对营养不良的患者（体重丢失≥10%），仅术前使用免疫营养没有围手术期使用免疫营养有效果，但均比标准营养有效。（A 级）

3. 术前免疫营养降低了术后感染率，缩短住院时间。（A 级）但是对术后病死率无明显影响。（A 级）

4. 对营养良好的患者（体重丢失＜10%），术前 5～7 天的免疫营养可以降低术后感染性并发症，缩短住院时间。(A级)免疫营养强调联合应用，推荐精氨酸、谷氨酰胺、ω-3多不饱和脂肪酸、核酸四种联合；任何一种免疫营养素单独使用、两种甚至三种免疫营养素联合使用的结果有待验证。鱼油单独使用在胃癌中的作用没有得到一致性证实。

(五) 实施

对胃癌营养不良患者实施营养干预时，应该遵循五阶梯治疗模式：第1阶梯，饮食+营养教育；第2阶梯，饮食+ONS；第3阶梯，完全肠内营养（口服和/或管饲）；第4阶梯，部分肠内营养+部分肠外营养；第5阶梯，完全肠外营养。首选营养教育，次选肠内、肠外营养；首选肠内营养，后选肠外营养；首选口服，后选管饲。首先选择营养教育，然后依次向上晋级选择ONS、完全肠内营养、部分肠外营养、完全肠外营养。当下一阶梯不能满足60%目标能量需求3~5天时，应该选择上一阶梯。

(六) 注意事项

1. 肠内营养　肠内制剂一般应加热至30~40℃后输注，避免刺激肠蠕动引起腹泻或损伤肠黏膜；8~12小时常规冲洗营养管1次或在每次输注营养液和药物前后冲洗营养管，预防堵塞；输注过程中，保持患者30°~40°半卧体位；密切观察患者有无腹痛、腹胀、腹泻、恶心、呕吐以及大便次数、量和性质；滴注速度由慢到快、由少到多。

2. 肠外营养　单独输注脂肪乳剂时速度不宜太快；高浓度的电解质及其他药物严禁直接注入脂肪乳剂中；为避免高磷脂摄入后发生体内脂代谢异常，输注20%浓度的脂肪乳剂为佳。

四、疗效评价

参见本书第三章第八节。

五、随访

参见本书第三章第八节。

六、家庭营养教育与饮食指导

(一) 家庭营养教育

根据患者的信息反馈及时对患者评估资料进行整理并宣教，如饮食及营养指导、日常生活指导。结合护理技能和临床经验，制订出针对性的健康教育计划。采用书面文字与口头讲解相结合的方法，针对疾病相关知识点制作讲解图册，进行教育讲解；每个月定期进行电话回访。

(二) 家庭饮食指导

应给予易消化的食物，含蛋白质、脂肪较丰富的流食或半流食，尽量减少摄入粗纤维含量较高的食物。温度的变化容易引起胃黏膜血管的变化而造成出血。食物温度不易过高或过低，以38~40℃为宜。并且禁忌刺激性食物，这些可能导致胃部蠕动和痉挛，增加患者的疼痛和不适感等。同时，为防止患者胀气产生不适，应忌食牛奶或豆浆。少量多餐，每日可进食5~6餐。

（首都医科大学附属北京世纪坛医院　石汉平　于恺英）

参 考 文 献

[1] FERLAY J, SHIN H R, BRAY F, et al. Estimates of worldwide burden of cancer in 2008: GLOBOCAN 2008[J]. Int J Cancer, 2010, 127(12): 2893-2917.

[2] DEWYS W D, BEGG C, LAVIN P T, et al. Prognostic effect of weight loss prior to chemotherapy in cancer patients. Eastern Cooperative Oncology Group[J]. Am J Med, 1980, 69(4): 491-497.

[3] MARIETTE C, DE BOTTON M L, PIESSEN G. Surgery in esophageal and gastric cancer patients: what is the role for nutrition support in your daily practice?[J]. Ann Surg Oncol, 2012, 19(7): 2128-2134.

[4] WEIMANN A, BRAGA M, HARSANYI L, et al. ESPEN Guidelines on Enteral Nutrition: Surgery including organ transplantation[J]. Clin Nutr, 2006, 25(2): 224-244.

[5] CEOLIN ALVES A L, ZUCONI C P, CORREIA M I. Energy Expenditure in Patients With Esophageal, Gastric, and Colorectal Cancer[J]. JPEN J Parenter Enteral Nutr, 2016, 40(4): 499-506.

[6] 石汉平, 许红霞, 李苏宜, 等. 营养不良的五阶梯治疗[J]. 肿瘤代谢与营养电子杂志, 2015, 2(1): 29-33.

[7] MAKAY O, KAYA TKAYA T, FIRAT OFIRAT O, et al. ω-3 Fatty acids have no impact on serum lactate levels after major gastric cancer surgery[J]. JPEN J Parenter Enteral Nutr, 2011, 35(4): 488-492.

[8] 石汉平. 肿瘤营养疗法[J]. 中国肿瘤临床, 2014, 41(18): 1141-1145.

第二节　肝　　癌

一、概述

（一）疾病简介

原发性肝癌是临床上最常见的恶性肿瘤之一，据最新资料统计，全球预期年新发肝癌病例约78.25万，死亡病例74.55万，居恶性肿瘤相关死亡率的第六位。我国患者数约占全球的50%以上。肝癌的发病与乙型肝炎及丙型肝炎病毒感染密切相关，其他原因导致的肝硬化也是肝癌的重要危险因素。我国是肝炎大国，也是肝癌高发国家。且肝癌起病隐匿，很多患者在发现时已经是肝癌晚期，预后差，生存期短，已经成为严重威胁我国人民健康的一大杀手。

原发性肝癌按病理类型可分为肝细胞癌、胆管细胞癌及混合型肝癌，其中绝大多数为肝细胞癌，约占所有病例的90%。治疗上应根据肿瘤的大小、部位、病理分型、有无肝内外转移及患者全身情况选择合理的个体化治疗。手术切除仍然是早期肝癌最有效的治疗手段，晚期或不能手术的患者给予多学科综合治疗可延长生存，具体的治疗方案依病情而有所不同。中晚期肝细胞癌可选择肝动脉介入栓塞化疗、靶向药物或化疗药物治疗。在肝细胞癌中，靶向药物索拉非尼及化疗药物吉西他滨、奥沙利铂、氟尿嘧啶组成的 GEMOX 或 FOLFOX4 方案均有临床研究显示对延长患者的生存期有一定作用。而晚期胆管细胞癌则以全身化疗为主要治疗手段，选择的化疗方案为吉西他滨单药或联合铂类。同时，肝癌患者常伴有基础慢性肝病、合并症或治疗不良反应，一部分患者合并营养不良，因此，营养治疗在肝癌中具有重要的地位。

（二）肝癌对营养及代谢的影响

作为一个重要的消化器官，肝脏与营养物质的吸收、代谢及解毒有密不可分的关系，当肝脏发生病变时，就会对营养和代谢产生影响，特别是合并基础病变的肝脏恶性肿瘤常使患者的营养状况雪上加霜。主要从肝脏肿瘤的基础疾病、症状、治疗手段三个方面分析其对营养代谢的影响。

1. 肝脏基础疾病对营养代谢的影响　肝癌常常合并基础肝病，乙型肝炎、丙型肝炎所致的肝炎后肝硬化、酒精性肝硬化、非酒精性脂肪性肝炎是最常见的伴随基础肝病，上述疾病均可使肝脏的结构和功能发生一定的异常改变，使机体的物质和能量代谢产生不同程度的障碍，因此，肝脏恶性肿瘤的营养不良发病率高。同时，若基础肝病进入失代偿期，常常合并低蛋白、门静脉高压、腹水、消化道出血、肝性脑病、感染、电解质紊乱等均对患者的营养状态产生负面影响，造成营养不良-低蛋白血症-症状加重-营养不良加重的恶性循环。

2. 临床症状对营养代谢的影响　肝癌患者常伴有一些非特征性消化道症状，如消化不良、食欲下降、恶心、腹胀等，这些症状常导致患者进食减少、消化吸收差，加重营养不良的发生。

3. 治疗手段对营养代谢的影响　肝癌患者的手术、靶向药物治疗及全身化疗在延长患者生存的同时也带来一系列不良反应，手术操作及术后残肝体积大小、靶向药物所致腹泻及全身化疗所致的消化道反应均对患者的营养产生负面的影响。

二、营养筛查与评估

肝癌患者的营养筛查与评估参见本书第二章，肝功能状态与抗肿瘤治疗及患者营养状态，甚至预后均密切相关，因此，肝功能状态的评估应贯穿整个疾病过程，目前的肝功能状态评估主要依据包含是否存在肝性脑病、腹水、白蛋白水平、凝血时间及胆红素水平的 Child-Pugh 评分系统。

三、营养干预

目前尚没有专门针对原发性肝癌的营养指南，ESPEN 在 2006—2009 年发表了肝病的肠内营养指南、肝病的肠外营养指南和非手术肿瘤的营养指南，日本在 2012 年发布了针对肝硬化患者的营养指南，本规程参照以上指南总结了肝癌的营养疗法。

（一）适应证

1. 肝癌患者肠内营养的适应证　经口摄食不能满足营养需要、存在营养不良风险、在无肠梗阻存在时可采用肠内营养；加速康复外科观点认为，肝移植术后 12～24 小时可开始经口进食或肠内营养。

2. 肝癌患者肠外营养的适应证　经口摄食和肠内营养补充不能满足营养需要，完全性肠梗阻或反复频繁消化道出血进食受限，预计生存期＞3 个月。

（二）能量

每日总能量应为 25～35kcal/kg。如果可计算静息能量消耗（REE），借鉴 ESPEN 肝病营养指南推荐，对于酒精性脂肪肝、肝硬化和肝衰竭患者，推荐能量给予 1.3×REE。对于非酒精性脂肪肝合并肝癌患者（肥胖相关性）常合并代谢综合征，包括营养过剩和胰岛素抵抗，如果糖耐量异常，可酌情降低至 25kcal/kg。

（三）途径

肝癌患者的营养治疗途径包括肠内及肠外途径，选择原则与其他恶性肿瘤基本一致，考虑肝癌患者术后或晚期常合并肝功能异常,因此,在营养治疗途径的选择上更应该充分利用肠内途径。

1. 肠内营养　ESPEN 的肝病肠内营养指南中指出,在酒精性肝炎、肝硬化、肝移植术后及急性肝衰竭时,采用肠内营养可以改善营养状态、延长患者生存、降低并发症并节省费用。具体的输入途径包括:口服、咽造口、胃造口、鼻胃插管、鼻肠插管、空肠造口等多种途径。肝癌患者多数存在凝血功能障碍,故在途径选择上以无创为主,以鼻胃插管最常用。

2. 肠外营养　输注途径分为经周围静脉输注(一般不建议超过 10~14 天)和经中心静脉置管途径。周围静脉途径容易掌握,且危险性小。但同一静脉反复插管输液可增加血栓性静脉炎的发生率,通常建议输液的时间不宜超过 12 小时;输入浓度高的营养物质也明显增高血栓性静脉炎的发生率。中心静脉置管途径保留时间较长,对外周血管保护好,但血栓形成是常见并发症。主要依据以下因素来选择输注途径:所需疗程的时间、护理的单元(在家还是在病房)、患者的意愿、营养需求、医师的习惯、危险因素和安全性等。

(四)制剂与配方

肠内、肠外营养制剂及配方参照第三章第一节。当然,肝癌患者在制剂与配方选择上具有自己的特点:

1. 糖类制剂　ESPEN 指南肝病肠外营养建议:对于酒精性脂肪肝和肝硬化的患者,暂时不能进食(包括夜间禁食超过 12 小时),就应该给予葡萄糖 2~3g/(kg·d)静脉营养。当禁食超过 72 小时,需要给予全肠外营养(C 类)。其原因是经过夜间禁食,肝硬化患者的葡萄糖储备耗竭,代谢状态与健康个体的延长饥饿相似,在这种情况下,推荐按照内源性肝糖原产生率给予葡萄糖。对于肝癌合并脂肪肝或肝硬化的患者可参照上述推荐给予营养能量补充。

2. 蛋白氨基酸制剂　如果无蛋白不耐受,每日给予 1.0~1.5g/kg(包括口服支链氨基酸),如果存在蛋白不耐受,可减量至每日 0.5~0.7g/kg(联合富含支链氨基酸的肠内营养混合剂);在超急性肝衰竭时,氨基酸的给予并非强制性的,在急性或亚急性肝衰竭时,应给予氨基酸或蛋白以支持蛋白合成,肠外氨基酸 0.8~1.2g/(kg·d)或肠内蛋白 0.8~1.2g/(kg·d)。Ⅲ度或Ⅳ度肝性脑病患者中,应考虑给予富含支链氨基酸和低芳香氨基酸蛋氨酸和色氨酸。

3. 脂肪制剂　脂肪制剂不是肝癌或严重肝病患者的禁忌证。ESPEN 肝病营养指南推荐,在肝衰竭时可同时给予葡萄糖和脂肪(每日 0.8~1.2g/kg),在出现胰岛素抵抗时给予脂肪更有优势。

4. 电解质　根据情况限制钠的摄入。无腹水和/或水肿时可每日给予氯化钠≤6g,如果存在腹水和/或水肿时则每日 <5g;

5. 水溶性维生素及脂溶性维生素　特别是肠外营养时,在开始给予 TPN 的第一天就需要补充水溶性维生素和脂溶性维生素。合并酒精性脂肪肝的患者在给予葡萄糖前必须同时给予维生素 B_1。其原因是:长期大量饮酒后,酒精抑制维生素 B_1、B_6、烟酸、叶酸等营养物质吸收,造成体内营养障碍及多种维生素缺乏。其中以参与糖代谢的维生素 B_1 缺乏为主。维生素 B_1 缺乏时糖代谢受阻,导致神经组织的能量供应不足,而且伴有丙酮酸及乳酸等代谢产物在神经组织中堆积,造成脑和脊髓充血水肿及变性。维生素 B_1 缺乏还可影响脂质的合成与更新,导致神经纤维的脱髓鞘和轴突变性。因此推荐开始葡萄糖输注前给予维生素 B_1。

6. 微量元素　如果血清铁水平超过参考值上限，建议每天铁摄入量≤7mg。补充锌、多种维生素、纤维素（如蔬菜、水果），推荐每天给予需要量的锌10mg。

7. 对于肝功能明显异常合并出凝血功能异常时，需补充维生素K。

四、疗效评价

肝癌患者的疗效评价参见本书第三章第八节。

五、随访

肝癌患者的随访参见本书第三章第八节。

六、家庭营养教育与饮食指导

1. 体重管理　肝癌患者的体重应遵循个体化原则。脂肪性肝病导致的肝癌患者应限制体重；而长期慢性消耗的终末期肝病或酒精性肝病患者，则以避免肌肉丢失、增加BMI为宜。

2. 膳食管理　参照肝癌发病的高危因素及患者自身合并疾病，对肝癌患者的饮食和营养建议如下：

（1）尽量避免与肝癌发病相关的因素，如：乙醇、黄曲霉毒素、微囊藻毒素；

（2）减少红色肉类摄入，这是肝癌发病的高危因素之一，考虑可能与反应氧及饮食中的铁经烹饪后产生杂环胺有关；

（3）适当增加肝癌发病保护性食物摄入，如：鱼类（含有ω-3脂肪酸）、咖啡、膳食纤维、番茄（含有番茄红素）、不饱和脂肪酸、绿茶和红茶（富含儿茶酚）、山莓、十字花科蔬菜（富含苯乙基异硫氰酸酯）、葡萄和红酒（富含白藜芦醇）、发酵的糙米及米糠、姜黄素、维生素E等；

（4）增加口服支链氨基酸，剂量为12g/d，服用时间至少3个月以上，部分文献报道可服用2年以上；

（5）监测饮食中的糖分摄入，特别是糖尿病患者；二甲双胍、吡格列酮等药物具有潜在的降低肝癌发病风险的作用，在合并糖尿病的肝癌患者中可作为首选的口服降糖药物。

（6）保持大便通畅，特别是肝性脑病时期。

（天津市肿瘤医院　巴一）

参 考 文 献

[1] LLOVET J M, RICCI S, MAZZAFERRO V, et al. Sorafenib in advanced hepatocellular carcinoma[J]. N Engl J Med, 2008, 359（4）: 378-390.

[2] CHENG A L, KANG Y K, CHEN Z, et al. Efficacy and safety of sorafenib in patients in the asia-pacific region with advanced hepatocellular carcinoma: a phase iii randomised, double-blind, placebo-controlled trial[J]. Lancet Oncol, 2009, 10（1）: 25-34.

[3] QIN S, CHENG Y, LIANG J, et al. Efficacy and safety of the folfox 4 regimen versus doxorubicin in chinese patients with advanced hepatocellular carcinoma: a subgroup analysis of the EACH study[J]. Oncologist, 2014, 19（11）: 1169-1178.

[4] ZAANAN A, WILLIET N, HEBBAR M, et al. Daba Gemcitabine plus oxaliplatin in advanced hepatocellular

carcinoma: a large multicenter AGEO study[J]. J Hepatol，2012，58（1）：81-88.

[5] PLAUTH M，CABRE E，RIGGIO O，et al. Espen guidelines on enteral nutrition: Liver disease[J]. Clin Nutr，2006，25（2）：285-294.

[6] PLAUTH M，CABRÉ E，CAMPILLO B，et al. Espen guidelines on parenteral nutrition: Hepatology[J]. Clin Nutr，2009，28（4）：436-444.

[7] BOZZETTI F，ARENDS J，LUNDHOLM K，et al. Espen guidelines on parenteral nutrition: Non-surgical oncology[J]. Clin Nutr，2009，28（4）：445-454.

[8] SUZUKI K，ENDO R，KOHGO Y，et al. Guidelines on nutritional management in japanese patients with liver cirrhosis from the perspective of preventing hepatocellular carcinoma[J]. Hepatol Res，2012，42（7）：621-626.

[9] MANDAIR D S，ROSSI R E，PERICLEOUS M，et al. The impact of diet and nutrition in the prevention and progression of hepatocellular carcinoma[J]. Expert Rev Gastroenterol Hepatol，2014，8（4）：369-382.

第三节 食 管 癌

一、概述

（一）疾病简介

食管癌（esophageal carcinoma）是我国最常见的消化道恶性肿瘤之一，世界上49%的新发病例来自中国，新增病例数和死亡人数均居世界首位。食管是摄入饮食、获取营养的主要通道，因肿瘤本身的影响，恶液质的发病率达60%～80%，仅次于胃癌。食管癌的治疗首选手术，手术创伤、应激以及术后禁食又进一步加重营养不良。因此，围手术期的营养显得尤为重要。

（二）食管癌对营养代谢的影响

1. 食管癌疾病本身对营养代谢的影响　食管癌患者营养不良与肿瘤局部、全身的影响及治疗方式有关，了解这些原因有助于正确评估患者的营养需要并制订恰当的营养干预方案。

（1）肿瘤的局部影响：食管癌患者的吞咽困难与肿瘤的形态、部位有关。由于食管的可伸展性，吞咽困难症状出现较晚，多数患者在就诊前已存在数月吞咽困难、体重丢失，有些患者还有反流、吞咽痛、呛咳，因而害怕或不愿进食，使营养不良的发生率明显增高。

（2）肿瘤的全身影响：食管癌患者营养不良不仅是由于摄入不足，还因肿瘤本身可诱导宿主分泌炎症因子（白介素、干扰素、肿瘤坏死因子等）及代谢因子引起代谢改变。葡萄糖转化增加，外周组织利用葡萄糖障碍；蛋白质代谢表现为低蛋白血症、骨骼肌萎缩、内脏蛋白消耗、蛋白转化率升高，机体呈现负氮平衡；脂肪代谢则表现为脂肪水解、脂肪酸氧化增强等。食管癌患者机体代谢率增高，自身组织进行性消耗，是导致恶液质的主要原因之一。

2. 食管癌治疗手段对营养代谢的影响

（1）外科手术治疗对营养代谢的影响：食管癌手术创伤大，在切除癌变组织的同时，也改变了消化道的结构，造成易饱、反流，加之术后禁食时间长、手术应激引起的高分解代谢也会加重患者的营养不良。术后并发症，如吻合口瘘或狭窄也可影响进食和术后营养吸收。

(2) 放、化疗及靶向药物治疗对营养代谢的影响：放疗虽然能缩小肿瘤组织，但同样可以损伤消化道，引起恶心、呕吐。放疗的损伤主要取决于肿瘤的部位、照射量、持续时间、是否合并化疗等。放疗还可以引起放射性食管炎、放射性肺炎、骨髓抑制、食管狭窄等，导致患者吞咽困难、吞咽痛、反流和狭窄，严重影响患者的营养状况。

化疗药主要影响细胞周期，不仅对肿瘤组织有影响，对全身正常组织也有影响，可出现明显的消化道反应、骨髓抑制、神经毒性等，影响患者的消化、吸收，营养不良的发生率也增高，但化疗引起的营养不良可在化疗结束后很快恢复，影响要比手术小。

3. 食管癌相关性营养不良的后果

食管癌患者的食管切除情况、放化疗有效率、住院时间和生存期都与营养状况相关。营养不良患者免疫力降低，研究表明，营养状况对术后患者的并发症发生率和病死率有重要的影响，生活质量和医疗负担也会相应增加。

二、营养筛查与评估

参见本书第二章。

三、营养干预

（一）适应证

肿瘤恶液质往往是食管癌患者营养不良的表现形式，包括厌食、虚弱、贫血、水肿、体重丢失及电解质紊乱等多种表现。60%～85% 的食管癌患者都伴有营养不良，所有食管癌患者都是营养干预的潜在适应证对象。只是营养干预的方法不同。即使是体重稳定、摄食良好的患者，也建议每 1～3 个月到医院营养门诊复诊或电话营养咨询。摄入不足、体重丢失、抗肿瘤治疗（包括手术、放疗、化疗）是选择营养干预适应证的考虑因素，具体如下：

1. 食管癌围手术期患者营养治疗适应证　营养治疗对于围手术期患者手术安全有重要作用。体重丢失、临床分期及手术完整切除率被列为影响患者 5 年无病生存期的三个重要影响因素。营养治疗方案因患者经口摄入能力及体重变化而制订。

（1）术前营养支持：推荐用于严重营养不良（体重丢失≥20%）且能从手术获益的患者（A 级）。中度营养不良患者（体重丢失 10%～19%）也可能获益于营养支持（B 级）。轻度营养不良患者不推荐营养治疗（体重丢失＜10%，60% 能量需求可经口摄入，如食管黏膜早期病变患者）。

（2）术后营养支持：推荐用于所有受益于术前营养支持的患者（A 级）。所有营养不良的患者（A 级）。术后无法经口摄食的患者（A 级）；或术后 1 周经口摄食小于 60% 能量需求的患者（A 级）。无明显营养支持需求患者（体重丢失＜10%，60% 能量需求可经口摄入，如内镜下食管黏膜切除术后患者）。

2. 放、化疗患者营养治疗适应证　没有证据显示营养支持会影响肿瘤生长（C 级），因此营养支持不必考虑这个理论问题。营养支持不常规推荐于所有放疗患者（C 级推荐使用）或化疗患者，因为它对治疗反应或不良反应没有影响（C 级推荐使用）。

因摄入不足导致体重丢失的患者，肠内营养（经口或管饲）可改善和维持营养状态（B 级）。接受放疗和/或化疗的患者，可经鼻置管或造口建立喂养管道，经皮造口术似乎更合适（C 级）。肠内营养使用标准配方（C 级）。

(二) 能量需求

参照总论第三章第一节,食管癌对能量补充没有特殊性。

2012 年 Mariette C 等建议食管癌患者的总能量需求为:卧床患者 30kcal/(kg·d),非卧床患者为 35kcal/(kg·d);能量中 50%~70% 来源于糖类,30%~50% 由脂类提供;蛋白质需要量从术前 1.0~1.2g/(kg·d)(0.15~0.2g 氮)增加到术后 1.2~1.8g/(kg·d)(0.2~0.3g 氮);糖类通常需要通过摄入 3~4g/(kg·d) 来满足需求,不低于 2g/(kg·d),总量以不少于 100g 为宜;脂类为 1.5~2g/(kg·d),但不超过 2g/(kg·d);同时确保每天摄入适量的矿物质(电解质及微量元素)、维生素。如果采用全静脉途径营养,作者认为应该下调为:卧床患者 25kcal/(kg·d),非卧床患者为 30kcal/(kg·d)。

(三) 营养治疗途径

食管癌患者营养治疗的途径同样包括肠内营养(口服、管饲)及肠外营养(静脉)。口服是生理的途径,是第一选择。管饲途径包括:①经鼻途径,有鼻胃管、鼻肠管;②经胃途径,有普通手术胃造口、PEG/PEJ、经皮放射胃造口术(percutaneous radiologic gastrostomy,PRG);③经肠途径,有空肠造口。静脉途径包括:①外周静脉途径;②中心静脉途径,经外周静脉穿刺置入中心静脉导管、中心静脉导管、完全植入式装置。

1. **手术患者** 食管癌手术所致创伤都是较为严重的,完善的营养支持计划对围手术期并发症发生率及病死率具有积极意义。食管癌术后因进食习惯改变术后半年内体重降低明显,D'Juorno 等学者分析 205 例食管癌术后一年内体重变化情况,55% 的患者体重降低 10% 以上。

综合营养支持治疗计划制订取决于患者经口进食能力。Mariette 等研究建议,如果患者经口摄入能量不足 75% 时,可开始考虑给予营养治疗;当口服摄入能量不足 50%,建议行管饲营养治疗。

(1) 肠内营养:经皮内镜下空肠造口术为首选营养治疗途径。患者平均需要 15 天过渡至完全经口进食,但仍有 25% 左右的患者接受 20 天以上的肠内营养治疗。但术后发生吻合口瘘或者伴有术后放化疗严重消化道症状的患者,肠内营养时间可酌情增加至半年,甚至更长。肠内营养另外一个重要途径是鼻胃管、鼻十二指肠管,留置鼻饲管简单易行,相对无创,不会增加患者经济负担。但可出现进食后吞咽困难、鼻咽部不适、疼痛、黏膜溃疡、出血等短期并发症,与空肠造口比较,不存在创伤等风险,因此推荐用于无需接受放化疗的早期食管癌患者。

(2) 肠外营养:大量研究证实,术后接受全肠外营养治疗的患者与接受肠内营养治疗的患者相比,其并发症发生率增高、住院时间延长,因此,ASPEN 推荐全肠外营养仍可作为备选方案。

2. **术前新辅助治疗患者** 初诊局部进展期食管癌患者,包括局部肿物较大、食管周围淋巴结转移较多的患者,术前新辅助放化疗为首选治疗。此类患者因放化疗产生代谢改变及不良反应使其营养状况较为特殊。口腔黏膜炎症、食管炎症、肠炎是新辅助治疗常见的并发症。很多患者因此无法保证足量经口能量摄入。

(1) 口服营养液:大部分患者可通过口服营养液(及免疫营养液)维持围手术期能量摄入,并且有利于围手术期患者体重维持。

(2) 肠内营养:新辅助治疗患者治疗结束后仍需接受手术治疗。鼻胃管及鼻肠管因其无创的特点,被推荐为首选营养治疗途径,但由于患者耐受性差及放置时间短(2~3周)仍有其局限性。内镜下胃造口术及胃镜下胃造口术选择需慎重,因为胃部为食管首选替代管腔,胃造口术时易损伤胃壁及胃网膜右动脉;而经皮内镜下空肠造口术同样存在损伤血供等问题,如开放空肠造口术又增加了开腹手术粘连风险而影响二次手术,同时如出现术后并发症会影响患者新辅助治疗时间。因此接受新辅助治疗患者营养治疗路径选择需综合考虑。

(3)肠外营养:对于严重营养摄入障碍患者,可酌情考虑行完全胃肠外治疗,中心静脉导管及完全植入式装置为推荐治疗手段,可以长期留置,以备后用。

3. 姑息治疗患者 对于伴有转移的晚期食管癌患者或新辅助治疗不敏感的患者,其主要治疗目的为延长生存期及最大限度地改善生活质量。对于能够耐受多次化疗的患者,其生存期能够得到相应提高,因此营养治疗在化疗期作用尤为重要,且这部分患者吞咽困难为其主要症状。部分患者选择经食管支架后食管梗阻得到缓解,能够继续进食,但其出血及再堵塞并发症的发生率较高。

(1)肠内营养:经皮内镜下胃造口术为姑息患者肠内营养首选治疗,对患者造成创伤较小。对于贲门癌累及胃部患者空肠造口也为重要途径,可行腹腔镜下手术或者开放手术(图8-3-1)。

(2)肠外营养:对于贲门癌累及胃部伴广泛腹腔转移不能接受肠内营养患者,完全静脉营养治疗可以作为改善营养状况的有效途径,但补液量仍受心功能影响。

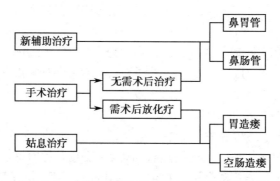

图8-3-1 食管癌/胃癌患者肠内营养的选择路径

(四)制剂与配方

食管癌患者营养治疗的制剂和配方与其他肿瘤基本相同,分为肠内营养和肠外营养制剂。但是,由于食管癌手术创伤大,导致患者伴有不同程度的免疫功能抑制,增加术后死亡率及感染率的发生,增强免疫功能可以降低这些并发症。因此,免疫营养是食管癌手术患者的一个优先选择。

1. 肠内营养制剂主要分为氨基酸型、短肽型肠内营养制剂(要素型)和整蛋白型肠内营养制剂(非要素型)。氨基酸单体制剂主要特点是无需消化即可直接吸收,成分明确,无残渣。用于肠功能严重障碍、不能耐受整蛋白和短肽类肠内营养制剂的患者。短肽类制剂的氮源为乳清蛋白水解后形成的短肽,其主要特点是稍加消化即可吸收,适用于消化吸收有一定障碍或损伤的患者,由于食管手术的创伤性大,反流、腹胀等胃肠道并发症的发生率高,在早期肠内营养时会有更好的耐受性。整蛋白型肠内营养剂以整蛋白或蛋白游离物为氮源,接近等渗。主要特点是蛋白质结构完整、低残渣、口感较好、渗透压较低、刺激肠功能代偿的作用较强。

2. 肠外营养制剂是将各种营养素制成符合标准的静脉输注混合液，如脂肪乳制剂、氨基酸制剂、糖类制剂、维生素制剂、电解质单体、微量元素混合制剂等。早期肠内营养对于食管癌患者来说，尤其是术后 24 小时之内，是否能够获益，目前还有争议，使得肠外营养制剂的选择在食管癌术后早期更为重要。2009 年 ESPEN 指出应重视肠外营养制剂中脂肪尤其是长链脂肪酸的不良影响，如损伤免疫功能，导致高脂血症、脂肪肝等。建议将肠外营养底物中脂肪比例下调，如糖脂比从 50:50 调至 60:40 或 70:30。大多数专家认为，应尽量避免甘油三酯 >5mmol/L，如 ≥5mmol/L，应减量或停用脂肪乳，尤其是 ω-6 多不饱和脂肪酸（如大豆油脂肪乳）的用量。鉴于 ω-6 多不饱和脂肪酸具有促炎、影响免疫功能和肝功能等作用，临床上可用中长链脂肪乳、橄榄油脂肪乳部分代替 ω-6 多不饱和脂肪酸。

3. 免疫营养在减轻有害或过度炎症反应、保护胃肠道屏障功能完整性、减少细菌移位方面有独特优势，所以对于食管癌患者添加免疫营养物包括氨基酸（精氨酸、谷氨酰胺）、多不饱和脂肪酸、核酸和具有抗氧化作用的微量营养素（维生素 E、维生素 C、β 胡萝卜素、锌和硒等）具有非常重要的作用。谷氨酰胺（glutamine, Gln）是肠道黏膜的特殊能源，可以刺激肠道的固有黏膜免疫，对维护肠道的正常生理结构、维护肠道吸收和屏障功能、防止细菌和毒素移位具有重要意义，有助于提升肿瘤患者的机体免疫力和胃肠道黏膜屏障功能。ω-3 多不饱和脂肪酸是免疫营养的重要组成部分，能够减少 T 淋巴细胞受体和免疫粘连反应，降低抗原刺激的淋巴细胞的反应和辅助细胞的功能，延迟超敏反应；还可以减少白三烯和前列腺素的形成，从而减少促炎因子的产生，控制炎症反应。鱼油的主要成分是 EPA 和 DHA，EPA 和 DHA 同属于 ω-3 多不饱和脂肪酸，Faber 等应用富含鱼油的饮食干预肿瘤患者的一项随机双盲对照试验结果显示，应用鱼油一周后，治疗组患者白细胞中 EPA 和 DHA 较对照组显著增高，血清前列腺素 E_2（prostaglandin E_2, PGE_2）水平显著下降，该研究表明补充 ω-3 鱼油脂肪乳能竞争性抑制环氧化酶对花生四烯酸的氧化作用，减少花生四烯酸产物的生成，从而调节机体的炎症反应和免疫功能，有利于降低感染并发症，促进患者的恢复。围手术期间，免疫营养比标准饮食更加有效。具体推荐意见如下：①不管患者营养状态如何，免疫营养可以缩短住院时间及降低医疗费用。②对营养不良的患者（体重丢失 ≥10%），仅术前使用免疫营养没有围手术期使用免疫营养效果好，但均比标准营养有效。③术前免疫营养降低了术后感染率，缩短住院时间。但是对术后死亡率无明显影响。④对营养良好的患者（体重丢失 <10%），术前 5~7 天的免疫营养可以降低术后感染性并发症，缩短住院时间。

（五）实施

对于肿瘤营养干预的五阶梯治疗模式，食管癌也同样要遵循，但由于食管癌手术的自身特点，在营养干预的实施方面也有所不同。

食管癌营养治疗原则包括：①以纠正或改善患者营养状况、提高机体抗肿瘤治疗耐受力为目的。②消化道功能正常者，以胃肠道管饲补充为主，可选择大分子聚合物肠内营养制剂或消化肠内营养制剂；胃肠功能部分丧失者，用胃肠造口结合部分肠外营养。③胃肠功能丧失者，首选肠外营养；昏迷或不能进食者可用管饲或部分肠外营养。胃肠道功能恢复良好时，尽可能采用经肠道营养，并鼓励经口进食。④对每一例肿瘤患者都应定期作营养评价，以便及早发现营养问题；对出现的营养问题及早处理远比出现营养不良后再行纠正更为有效。⑤抗肿瘤治疗的患者在治疗前、中、后必须强调营养评价和营养治疗。

肠内营养支持是目前首选的营养方式。由于肠内营养支持治疗可以增加肠黏膜血流，有助于胃肠功能恢复，符合生理结构，预防细菌和内毒素的移位。早期肠内营养可以促进胃肠道功能的早期恢复，降低术后感染，缩短住院时间。肠外营养应用于术后胃肠道尚未完全恢复的患者时，能够较快且足量补充所需的营养物质及能量。但是肠外营养属于有创性治疗，技术性、代谢性及感染性并发症较多。国内外营养相关指南推荐肠外营养采用"全合一"的模式，每天同步24小时输注，不推荐单瓶脂肪乳或氨基酸的输注。食管癌术后患者应用全营养支持，推荐联合营养模式，充分利用二者的优势，从而减少相应并发症。Lidder P等研究表明，肠内、肠外营养联合治疗可以控制血糖升高，避免单纯肠外营养引起的高血糖、胰岛素抵抗。

（六）注意事项

无特殊，同其他恶性肿瘤。

四、疗效评价

参见本书第三章第八节。

五、随访

参见本书第三章第八节。

六、家庭营养教育与饮食指导

食管癌的手术复杂，并发症发生率高，饮食与康复指导对于食管癌患者至关重要。

1. 少量多餐，节制能量：细嚼慢咽，每天分5～6次进食，避免过饥过饱。

2. 给予高蛋白、高热量、高维生素、易消化的食物荤素搭配，1/3荤食，2/3素食。要忌食熏、煎、烤、霉变、发酵食物；禁食腌制品；增加水果蔬菜的摄入量。Bravi F等通过病例对照研究发现，饮食结构中肉质食物丰富而缺乏维生素和纤维摄入会增加食管癌的发病风险。

3. 适当活动 术后积极开始肩、臂的主动活动。餐后30分钟可到空气新鲜的地方散步，每次走15分钟以上，有利于胃肠蠕动，帮助消化。Singh S等通过meta分析显示积极运动会降低食管癌，尤其是食管腺癌的发病风险，这也许与减少肥胖的发生有关。

4. 改变生活习惯 睡前2小时不进食；术后不宜取平卧位，一般采用枕头或加高床架使上半身抬高30°～45°的平卧或侧卧位，终身坚持，这些都是预防反流性食管炎、误吸的关键措施；注意清洁卫生，尤其是口腔卫生，禁食期间不可下咽唾液，以免感染造成吻合口瘘。

5. 定时监测体重 每天清晨空腹测量体重，观察体重的增减，以调节饮食；高度重视躯体症状及体征的任何异常变化，尤其是非自主性体重丢失。

6. 心理与社会 一旦出现食管反流或食管狭窄，患者极易出现紧张焦虑等负面情绪，给予心理疏导，指导患者自我调节，提升心理承受能力。让患者重拾信心，回归社会。

（天津市肿瘤医院　于振涛）

参 考 文 献

[1] MARIETTE C, DE BOTTON M L, PIESSEN G. Surgery in esophageal and gastric cancer patients: what is the role for nutrition support in your daily practice?[J]. Ann Surg oncol, 2012, 19 (7): 2128-2134.

[2] MALONE D L, GENUIT T, TRACY J K, et al. Surgical site infections: reanalysis of risk factors[J]. J Surg Res, 2002, 103(1): 89-95.

[3] D'JOURNO X B, OUATTARA M, LOUNDOU A, et al. Prognostic impact of weight loss in 1-year survivors after transthoracic esophagectomy for cancer[J]. Dis Esophagus, 2012, 25(6): 527-534.

[4] MANBA N, KOYAMA Y, KOSUGI S, et al. Is early enteral nutrition initiated within 24 hours better for the postoperative course in esophageal cancer surgery?[J]. J Clin Med Res, 2014, 6(1): 53-58.

[5] BRAGA M, LJUNGQVIST O, SOETERS P, et al. ESPEN guidelines on parenteral nutrition: surgery[J]. Clin Nutr, 2009, 28(4): 378-386.

[6] WANG X, PIERRE J F, HENEGHAN A F, et al. Glutamine improves innate immunity and prevents bacterial enteroinvasion during parenteral nutrition[J]. JPEN J Parenter Enteral Nutr, 2015, 39(6): 688-697.

[7] LIN Y C, CHANG L Y, HUANG C T, et al. Effector/memory but not naive regulatory T cells are responsible for the loss of concomitant tumor immunity[J]. J Immunol, 2009, 182(10): 6095-6104.

[8] FABER J, BERKHOUT M, FIEDLER U, et al. Rapid EPA and DHA incorporation and reduced PGE2 levels after one week intervention with a medical food in cancer patients receiving radiotherapy, a randomized trial[J]. Clin Nutr, 2013, 32(3): 338-345.

[9] 石汉平. 肿瘤营养疗法[J]. 中国肿瘤临床, 2014, (18): 1141-1145.

[10] SINGH S, DEVANNA S, EDAKKANAMBETH VARAYIL J, et al. Physical activity is associated with reduced risk of esophageal cancer, particularly esophageal adenocarcinoma: a systematic review and meta-analysis[J]. BMC gastroenterology, 2014, 14(1): 101.

第四节 胰 腺 癌

一、概述

（一）疾病简介

胰腺癌（pancreatic carcinoma）是一种恶性程度很高的、早期就极易发生远处转移的恶性肿瘤。胰腺癌的预后极差，五年生存率很低，只有5.8%。该病早期诊断困难，临床患者3/4已到晚期，多进行姑息化疗。此时患者大多体力状况较差，加之化疗不良反应，消化吸收功能下降，常表现为较明显的营养不良，普遍伴有物质代谢及能量消耗的改变。

胰腺癌的患者大部分都伴有明显的消化道症状，比如呕吐、腹痛、厌食和吸收障碍等，这些症状严重地影响了患者的体力状态和生活质量，甚至出现恶液质。伴有恶液质的胰腺癌患者的营养状况较差，治疗效果欠佳，预后相对不好，患者常死于身体状况恶化。另外，由于切除部分胰腺和间质卡哈尔细胞可造成胃蠕动功能障碍，因此胰十二指肠切除术极易造成并且加重胰腺癌患者的营养不良。现普遍认为，胰腺癌患者的营养状态是影响患者治疗和转归的重要因素。

（二）胰腺癌对营养代谢的影响

胰腺是人体第二大腺体，具有外分泌和内分泌两种功能。外分泌液为胰液，内含碱性的碳酸氢盐和各种消化酶，包括胰淀粉酶、胰蛋白酶与胰脂肪酶等。其功能是中和胃酸，消化糖、蛋白质和脂肪。胰腺癌对患者的内分泌、外分泌及消化、吸收功能均有影响。尤其全胰腺切除的患者由于胰液分泌缺失，食物中的脂肪和蛋白质不能被完全的消化与吸收，常出现脂肪泻，并影响脂溶性维生素的吸收，从而导致机体营养缺乏。

二、营养筛查与评估

参见本书第二章。

三、营养干预

目前尚无针对胰腺肿瘤的营养相关指南，本节内容主要参考 ESPEN 2002 年、2006 年及 2009 年发布的急性胰腺炎营养治疗、胰腺疾病的肠内及肠外营养指南，2012 年胰腺炎的营养治疗国际共识指南及 2013 年胰腺癌多学科综合治疗协作组专家共识。

（一）适应证

胰腺癌慢性消耗而致营养不良者，胰腺癌致消化道梗阻无法进食者，胰腺癌并发消化道瘘者，胰腺癌引发消化道出血者，胰腺癌围手术期需禁食者，胰腺癌围化疗期消化道反应需营养支持者，放化疗致严重呕吐或放射性肠炎者，术后并发症（短肠综合征、肠穿孔、吻合口水肿、梗阻或胃排空障碍、胰瘘等）者。

（二）能量

参考第三章第一节。

（三）途径

对于没有胃肠道功能障碍者，肠外营养是没有必要的，甚至有害。为降低感染风险，首选肠内营养。肠外营养用于不能耐受肠内营养且需营养治疗的患者，如化疗所造成的严重消化道反应或胰腺肿瘤相关的严重梗阻。

1. 肠外营养

经外周静脉。

经中心静脉：经颈内静脉、锁骨下静脉或上肢的外周静脉到达上腔静脉。

2. 肠内营养

口服。

经导管输入：鼻胃管、鼻十二指肠管、鼻空肠管、胃空肠造口管。

（四）制剂与配方

参考第三章第一节。

（五）实施

算出总需求能量：体重×拇指法则[25～30kcal/(kg·d)]。

(1) 算出总蛋白质量：体重×[1～1.5g/(kg·d)]；

(2) 总需求热量－氮源能量＝非氮源能量；

(3) 依据非氮源能量＝脂肪能量＋糖能量，且二者各半的原则，算出脂肪能量与糖能量；

(4) 依据临床需要确定脂肪乳的浓度与容积、葡萄糖的浓度与容积、氨基酸的浓度与容积；

(5) 补充矿物质，如钠、钾、钙等；

(6) 适量补充支链氨基酸；

(7) 计算出胰岛素含量，以略低于中和糖量的数值为度；

(8) 以复方氯化钠注射液调整营养包的总容积。

制剂的输注方式有两种,可分瓶输注和"全和一"输注。通常前者适合于短期使用和部分人工胃肠外营养治疗,在围化疗期的人工胃肠外营养治疗中可不受条件限制而广泛采用;后者多用于全胃肠外营养治疗和长期使用的患者。

在配制全营养混合液时,所有的操作要严格遵守无菌技术操作规程,应在专门配制室内的层流操作台上,由专职护理人员执行,按照一定的程序进行配制。在配制过程中首先将电解质和微量元素加入到氨基酸制剂中和将高渗葡萄糖及磷制剂加入到等渗葡萄糖液中,然后两者混合到一个聚氯乙烯袋中。再将脂溶性维生素和水溶性维生素加入到脂肪乳剂中,最后再将其与前已混合好的氨基酸葡萄糖混合液混合后轻轻摇动即可。配制好的营养混合液应置于4℃温度下,一般在24小时内使用,最多不超过48小时。配制好的全营养混合液袋应及时封口,并注明床号、姓名和配制时间。

(六) 注意事项

营养液的配伍禁忌:人工营养液制剂的成分十分复杂,药物配伍不妥时容易出现沉淀,改变液体成分,可导致人体的药物热反应。在配制人工营养治疗的营养液时需要保证各种药物的相容性,同时注意可能出现的这几种情况:①葡萄糖与电解质配伍后的变化,pH 3~4是葡萄糖的稳定环境,过度的碱性离子加入可使葡萄糖分子发生分解;②氨基酸的变化,氨基酸同时具有氨基和羧基,是两性物质,与酸结合时即呈现酸性,而与碱结合时即呈现碱性,所以不可忽视可影响营养液 pH 的一些离子;③氨基羧基反应,葡萄糖加入到氨基酸后,会发生聚合反应,通常在室温下就可进行,最终聚合成褐色素;④维生素稳定性大多较差,维生素 K 遇光极易分解,维生素 C 见空气分解;⑤钙离子与磷酸盐配伍时会生成磷酸钙的白色沉淀,与二者的浓度、pH 等有关。肠内或肠外营养治疗都需要监测出入量、水肿或脱水程度及血电解质水平。

四、疗效评价

参见第三章第八节。

五、随访

参见第三章第八节。

六、家庭营养教育与饮食指导

要避免暴饮、暴食、酗酒和高脂肪饮食。胰腺是分泌消化酶的主要器官之一,特别是脂肪酶。胰腺一旦发生病变,首先就使脂肪的消化受到严重影响。要少吃或限制摄入肉、鱼子、脑髓和油腻、煎炸等不易消化食品,忌食葱、姜、蒜、辣椒等辛辣刺激品,忌烟酒。应少量多餐,逐渐加量并减少进餐次数。进食仍然以容易消化的食物为主。在保证营养充足的基础上,适当控制动物性脂类和蛋白质的摄入,植物性油脂可提供必需脂肪酸及帮助脂溶性维生素吸收,是用油时较理想的选择,橄榄油、花生油、葵花籽油等含较多的单不饱和脂肪,可天天适量使用。如果血糖正常或控制稳定,可以不刻意控制淀粉类食物的摄入。谷物根茎淀粉类,如米饭、面食、燕麦片、薏苡仁、红豆、马铃薯、红薯、玉米等,以未精制或加工的自然食材为较佳选择,可提供多种糖类、维生素 E 及 B 族维生素等营养素。鱼、海鲜及黄豆制品,其所含脂肪量较低,建议饮食中可较多选择。按照以上的饮食调节方法,多数患者能在术后3年可以恢复正常的饮食。但是在恢复过程中出现腹胀、消化不良、腹泻、恶心、呕吐等症状时应尽快到医院咨询治疗。

（天津市肿瘤医院　巴一）

参 考 文 献

[1] CAMACHO D, REICHENBACH D, DUERR G D, et al. Value of laparoscopy in the staging of pancreatic cancer[J]. JOP, 2005, 6(6): 552-561.

[2] TAN-TAM C, CHUNG S W. Minireview on laparoscopic hepatobiliary and pancreatic surgery[J]. World J Gastrointest Endosc, 2014, 6(3): 60-67.

[3] BOZZETTI F. SCRINIO Working Group. Screening the nutritional status in oncology: a preliminary report on 1,000 outpatients[J]. Support Care Cancer, 2009, 17(3): 279-284.

[4] MEIER R, OCKENGA J, PERTKIEWICZ M, et al. ESPEN (European Society for Parenteral and Enteral Nutrition). ESPEN guidelines on Enteral Nutrition: Pancreas[J]. Clin Nutr, 2006, 25(2): 275-284.

[5] MEIER R, BEGLINGER C, LAYER P, et al. ESPEN guidelines on nutrition in acute pancreatitis. European Society of Parenteral and Enteral Nutrition[J]. Clin Nutr, 2002, 21(2): 173-183.

[6] GIANOTTI L, MEIER R, LOBO D N, et al. ESPEN guidelines on parenteral nutrition: pancreas[J]. Clin Nutr, 2009, 28(4): 428-435.

[7] MIRTALLO J M, FORBES A, MCCLAVE S A, et al. International consensus guidelines for nutrition therapy in pancreatitis[J]. JPEN J Parenter Enteral Nutr, 2012, 36(3): 284-291.

[8] 中华医学会肿瘤分会胰腺癌学组（筹）. 胰腺癌多学科综合治疗协作组专家共识[J]. 中华肿瘤杂志, 2013, 35(5): 398-400.

第五节　结 直 肠 癌

一、概述

（一）疾病简介

结直肠癌（colorectal cancer, CRC）是最常见的恶性肿瘤之一，在世界范围内，每年有140万人诊为CRC，在男性肿瘤发病率中占第三位，在女性肿瘤发病率中占第二位；每年有69万人死于CRC，分别占男女肿瘤死亡率的第四位及第三位。CRC分布有明显的地域性，近几十年欧美发达国家发病率已经出现缓慢下降的趋势，与之相比亚洲国家及其他发展中国家CRC的发病率正逐渐升高。

根据国家癌症中心2017年发布数据显示，我国2013年CRC新发患者数及死亡人数分别达34.8万和16.5万，发病率及死亡率在恶性肿瘤中分别位于第四位及第五位，与往年相比呈逐渐增高趋势。男女发病率分别为20.0/100 000和14.8/100 000，死亡率分别为9.4/100 000和7.1/100 000，男性发病率和死亡率居恶性肿瘤第四位及第五位，女性发病率居第三位，死亡率居第四位。

CRC的真正病因尚未明确，大量的流行病学调查资料认为CRC的发生是环境、饮食以及生活方式与遗传因素协同作用的结果。可能的危险因素有久坐、超重和肥胖、高脂饮食、低纤维素膳食、吸烟、饮酒等；疾病因素包括幽门螺杆菌感染、肠道慢性炎症、息肉、腺瘤、克罗恩病等；其他治疗的影响，如接受子宫颈癌局部放射治疗及胆囊切除术者，CRC 发病倾向增高。家族史是 CRC 重要的危险因素，近亲中有 1 人患 CRC 者，其本身患此癌的危险度约为正常人 2 倍，更多亲属有此癌者则危险度更大。家族性腺瘤性息肉病、Gardner 综合征等遗传性肠道息肉病具有高度癌变可能性，遗传性非腺瘤性结肠癌占 CRC 病例的 4%~13%。

（二）结直肠癌对营养及代谢的影响

肿瘤患者的营养不良发生率高，约有一半患者会出现恶液质，其营养不良或恶液质的发生主要与疾病本身影响、进食障碍、消化吸收功能减退、代谢异常、肿瘤治疗等因素相关。与其他部位恶性肿瘤相比，CRC 患者消化道受累、进食减少及消化吸收功能下降对营养不良的影响更加显著。

1. 进食障碍　CRC 患者消化道受累，食欲下降、进食后腹部胀痛不适、排便次数增多、排便困难等症状非常常见，肿瘤所致消化道梗阻也常有发生，以上均能导致进食减少，食物及各种营养物质的摄入量显著下降。同时，患者抑郁、焦虑以及排便习惯改变导致对进食抵触感等心理因素也对患者的进食和消化、吸收功能产生不良影响。

2. 消化、吸收功能减退　肠道正常菌群能够合成维生素、维护肠道屏障功能、抑制病原体增殖、促进物质代谢与吸收、降解胆固醇等，而 CRC 患者肠道菌群失调，致病菌定殖和繁殖，引起肠道微环境变化，损伤肠黏膜细胞；肿瘤生长过程中释放各种炎症因子、肿瘤破溃出血、继发感染伴有毒素吸收、肿块影响肠蠕动，这些均能影响患者的消化吸收功能。转移的癌肿引起肝功能破坏、弥漫或局限性腹膜炎等，进一步导致消化吸收功能的下降。

3. 代谢异常　恶性肿瘤是一种慢性消耗性疾病，随着病情的发展，营养消耗增加，能量及糖、脂肪、蛋白质、维生素及微量元素等代谢紊乱，CRC 患者长期慢性消化道出血、贫血，加重营养不良的发生。

4. CRC 治疗手段对营养代谢的影响

（1）外科手术治疗对营养代谢的影响：对于早期及耐受性较好的 CRC 患者来说手术是主要治疗方式。而手术是一种有创性的治疗措施，使患者营养消耗增加，术后禁食状态以及肠道机械屏障、生物屏障及免疫屏障破坏亦加重营养物质的缺乏，极易存在营养风险及出现营养不良。而中晚期患者常常术前已存在营养风险，术后应激出现胰岛素抵抗及高分解代谢状态，术后感染的发生进一步加重了机体营养代谢失衡和内环境紊乱。以上对于患者转归和疾病预后都会产生不利影响。因此，对于接受外科手术治疗的 CRC 患者来说合理的营养疗法是非常重要的。

（2）化疗、放疗对营养代谢的影响：对于中晚期或转移性 CRC 常选择辅助放化疗或联合放化疗作为治疗手段。化疗药物的不良反应可导致全身性不良反应发生，其中恶心、呕吐、厌食、味觉异常等症状及消化道黏膜损伤十分常见。放疗在 CRC 中主要作为辅助治疗手段，放射性肠炎是常见的并发症。上述因素均能导致患者营养不良的出现和加重。

（3）分子靶向治疗对营养代谢的影响：近些年 CRC 的分子靶向治疗是国内外研究及临床应用的热点。对于转移性 CRC 患者，靶向治疗可以明显改善生存率、降低死亡率。常用的靶向药物包括西妥昔单抗和贝伐珠单抗。可能产生的不良反应有食欲下降、腹泻、恶心、呕吐、黏膜炎及胃肠道穿孔等，均能影响患者对营养物质的摄入，从而加重营养不良，影响预后。

二、营养筛查和评估

推荐采用 ESPEN 指南推荐的营养风险筛查 NRS 2002 及中国抗癌协会肿瘤营养与支持治疗专业委员会推荐 PG-SGA 作为 CRC 患者营养状况筛查/评估工具,参见第二章。

三、营养干预

(一)适应证

1. 围手术期　下消化道的恶性肿瘤影响进食、消化、吸收,CRC 患者往往术前即有营养不良或存在营养风险,且部分患者手术难度大、范围广、术后禁食时间长、肠道功能恢复需要更长的时间,所以围手术期患者的营养疗法尤为必要。主要用于以下患者:

(1)患者存在严重营养不良;

(2)CRC 患者肿瘤根治术可术前营养支持 7~10 天,提高手术耐受力及安全性;

(3)预计术后不能进食的时间超过 5 天者;

(4)术后发生并发症,如肠瘘、胃肠功能障碍、严重感染等;

(5)术后化疗、放疗导致恶心、呕吐、厌食,不能摄取足够的营养;

2. 放疗及化疗期间　放疗及化疗前无需常规应用营养疗法,根据具体情况可用于以下患者:

(1)PN 适用于接受抗肿瘤治疗的营养不良患者或治疗严重影响饮食者(口服摄入不足 60% 能量需求,已经超过 10 天或预计超过 7 天);

(2)给予慢性重度放射性肠炎患者 PN,根据患者肠道恢复情况逐渐向 EN 过渡;

(3)适用于营养摄入不足导致的持续性体重丢失。

3. 分子靶向治疗期间　靶向治疗期间无需常规应用营养疗法,可适用于以下情况:

(1)接受靶向治疗期间无法进食或因靶向药物不良反应出现恶心、呕吐、食欲下降等导致摄入减少者;

(2)对于出现胃肠道穿孔等严重并发症患者,给予 PN,根据患者肠道恢复情况逐渐向 EN 过渡。

(3)靶向治疗期间存在持续性体重丢失。

4. 终末期

(1)进食困难及营养不良患者推荐进行营养疗法;

(2)终末期营养疗法推荐 EN,对于肿瘤生长缓慢、生存时间预计大于 3 个月且无法使用 EN 患者可以考虑 PN;

(3)原则上营养疗法以减轻痛苦、缓解症状为目的,维持患者基本生理需求。

(二)能量

参考第三章第一节,CRC 肿瘤对能量补充没有特殊。

(三)途径

营养治疗的途径包括经静脉、经肠(经口、经管)。CRC 患者营养治疗的途径的选择原则与其他恶性肿瘤基本一致。同时 CRC 患者本身也有自己的特点:

1. 部分 CRC 患者因消化道梗阻,无法正常进食,术前即存在营养不良,术前可以肠外营养为主,根据消化道梗阻状况添加肠内营养,以改善营养状态。

2. CRC 患者术后禁食时间长，常规肠外营养，根据术后恢复情况逐渐添加肠内营养及恢复饮食。

3. 年老体弱、难以手术的患者考虑结肠造口以恢复进食或肠内营养。

（四）制剂与配方

CRC 患者在遵循常规恶性肿瘤营养治疗的制剂配方选择原则的基础上，还具有以下特点：

1. 肠内营养制剂　推荐使用肠内营养的标准配方，营养素分布与正常饮食相同，营养素供给全面，比例适宜，可以作为全部营养来源或者营养补充剂。

2. 氨基酸　推荐选用氨基酸种类较齐全的制剂。补充外源性支链氨基酸可以达到抑制蛋白质分解、促进蛋白质合成的作用，对于肿瘤恶液质的改善有显著效果，推荐选择富含支链氨基酸的氨基酸制剂。谷氨酰胺（Gln）等条件必需氨基酸（conditional essential amino acid）有助于促进胃肠道黏膜功能恢复、改善临床结局，应予以补充。

3. 脂肪乳　目前市场上的脂肪乳制剂有多种，推荐根据患者能量需求以及必需脂肪酸（essential fatty acid，EFA）的需求量计算脂肪乳输入量，考虑长期 PN 中 ω-6 PUFAs 的促炎作用及脂代谢紊乱对患者的不利影响，以及 ω-3 PUFAs 的免疫增强作用，推荐选择 ω-3 PUFAs 与 ω-6 PUFAs 比例合适的混合脂肪乳制剂。

4. 微量元素及维生素　根据患者生理需要量及疾病状态适量补充微量元素，如含有铜、铁、锌、硒、镁、钙等微量元素的复合制剂，以及水溶性、脂溶性维生素制剂，对于维生素 B_1 等较易缺乏的维生素可在复合维生素制剂基础上予以单独补充。

四、疗效评价

参见第三章第八节。

五、随访

参见第三章第八节。

六、家庭营养教育与饮食指导

1. 体重管理　身体肥胖度及腹型肥胖很可能是 CRC 发生的危险因素，而增加身体活动能够降低 CRC 的危险性。对身体肥胖度（测定 BMI）进行 60 项队列研究、86 项病例对照研究结果显示，身体肥胖度增加会增加患 CRC 的风险。另有 meta 分析显示，BMI 每增加 $5kg/m^2$ 可使胆囊癌的危险性增加 15%。对腰围进行 7 项队列研究、2 项病例对照研究，对腰臀比进行 6 项队列研究、4 项病例对照研究结果显示，腰围或腰臀比增加会增加患 CRC 的风险。另有 meta 分析显示，腰围每增加 1 英寸可使 CRC 的危险性增加 5%，腰臀比每增加 0.1，可使 CRC 危险性增加 30%。

对总的身体活动进行了 11 项队列研究、职业性身体活动进行 12 项队列研究、娱乐性活动进行了 24 项队列研究，多数研究表明增加身体活动可降低 CRC 的危险性。持续适度的身体活动可提高代谢率和增加最大氧摄取、增加机体的代谢效率和能量、降低血压和胰岛素耐受。而且身体活动可增加胃肠道活动。对于已经罹患 CRC 的患者，控制体重和避免肥胖有可能降低肿瘤复发和转移的风险。

2. 膳食管理　对于结直肠癌，有较为充分的证据表明，高脂肪膳食、红肉、加工肉类、男性饮酒可以增加 CRC 的危险性，而女性大量饮酒很可能是 CRC 发生的原因之一。含有膳食纤维、大蒜、牛乳、钙的食物很有可能对 CRC 有预防作用。因此，对于结直肠癌患者，适度增加膳食纤维、大蒜、牛乳等食物的摄入、增加富含钙质食物的摄入有可能降低肿瘤的发生及复发的风险。CRC 患者应严格戒酒，减少脂肪、红肉及加工肉类的摄入。近年来，肠道菌群与 CRC 发病的关系日益受到关注，许多研究表明肠道菌群在 CRC 的发病机制中起到了重要作用，微生态制剂在 CRC 治疗中也得到广泛应用。CRC 患者适当补充益生菌、益生元、合生元等可有效纠正肠道菌群失调、预防肿瘤发生及复发、改善预后。饮食中亦可适当摄入酸奶等调节肠道菌群。

营养教育与饮食指导的共性内容，请参见第三章第三节。

小　　结

国内 CRC 发病率及死亡率在恶性肿瘤中均居前列，早发现、早诊断、早治疗才能使更多的患者受益。经过长时间的努力，临床医师认识到综合治疗已经成为 CRC 的治疗指导原则，而营养疗法是 CRC 治疗中不可忽略的，制订规范化、科学合理的营养治疗策略对每个患者来说都至关重要。CRC 是消化道肿瘤，疾病本身及治疗过程中都会导致营养物质摄入减少、消耗增加，患者更容易出现营养不良、影响抗癌治疗效果、预后不良。因此更应该有针对性地制订 CRC 营养治疗方案，以促进肿瘤治愈、减少复发、改善预后。

（山东大学齐鲁医院　王敏）

参 考 文 献

[1] TORRE L A, BRAY F, Siegel R L, et al. Global cancer statistics, 2012[J]. CA Cancer J Clin, 2015, 65(2): 87-108.

[2] 陈万青, 郑荣寿, 张思维, 等. 2013 年中国恶性肿瘤发病和死亡分析[J]. 中国肿瘤, 2017, 26(1): 1-7.

[3] DOBRILA-DINTINJANA R, TRIVANOVIC D, ZELIĆ M, et al. Nutritional support in patients with colorectal cancer during chemotherapy: does it work?[J]. Hepatogastroenterology, 2013, 60(123): 475-480.

[4] CHEN Y, LIU B L, SHANG B, et al. Nutrition support in surgical patients with colorectal cancer[J]. World J Gastroenterol, 2011, 17(13): 1779-1786.

[5] BRAGA M, LJUNGQVIST O, SOETERS P, et al. ESPEN Guidelines on Parenteral Nutrition: surgery[J]. Clin Nutr, 2009, 28(4): 378-386.

[6] BOZZETTI F, ARENDS J, LUNDHOLM K, et al. ESPEN Guidelines on Parenteral Nutrition: Non-surgical oncology[J]. Clin Nutr, 2009, 28(4): 445-454.

[7] BOLLHALDER L, PFEIL A M, TOMONAGA Y, et al. A systematic literature review and meta-analysis of randomized clinical trials of parenteral glutamine supplementation[J]. Clin Nutr, 2013, 32(2): 213-223.

[8] BALDWIN C. Nutritional support for malnourished patients with cancer[J]. Curr Opin Support Palliat Care, 2011, 5(1): 29-36.

[9] ARENDS J, ZUERCHER G, DOSSETT A, et al. Non-surgical oncology - Guidelines on Parenteral Nutrition, Chapter 19[J]. Ger Med Sci, 2009, 7: Doc09.

[10] AUGUST D A, HUHMANN M B. A.S.P.E.N. clinical guidelines: nutrition support therapy during adult anticancer treatment and in hematopoietic cell transplantation[J]. JPEN J Parenter Enteral Nutr, 2009, 33(5): 472-500.

[11] 石汉平. 肿瘤营养疗法 [J]. 中国肿瘤临床, 2014, (18): 1141-1145.
[12] YANG T, FANG S, ZHANG HX, et al. N-3 PUFAs have antiproliferative and apoptotic effects on human colorectal cancer stem-like cells in vitro[J]. J Nutr Biochem, 2013, 24(5): 744-753.
[13] 徐君石（主译）. 食物、营养、身体活动和癌症预防 [M]. 北京：中国协和医科大学出版社, 2008.
[14] 石汉平, 杨剑, 张艳. 肿瘤患者营养教育 [J]. 肿瘤代谢与营养电子杂志, 2017, 4(1): 1-6.

第六节　胃肠道间质肿瘤

一、概述

（一）疾病简介

胃肠道间质肿瘤（gastrointestinal stromal tumor, GIST）是起源于间质卡哈尔细胞（interstitial Cajal cell, ICC）或与其同源的干细胞的肿瘤，属于消化道间叶源性肿瘤，由突变的 *c-kit* 或 *PDGFRA*（血小板源性生长因子受体 α, platelet-derived growth factor receptor α）基因驱动；组织学上分为梭形细胞型、上皮样细胞型和混合细胞型；免疫组织化学检测通常 CD117 或 DOG-1 蛋白表达阳性，显示卡哈尔细胞分化；大多数病例具有 *c-kit* 或 *PDGFRA* 活化突变；在生物学行为和临床表现上可以从良性转至恶性。2008 年, Joensuu 等对 NIH 危险度分级系统进行了修订，将原发肿瘤部位、大小、核分裂数和肿瘤破裂作为预后的基本评估指标。治疗方面：局限性 GIST 原则上可直接进行手术切除；不能切除的局限性 GIST、接近可切除但切除风险较大或可能严重影响脏器功能者，宜先行术前分子靶向药物治疗，待肿瘤缩小后再行手术。目前推荐具有中高危复发风险的患者作为分子靶向药物术后辅助治疗的适应人群。

（二）GIST 对营养及代谢的影响

1. GIST 本身对营养代谢的影响　GIST 患者发生营养不良及体重丢失的原因是多方面的，主要包括进食减少、代谢异常、慢性消化道出血等。

90% 以上的 GIST 发生在胃肠道，肿瘤本身可以引起消化道梗阻；腹膜和肠系膜的巨大间质瘤会压迫消化道引起梗阻，因此消化道梗阻导致进食减少是 GIST 引起营养不良较常见的原因。GIST 发生在胃肠道不同的部位，对营养及代谢有不同的影响。

胃的主要生理作用就是将大块食物研磨成小块，并将食物中的大分子降解成较小分子，以便于后者进一步被吸收；主要吸收少量水和酒精以及很少的无机盐；分泌胃液，其中含有盐酸和蛋白酶，可初步消化蛋白质。胃的间质瘤可影响盐酸和蛋白酶的分泌，从而影响蛋白质的消化；如引起胃腔梗阻，将影响人体绝大部分营养物质的消化吸收，出现严重的营养不良。

小肠的主要功能是消化吸收各种营养物质。虽然唾液淀粉酶具有将淀粉分解为麦芽糖的功能，但是淀粉主要在小肠由胰淀粉酶分解成葡萄糖；脂肪的消化吸收也主要在小肠，被胰蛋白酶分解成甘油和脂肪酸；多肽被胰蛋白酶分解成氨基酸然后在小肠吸收。大部分消化产物在十二指肠和空肠被主动吸收，胆盐和维生素 B_{12} 在回肠被主动吸收。小肠间质瘤可引起消化道梗阻及小肠绒毛萎缩等，严重影响小肠的消化及吸收功能，从而导致营养不良；十二指肠近端肿瘤可压迫胆总管、胰腺，导致胆汁、胰液的正常分泌受阻，造成脂肪、脂溶性维生素、淀粉、蛋白质等营养物质消化吸收不良。

结肠的主要生理功能是吸收水分、葡萄糖、无机盐、部分胆汁,储存、排泄粪便。结肠 GIST 可影响水和无机盐的吸收。

GIST 患者的代谢异常主要表现为:葡萄糖的氧化和利用降低,葡萄糖的转化增加;蛋白质合成和分解增加,蛋白转化率增加,机体呈现负氮平衡;机体内源性脂肪动员和脂肪氧化增加,脂肪合成减少,甘油三酯转化率增加,出现高甘油三酯血症和脂肪酸合成增加。

2. GIST 治疗手段对营养代谢的影响　由于手术创伤、手术期间饮食控制和低热量摄入等原因,胃 GIST 患者普遍容易出现严重的营养不良。小肠 GIST 术后可出现短肠综合征,导致大量体液丢失、肠道的消化吸收功能障碍、菌群紊乱,继而造成严重的营养不良。以甲磺酸伊马替尼为代表的靶向药物治疗过程中患者常会出现恶心、呕吐、腹泻等消化道不良反应,出现营养不良。

二、营养筛查与评估

参见第二章。

三、营养干预

(一)适应证

GIST 患者临床上需要进行营养疗法的适应证主要包括:

1. 围手术期用于改善患者的营养状况　适用于术前 3 个月内体重丢失 10% 以上、术前合并胃肠道梗阻、血清蛋白 <35g/L、术前有营养风险(NRS 2002 评分≥3 分)、术后胃肠道黏膜屏障损伤、肠道菌群及内毒素移位的 GIST 患者。

2. 有术后并发症者　如手术后发生消化道瘘、胃肠排空障碍、器官功能不全、严重感染等并发症的患者。

3. 应用分子靶向药物有严重的不良反应者　如应用伊马替尼等分子靶向药物治疗引起严重胃肠道反应、水肿、白细胞减少、贫血以及腹泻的患者。

4. 通过营养疗法改善晚期 GIST 患者生活质量　通过营养风险筛查,如发现患者存在营养风险,即可实施营养疗法。

(二)能量(肠内营养、肠外营养)

营养疗法时所提供的能量分为三种情况:① GIST 荷瘤状态,由于宿主存在高分解代谢的紊乱,应适当减少糖类供能比例,提高脂肪和蛋白质的供能比例。② GIST 非荷瘤状态,指肿瘤已被去除,引起机体代谢紊乱的因素消除,其营养疗法应按"饥饿状态"的原则施行,供能按如下比例:糖类占 50%～55%,蛋白质占 15%,脂肪占 20%～30%。③ GIST 患者术后早期,机体处于应激状态,其营养疗法应按应激患者的原则施行。

(三)途径

肠内营养(EN)是治疗 GIST 患者营养不良的一个重要方法。EN 的可行性主要取决于小肠是否具有能吸收 EN 配方提供的各种营养素的功能。只要胃肠道有部分功能并能安全地使用,就应首选 EN。口服是生理的途径,是第一选择。管饲法可作为口服的有效补充及替代手段,如 GIST 导致患者能量摄入减少,管饲法能克服口服造成的能量不足;管饲法可以超过 GIST 梗阻或肿瘤部位进行,克服口服障碍;经空肠营养管可开展围手术期早期肠内营养(early enternal nutrition,EEN)。需要长期 EN 者,如发生吻合口瘘、幽门狭窄等,可行

PEG、PEJ、PRG、NCJ。胃手术后实施早期的肠内营养,能够早期及持久地改善患者术后的营养状态、提高机体免疫力、缩短住院时间、节省住院费用。小肠间质瘤术后如患者出现短肠综合征,尽早开始肠内营养或口服营养补充是促进患者肠功能代偿的重要手段。残留肠道代偿至可耐受肠内营养的时间较长,3~6个月,过渡到日常正常的饮食还需要更长的时间。对于结直肠 GIST 手术的患者,传统的观点认为必须留置鼻饲管和避免经口摄取流质食物,一直到术后有肛门排气、排便。近来,这种术后管理方法已经受到越来越多的质疑。一些研究通过检测肠道的收缩运动发现:开腹手术后 4~8 小时肠道的正常功能恢复,24 小时胃的排空功能恢复,因此,对于结直肠手术后留置鼻饲管的作用是很有限的,而早期口服肠内营养对患者是非常有帮助的。早期的口服饮食可以促进肠道功能恢复,因此口服饮食在结直肠手术后 24 小时就可以开始,早期的口服饮食有助于早期的肠道运动和清洁。对于终末期 GIST 并发恶液质的患者不能摄入足够食物满足营养需求时,可以补充肠内营养,实施途径以 ONS 为首选。

PN 是 GIST 患者营养疗法中的重要手段之一,GIST 患者 PN 的适应证包括:① GIST 引起胃肠道梗阻;②严重营养不良伴胃肠功能障碍;③大手术的围手术期;④ GIST 术后引起肠外瘘、短肠综合征、粘连性肠梗阻;⑤靶向药物治疗 GIST 期间出现严重腹泻、顽固呕吐的时间 >7 天;⑥对于终末期 GIST 有胃肠道功能障碍和预计生存时间超过 2 个月、且生存时间可因营养不良而缩短的患者,推荐使用 PN。

(四)制剂与配方

营养干预的最高目标是代谢调节、控制 GIST、提高生活质量、延长生存时间,基本要求是满足肿瘤患者目标需要量的 70% 以上能量需求及 100% 蛋白质需求。GIST 属于消化道肿瘤,肠内营养配方应该提供齐全的营养物质、充足的能量,低黏稠,少残渣,容易消化吸收。

1. 胃间质瘤患者　与其他恶性肿瘤患者没有太大差别。每日须补充适量的电解质、微量元素。免疫营养疗法是胃间质瘤手术后患者最有益的补充。

2. 小肠间质瘤患者　对于术后短肠综合征患者,营养疗法最主要的目的就是纠正水、电解质和酸碱平衡紊乱,补充营养,使残留的小肠获得最佳代偿。可通过肠外营养、要素制剂、少渣饮食,逐渐过渡到残留小肠功能代偿。肠内营养物质的刺激是小肠代偿性变化的最重要诱导因素。

3. 结、直肠间质瘤患者　可用短肽型肠内营养,其不含乳糖,避免了乳糖不耐受引起的腹泻和脂代谢障碍等一系列问题。几乎可以被完全吸收,低残渣,仅仅需少量消化液即可吸收,排便量少,不易引起术后结、直肠瘘。可适当补充水分、葡萄糖和无机盐。

4. 终末期 GIST 并发恶液质的患者　推荐增加蛋白质摄入,尤其是富含支链氨基酸(BCAA)的必需氨基酸的摄入。富含 ω-3 的膳食、肠内营养和肠外营养对终末期 GIST 并发恶液质的患者是有益的。

四、疗效评价

参见第三章第八节。

五、随访

参见第三章第八节。

六、家庭营养教育与饮食指导

1. 体重管理　体重增加、超重和肥胖是导致某些肿瘤的原因,也增加了某些肿瘤的发生风险。体重对 GIST 的影响,目前没有循证医学的证据。

2. 膳食管理　GIST 膳食管理的共性内容请参考第三章第三节。比较特殊的是:GIST 患者应用靶向治疗(甲磺酸伊马替尼)最常见的不良反应就是水潴留,出现水肿的患者胃肠功能较差,应以清淡易消化食物为宜,避免油腻、生冷和辛辣等刺激性食物。限制钠盐的摄入,日常饮食应低盐。饮水量的多少应根据尿量的多少而定,若尿量少应相应地减少饮水量,一般以前一个 24 小时尿量为基准,增加 500ml 为宜。对于低蛋白血症患者应鼓励适当进食高蛋白饮食。同时,日常饮食中可以多食米仁、赤小豆、绿豆、冬瓜和鲫鱼等,有助于排水消肿。口服利尿剂的患者宜多吃橙子、香蕉等,以保持电解质平衡。

(广西医科大学第一附属医院　陈俊强　李杰华)

参 考 文 献

[1] LAURINI J A, CARTER J E. Gastrointestinal stromal tumors: a review of the literature[J]. Arch Pathol Lab Med, 2010, 134(1): 134-141.

[2] MIETTINEN M, LASOTA J. Gastrointestinal stromal tumors: review on morphology, molecular pathology, prognosis, and differential diagnosis[J]. Arch Pathol Lab Med, 2006, 130(10): 1466-1478.

[3] JOENSUU H. Risk stratification of patients diagnosed with gastrointestinal stromal tumor[J]. Hum Pathol, 2008, 39(10): 1411-1419.

[4] SJÖLUND K, ANDERSSON A, NILSSON E, et al. Downsizing treatment with tyrosine kinase inhibitors in patients with advanced gastrointestinal stromal tumors improved respectability[J]. World J Surg, 2010, 34(9): 2090-2097.

[5] LI J, GONG J F, WU A W, et al. Post-operative imatinib in patients with intermediate or high risk gastrointestinal stromal tumour[J]. Eur J Surg Oncol, 2011, 37(4): 319-324.

[6] MARTINELLI V, PIERMATTEI A, FIDANZA F. Total parenteral nutrition in patients undergoing total gastrectomy in cancer of the stomach. A clinical study[J]. Minerva Chir, 1990, 45(3-4): 183-188.

[7] CHEN W, ZHANG Z, XIONG M, et al. Early enteral nutrition after total gastrectomy for gastric cancer[J]. Asia Pac J Clin Nutr, 2014, 23(4): 607-611.

[8] RAO W, ZHANG X, ZHANG J, et al. The role of nasogastric tube in decompression after elective colon and rectum surgery: a meta-analysis[J]. Int J Colorectal Dis, 2011, 26: 423-429.

[9] 石汉平. 肿瘤新疗法——代谢调节治疗[J]. 肿瘤代谢与营养电子杂志, 2014, 1(1): 3-5.

第七节　胆 道 肿 瘤

一、概述

(一)疾病简介

胆道肿瘤(gallbladder tumor)是指发生于肝内胆管,左、右肝管,肝总管和胆总管恶性肿瘤的总称。包括肝内胆管细胞癌、肝外胆管细胞癌、胆囊癌及壶腹癌。其中,肝外胆管细胞癌亦称胆管癌。

胆道肿瘤在世界范围内虽然不属于常见恶性肿瘤的范畴,但是其发病率是逐年上升的。目前,在世界范围内胆管癌占所有消化系统肿瘤的3%,是第二位常见的肝胆系统恶性肿瘤。胆道肿瘤90%以上为腺癌,且胆囊癌占到所有胆道肿瘤的80%~95%,发病高峰年龄为70岁,男性多见。胆道肿瘤起病隐匿,缺乏特异性的症状和有效的早期诊断手段,仅有25%左右的患者可以有机会接受手术切除。患者大多因上腹疼痛、右上腹肿块和黄疸而就诊,当此三联征出现时多属晚期,常常合并梗阻性黄疸、肝衰竭、胆道系统感染,体力状态和生活质量均较差。即使包括能够接受手术切除的患者,胆管癌的预后仍然很差,总体5年生存率为5%~10%,而且近30年来无显著提高。所以,胆道肿瘤的治疗、姑息和支持治疗尤为重要,其主要目的也是尽可能地提高生活质量、延长生存时间。

(二) 胆道肿瘤对营养代谢的影响

1. 胆道肿瘤疾病本身对营养代谢的影响　胆道系统承担将肝细胞分泌的胆汁收集、浓缩并输送到肠道的重要功能,也是机体输送胆汁的唯一通路,胆道某一部位一旦发生肿瘤,即可导致胆汁引流不畅、梗阻性黄疸,机体的营养代谢状态主要受到以下几个方面影响。

(1) 摄入减少:肠道内胆汁缺乏使胆汁对胆囊收缩素分泌的反馈抑制降低,胆囊收缩素过度分泌,而胆囊收缩素是一种可以在中枢神经产生过饱反应的神经多肽,具有抑制食欲和减慢胃排空的作用。另外,胆汁是排泄肝脏各种代谢产物的主要途径,梗阻性黄疸也会导致肝功能异常,从而引起腹胀、食欲下降、进食减少等症状。

(2) 吸收障碍:胆汁在脂类的吸收中有重要作用,可以乳化脂肪、水解吸收食物中的脂类,而梗阻性黄疸使肠道内的胆汁缺乏,从而影响脂类的吸收,导致必需脂肪酸缺乏。

(3) 代谢异常:①糖代谢。梗阻性黄疸常合并胆道感染,导致的应激反应引起外周胰岛素抵抗,胰岛素分泌减少,从而使葡萄糖的利用率降低、糖耐量下降、血糖升高。②氨基酸代谢。胆道梗阻时,肝功能损伤使主要在肝脏代谢的芳香族和含硫氨基酸的代谢减少,血浓度升高;而无需肝脏代谢的支链氨基酸在外周组织中被大量利用,血浓度降低。引起氨基酸代谢不平衡。③脂代谢。胆道梗阻时,因胆汁酸反流入血,导致参与胆固醇和磷脂代谢的酶类活性降低,使其在肝脏的降解减少,引起胆固醇在血中的堆积。同时增多的磷脂与甘油三酯竞争代谢酯酶,甘油三酯的水解减少,导致甘油三酯水平的升高。

2. 胆道肿瘤治疗手段对营养代谢的影响

(1) 外科手术治疗对营养代谢的影响:胆道外科手术属于消化道肿瘤手术中较为复杂的手术,患者术前普遍存在营养状态不佳,术后又常存在应激和感染问题,这些会使分解激素分泌增加,氨基酸的糖异生增快;而机体对外源性氨基酸和葡萄糖的代谢功能受限,会显著影响机体的营养代谢和内环境。故与接受其他外科治疗的患者相比,胆道肿瘤患者的营养不良、术后恢复慢、免疫功能抑制更明显,而以上都是影响疾病预后的不良因素。因此,营养支持治疗对接受外科治疗的胆道肿瘤患者尤为必要。

(2) 胆道肿瘤介入治疗对营养代谢的影响:对于无法施行根治性外科手术或不愿意接受传统外科内引流或外引流术的病例,可进行经皮经肝穿刺内外引流术或内镜下胆管支架引流术。此类微创治疗,对机体影响小,但是由于接受此类治疗的胆道肿瘤患者都是晚期,故其发生胆瘘、感染、出血等并发症后,同样可以导致机体处于应激状态,影响糖异生。同时,胆汁外引流,胆汁缺乏,同样导致代谢异常。

（3）化疗、放疗不良反应对营养代谢的影响：射线及化疗药物的不良反应会限制治疗强度的进一步增大。放化疗引起的胃肠道毒性、肝功能损伤是许多细胞毒性药物和射线使用剂量的主要限制因素，而恶心、呕吐、食欲减退、药物性肝损伤等并发症同样会加重患者营养不良及恶液质状态，并影响预后。

二、营养筛查与评估

参见第二章。

三、营养干预

（一）适应证

1. 围手术期患者营养治疗的适应证　胆道肿瘤患者往往术前即有营养不良或存在营养风险，且胆道恶性肿瘤手术难度大、范围广、时间长、合并感染多见，所以围手术期患者的营养治疗尤为必要。主要用于合并以下状况的患者：

（1）需要进行复杂胆道手术并存在营养风险的患者。

（2）反复胆道感染进行再次手术的患者。

（3）术前即存在营养不良的患者。

（4）术后短期内不能经口进食的患者。

（5）术后存在吻合口瘘、胃肠功能障碍、严重感染的患者。

2. 放化疗患者的营养治疗适应证

（1）接受放化疗，无法进食，存在摄入减少的患者。

（2）存在营养不良或预期长时间不能消化和/或吸收营养物质的患者。

3. 终末期肿瘤患者的营养治疗适应证　对于此时的患者，保持营养状态不再重要，应结合伦理、人文、家属意愿等层面内容，充分尊重患者权利，兼顾合理使用医疗资源的条件下，决定是否营养治疗。

（二）能量

参见第三章第一节。

（三）途径

营养治疗的途径包括经静脉、经肠（经口、经管）。胆道肿瘤营养治疗的途径的选择原则与其他恶性肿瘤基本一致，同时胆道肿瘤患者本身也有自己的特点。

1. 胆道手术多限于上消化道，空肠以下肠管受影响较小。因此对于需要进行术后营养治疗的患者建议在术中加做经T型管空肠置管、空肠造口，术后在肠道功能恢复后即可早期开始肠内营养。

2. 对于术前存在营养不良，特别是合并中度以上梗阻性黄疸（总胆红素 > 171μmol/L）的患者，建议经口或经鼻空肠置管或者经T型管空肠置管途径行肠内营养。

3. 对于肝功能储备较差、行较大范围肝切除或严重梗阻性黄疸的患者，应积极行胆道内支架引流或行PTCD胆道减压，尽快改善肝功能，促进营养物质代谢吸收。

（四）制剂与配方

胆道肿瘤患者在遵循常规恶性肿瘤营养治疗的制剂配方选择原则的基础上，还具有以下特点：

1. 糖类制剂　胆道肿瘤存在梗阻性黄疸，或应激状态下，受胰岛素分泌减少和外周胰岛素抵抗的影响，血糖易增高，建议将葡萄糖的用量控制在 3～4g/(kg·d)，并注意外源性胰岛素的补充。过多的输注高浓度葡糖糖很容易导致血糖增高，而过高的血糖使感染性并发症的发生率明显增高。

2. 脂肪制剂　胆道梗阻患者存在脂代谢紊乱，中链脂肪酸具有代谢快、对肝功能和胆红素代谢以及免疫功能影响较小的优点，是较为理想的能源物质。由于中链脂肪酸不含必需脂肪酸，因此按 1:1 的物理混合中长链脂肪乳对于胆道肿瘤患者是理想配方。

同时，建议根据肝功能和血脂情况调整脂肪乳剂的用量：轻度黄疸且肝功能正常者，脂肪乳剂可增加至 1.5g/(kg·d)；在总胆红素 >51μmol/L 的情况下，脂肪乳剂不宜超过 1.0g/(kg·d)。

另外，梗阻性黄疸患者在围手术期应用添加了 ω-3 多不饱和脂肪酸的免疫增强型肠内营养制剂，可改善免疫功能，明显减低术后并发症。

3. 氨基酸制剂　胆道肿瘤术后或者存在肝功不全者，可使用支链氨基酸含量较高的复方氨基酸制剂。支链氨基酸可以在不增加肝脏负担的情况下起到供能、改善负氮平衡的作用。外源性支链氨基酸补充可以减少手术或肝功能异常时骨骼肌的大量消耗，可有效促进蛋白合成，有利于肝细胞的再生和修复，改善低蛋白血症。支链氨基酸含量在 18%～23%，基本上可满足梗阻性黄疸患者的术后需要。而当使用支链氨基酸高达 35%～45% 的肝病用肠内营养制剂时，对肝功不全患者的蛋白合成和负氮平衡有较好的纠正作用。

4. 微量元素补充　对于术后经口摄食或者应用肠内营养的无营养不良患者，静脉补充维生素和微量元素的证据不充分，而对于术后无法肠内营养而需要肠外营养的患者，必须每天补充维生素和微量元素。

四、疗效评价

参见第三章第八节。

五、随访

参见第三章第八节。

六、家庭营养教育与饮食指导

1. 体重管理　肥胖很可能是胆道肿瘤发生的危险因素，胆道肿瘤患者需要维持理想体重，避免肥胖。对身体肥胖度（测定 BMI）进行 5 项队列研究、7 项病例对照研究和 2 项横断面研究结果显示，高 BMI 会增加患胆道肿瘤的风险。另有 meta 分析显示，BMI 每增加 5kg/m^2 可使胆囊癌的危险性增加 19%。所以，体重增加是影响胆道肿瘤发生的原因之一，可直接或间接通过胆结石的形成来发挥作用。对于已经罹患胆道肿瘤的患者，控制体重、避免肥胖同样有可能降低肿瘤复发的风险（此部分参照的是《食物、营养、身体活动和癌症预防》（陈君石主译）。

2. 膳食管理　在胆道肿瘤的膳食影响因素上，目前没有高级别循证医学的证据。辣椒、茶、咖啡、鱼、乙醇等饮食因素对胆道肿瘤的发生可能有一定影响，但研究数量有限，结论不一（此部分参照的是《食物、营养、身体活动和癌症预防》（陈君石主译）。

胆道肿瘤患者更容易发生脂类代谢障碍。术后早期尽量减少脂肪及胆固醇的摄入，不吃或少吃肥肉、油炸食品、动物内脏等，如果因口感需要可适当使用橄榄油来烹制食品。要增加富含蛋白质的食物，以满足人体新陈代谢的需要，如瘦肉、水产品、豆制品等。多吃富含膳食纤维、维生素的食物，如新鲜水果蔬菜等。养成规律进食的习惯，并且要做到少量多餐，以适应术后的生理改变。消化不良的症状大概会持续半年左右，随着时间的推移，胆总管逐渐扩张，会部分替代胆囊的作用，消化不良的症状也就会慢慢缓解，这时饮食也就能逐步过渡到正常了。恢复正常饮食，宜保持低脂肪、低胆固醇、高蛋白质的膳食结构。

营养教育与饮食指导的共性内容，请参见第三章第三节。

（吉林大学白求恩第一医院　王楠娅　李薇）

参 考 文 献

[1] LASSEN K, COOLSEN M M, SLIM K, et al. Guidelines for perioperative care for pancreaticoduodenectomy: enhanced recovery after surgery (ERAS) society recommendations[J]. Clini Nutr, ition, 2012, 3(6): 817-830.

[2] OCKENGA J, VALENTINI L. Review article: anorexia and cachexia in gastrointestinal cancer[J]. Aliment Pharmacol Ther, 2005, 22(7): 583-594.

[3] SUN Y L, YANG Z Y, TAN H D. Perioperative nutritional support and fluid therapy in patients withliver diseases[J]. Hepatobiliary Surg Nutr, 2014, 3(3): 140-148.

[4] 石汉平，凌文华，李薇. 肿瘤营养学[M]. 北京：人民卫生出版社，2012.

[5] CSCO肿瘤营养治疗专家委员会. 恶性肿瘤患者的营养治疗专家共识[J]. 临床肿瘤学杂志，2012，17(1)：59-73.

[6] 侯纯升，徐智. 胆道疾病病人围手术期的营养支持[J]. 腹部外科，2007，20(2)：74-75.

[7] Berger M M, Shenkin A. Vitamins and trace elements: practical aspects of supplementation[J]. Nutriton, 2006, 22(9): 952-955.

[8] BRAGA M, LJUNGQVIST O, SOETERS P, et al. ESPEN guidelines on parenteral nutrition: surgery[J]. Clini Nutr, 2009, 28(4): 378-386.

[9] AUGUST D A, HUHMANN M B, American society for parenteral and enteral nutrition (A.S.P.E.N.) board of directors.A.S.P.E.N. Clinical guidelines: nutrition support therapy during adult anticancer treatment and in hematopoietic cell transplantation[J]. JPEN J Parenter Enteral Nutr, 2009, 33(5): 472-500.

[10] BOZZETTI F, ARENDS J, LUNDHOLM K, et al. ESPEN guidelines on parenteral nutrition: non-surgical oncology[J]. Clin Nutr, 2009, 28(4): 445-454.

[11] 徐君石(主译). 食物、营养、身体活动和癌症预防[M]. 北京：中国协和医科大学出版社，2008.

第八节　口　腔　癌

一、概述

(一) 疾病简介

口腔癌(oral cancer)是发生在口腔的恶性肿瘤之总称，大部分属于鳞状上皮细胞癌，即所谓的黏膜发生变异。在临床实践中口腔癌包括牙龈癌、舌癌、软硬腭癌、颌骨癌、口底癌、口咽癌、唾液腺癌、唇癌和上颌窦癌以及发生于颜面部皮肤黏膜的肿瘤等。口腔癌是头颈部较常见的恶性肿瘤之一,在全球范围内,口腔癌和咽癌发病率占肿瘤总发病率的第5位,死亡率占肿瘤总死亡率的第7位。据估计1996年发生的口腔和咽癌病例数是57.5万,占全部新发生肿瘤的5.6%。

(二)口咽部肿瘤与营养代谢关系

1. 口咽部不良刺激、营养与肿瘤发病之间的关系已经得到了充分的证明。口咽部黏膜经常受不良刺激可导致损伤,这些不良刺激包括烫食和摄入过分粗糙的食物,如腌制的肉干、硬饼、烈性酒、浓咖啡及吸烟、嚼烟叶、咀嚼槟榔等,损伤的黏膜在反复修复过程中引起组织细胞不典型增生而产生癌变;既饮酒又吸烟者口腔癌和咽癌的发病危险性大大增加。

2. 膳食中的保护因素　维生素C摄入量高可降低口腔癌和咽癌危险性,可增加膳食中蔬菜和水果的摄入量。

3. 口咽部肿瘤会引起进食困难、厌食,长期进食量不足会导致患者营养障碍;肿瘤患者本身的新陈代谢率和能量消耗增加;肿瘤细胞产生的毒素可以破坏机体的蛋白质代谢,造成物质代谢和能量代谢的负平衡;一些治疗措施,如手术切除、放疗、化疗也可以加重营养缺乏症状的出现。

二、营养筛查与评估

(一)首先需确认牙齿健康状况

口腔癌侵犯程度、部位可能影响治疗前牙齿及牙床的健康状况。开始放疗或化疗后,原先不佳的牙龈状况会更恶化,特别是接受放疗的患者。一般从放疗开始到结束后一年内,牙齿部分无法做侵入性的治疗。因此,必须要在开始治疗前先由口腔外科或牙科医师确认是否有不健康的牙齿,须事先处理。这样才能在治疗过程中具有较佳的口腔清洁度,减少放疗或化疗引起的口腔黏膜炎,保持良好咀嚼功能,以利维持正常的进食,顺利完成治疗。疗程结束后,因为良好的营养状况,可使黏膜尽速恢复,也较不易引起龋齿(蛀牙)、落齿、牙龈萎缩等。

(二)停止吸烟、饮酒、嚼槟榔的习惯

烟、酒、槟榔已被确认与口腔癌的发生直接相关。在治疗开始前,寻求相关专科医师的协助,停止这些有毒致癌物质继续刺激口腔黏膜,可减少治疗过程中口腔黏膜炎的严重程度,减轻治疗带来的不适感,有利于治疗顺利完成,提高治愈的可能性。

(三)患者个人的准备

一方面,下定决心,克服种种困难,追求治疗的顺利成功。接着,按照医疗计划,重新拟定工作、事业与家庭的各项比重。大多数患者在治疗完成后能够重新回到原先工作岗位上。另一方面,口腔癌患者常因治疗(特别是手术治疗)或肿瘤侵犯破坏,导致颜面功能及外观的改变。随着手术方式的进步,外观在治疗过程中,会有阶段式的变化。由于放疗后(约半年以上),组织(特别是皮瓣区块)会逐渐发生纤维化、紧缩,外科手术时要预留萎缩的空间,以至于在手术刚完成时,皮瓣处显得特别突出。待放疗后约半年以上,该皮瓣会慢慢萎缩,最后稳定下来时,看起来会平整些。待治疗完成后一年以上时,外观届时已达稳定状态。若有个人需求,可再与外科医师讨论"微手术"的必要性。

三、营养干预

(一)定期测量体重、血糖

每周至少两次测量体重,以确认营养供给是否足够。体重保持不降、血红蛋白需维持在 90g/L 以上,是很重要的预后指标。开始治疗后,特别是接受放疗或化疗者,因味觉改变,食材的准备要特别费心。在放疗过程中,建议避免辛辣、燥热、容易上火的食材,以及煎、炸、烤等烹煮方式,避免饮酒及服用大补气血的中药。尽可能采用室温或冰凉食物以减少黏膜损伤。若进食量减少,可配合 ONS 或留置鼻饲管给予肠内营养治疗,给予整蛋白型特医食品,尽量维持原先的体重。条件允许的情况下,建议请营养科会诊,由营养科的专业营养师实施营养评估后,给予个体化的营养治疗。

有糖尿病者,应监测空腹血糖及三餐后血糖。特别当口腔或皮肤有伤口时,更要控制良好血糖,以利伤口恢复。

(二)口腔清洁卫生方式及口腔炎预防

可选择使用下列不含刺激性及香料等的口腔清洁液,减少口干并增进患者舒适感。食盐水(4.5g 食盐加上 500ml 水,即约半茶匙盐加 250ml 的水);碳酸氢钠水或柠檬水(含维生素 C,促进组织愈合)。

含谷氨酰胺的营养配方,于放疗前 1~2 天开始使用,可减轻放疗对黏膜的伤害,减少口腔黏膜炎发生概率,加速黏膜伤口愈合。保持口腔清洁及牙齿保健。预防或减轻口腔感染,每餐后必定漱口,特别留意术后因口腔结构改变,某些口腔内的皱褶处易囤积食物残渣。提高口腔的舒适度,减少口腔异味。

(三)营养治疗方式

口面部恶性肿瘤的患者术前营养不足较常见,其术后感染的风险较高。术后由于吻合口水肿、梗阻或胃排空障碍等常导致经口进食延迟,这些患者应考虑管饲喂养,在术后 24 小时内即可进行。

(四)营养治疗措施

口腔癌患者宜采用高营养配合疗法,供给充足的蛋白质、能量、无机盐、微量元素,以改善体质、提高免疫力,使患者能耐受手术与抗癌治疗;在不能进食的情况下,给予静脉营养液输注,饮食调控原则如下:

1. 术前患者体质衰弱,可采用静脉营养液输注,或配合 ONS 或留置鼻饲管给予肠内营养治疗,给予整蛋白型特医食品,保证患者术前营养状况良好。

2. 放疗期间,可采用中医食疗中对滋阴生津有疗效的甘凉食品及健脾开胃食品,促进患者食欲;因机体消耗大量蛋白质与能量,应该提高蛋白质与能量的摄入。

3. 化疗期间,可使用高蛋白、高铁、高维生素及升高白细胞的食品,如牛奶、鸡蛋、豆制品等。

4. 肿瘤康复期,宜选用高蛋白、高铁、高维生素、适量脂肪、正常能量的平衡膳食。

5. 配合中医食疗采用软坚化积、活血化瘀的食品,如参枣汤、当归鸡、红枣黑木耳汤等,多选用容易消化的乳融状脂肪,如牛奶、黄油、蛋类等。

(五)治疗造成各种症状的饮食改善方法

1. 食欲减退体重丢失　少量多餐,给予高热量、高蛋白饮食、点心、饮料或整蛋白型特医食品；尝试用各种温和的调料品，经常变化烹调方式与形态，注意色、香、味的调配以增加食欲；尽量少由患者自己烹调油腻的食物，否则可能影响食欲；用餐前做适当的活动或食用少许开胃食物；遵医嘱服用增加食欲的药物，或补充适量的维生素、矿物质。

2. 恶心、呕吐　可饮用清淡、冰冷的饮料，食用酸味、咸味较强的食物可减轻症状；避免太甜或太油腻的食物；在起床前后及运动前食用较干的食物，如饼干或土司可抑制恶心，运动后勿立即进食；用餐时，先食用固态食物，再饮用液体汤汁或饮料；避免同时摄食冷、热的食物，易引起呕吐；少量多餐，避免空腹或腹胀；饮料最好在饭前30～60min饮用，并以吸管吸吮为宜；在接受治疗前2小时内应避免进食，以防止呕吐。

3. 味觉改变　肿瘤通常会降低味蕾对甜、酸的敏感度、增加对苦的敏感度。糖或柠檬可加强甜味及酸味，烹调时可多采用，避免食用苦味较强的食物，如芥菜；选用味道较浓的食品，如香菇、洋葱；为增加肉类的接受性，在烹调前，可先用少许酒、果汁浸泡或混入其他食物中食用；经常变换食物质地、菜色的搭配及烹调方法等以增强嗅觉、视觉上的刺激，弥补味觉的不足；若觉得肉类具有苦味，可用浓的调味来降低苦味，亦可用蛋、奶制品、豆类、豆制品或干果类取代之，以增加蛋白质摄入量。

4. 口干　为降低口干的感觉可口含冰块，咀嚼口香糖，饮用淡茶、柠檬汁或高热量饮料或给予整蛋白型特医食品等；避免调味太浓的食物，如太甜、太咸或太辣的食物，避免含乙醇的饮料；食物应制成较滑润的形态，如果冻、肉泥冻、布丁等，亦可和肉汁、肉汤或饮料一起进食，有助于吞咽；常漱口但不可滥用漱口药水，保持口腔湿润，防止口腔感染，亦可保护牙齿；避免用口呼吸，必要时可用人工唾液减少口干的感觉。

5. 口腔溃疡　避免酒、碳酸饮料及酸味强、调味太浓、腌制、温度过高或粗糙生硬的食物，以减低口腔灼热感或疼痛感；细嚼慢咽；补充维生素B_2；利用吸管吸食液体食物；严重时，使用鼻胃管灌食；食物和饮料温度以室温为宜。

四、疗效评价

增强患者对各种治疗的接受能力，健全体内免疫系统和相关酶的合成，修补因治疗所造成组织及器官的损伤，增强抵抗力及延缓恶液质和并发症的发生。

五、随访

参见第三章第八节。

六、家庭营养教育与饮食指导（参照鼻咽癌、喉癌）

亲友及曾有同样治疗经历的病友，都是面对口腔癌治疗时必要的伙伴。在口腔癌的治疗过程中，多数需经历手术、放疗、化疗等合并疗法，患者常需要面对一些医疗决策，类似疾病病友的抗癌历程可作为参考。治疗引起的各种不适症状、身体机能的损伤、家庭及社会功能的转变，特别需要家人朋友的鼓励、参与及照顾，这些都是治疗成功的重要因素。

膳食宜均衡，参照《中国居民膳食指南》及"平衡膳食宝塔"来吃，食物加工成半流质或匀浆饮食（多种食物熟后用料理机打浆），多吃蔬菜、水果。进食不足时，配合ONS或留置鼻饲管给予肠内营养治疗，给予整蛋白型特医食品，最好寻求营养科专业营养师的帮助（营养门诊或会诊）。少吃或不吃咸、腌、熏的食品。膳食宜清淡，不宜吃辛辣刺激食品。不宜饮酒，不宜吃生冷及油腻的食品。尤其是放疗、化疗期间患者，应选用容易消化、营养丰富、新鲜美味的食品。应改变不良饮食习惯，尽量少吃或不吃罐头、腌腊制品、添加剂、熏烤食品等含有致癌物质的食品，应特别强调从婴儿起就开始食用健康食物，不食咸鱼、腌菜等易致肿瘤的食物。多吃防肿瘤健体的天然食物，如经常饮茶，尤其是绿茶，能阻止致癌物质亚硝胺在体内的合成和防止亚硝胺致肿瘤，另外，葡萄、番茄、白萝卜、大蒜、香菇、薏米等食物有预防肿瘤作用，可以常吃。重视补充具有防肿瘤作用的微量元素如铜和硒，蛋黄、贝壳类、甲鱼、黑木耳等铜含量较为丰富；动物肝、肾、蛋、豆类、芝麻等硒含量丰富。

（第四军医大学西京医院 赵长海）

参 考 文 献

[1] RABINOVITCH R, GRANT B, BERKEY B A, et al. Impact of nutrition support on treatment outcome in patients withlocally advanced head and neck squamous cell cancer treated with definitive radiotherapy: a secondaryanalysis of RTOG trial 90-03[J]. Head Neck, 2006, 28(4): 287-296.

[2] MANGAR S, SLEVIN N, MAIS K, et al. Evaluating predictive factors for determining enteral nutrition in patientsreceiving radical radiotherapy for head and neck cancer: a retrospective review[J]. Radiother Oncol, 2006, 78(2): 152-158.

[3] TYLDESLEY S, SHEEHAN F, MUNK P, et al. The use of radiologically placed gastrostomy tubes in head and neckcancer patients receiving radiotherapy[J]. Int J Radiat Oncol Biol Phys, 1996, 36(5): 1205-1209.

[4] MARCY P Y, MAGNÉ N, BENSADOUN R J, et al. Systematic percutaneous fluoroscopic gastrostomy forconcomitant radiochemotherapy of advanced head and neck cancer: optimization of therapy[J]. Support Care Cancer, 2000, 8(5): 410-413.

[5] PACCAGNELLA A, MORELLO M, DA MOSTO M C, et al. Early nutritional intervention improves treatment toleranceand outcomes in head and neck cancer patients undergoing concurrent chemoradiotherapy[J]. Support Care Cancer, 2010, 18(7): 837-845.

[6] CSCO 肿瘤营养治疗专家委员会. 恶性肿瘤患者的营养治疗专家共识[J], 临床肿瘤学杂志, 2012, 17(1): 59-73.

[7] TAKAGI K, YAMAMORI H, MORISHIMA Y, et al. Preoperative immunesuppression: its relationship with highmorbidity and mortality in patients receiving thoracic esophagectomy[J]. Nutrition, 2001, 17(1): 13-17.

第九节 小 肠 肿 瘤

一、概述

（一）疾病简介

小肠肿瘤（small intestinal tumor）是指从十二指肠到回盲瓣的小肠肠管所发生的肿瘤，好发部位依次是十二指肠、空肠和回肠，良、恶性比例约为 1∶6.3。小肠肿瘤的组织学类型多达 40 余种，腺癌是目前国内研究报道的最常见的病理类型，其次为恶性淋巴瘤，然后是恶性间质瘤、平滑肌肉瘤以及类癌等。小肠肿瘤仅占人体胃肠肿瘤的 3%～6%，占所有肿瘤的 0.3%。小肠肿瘤发病率低可能与已消化食物对黏膜刺激小、碱性肠内容物不利于肿瘤生长、排空速度和黏膜上皮细胞更新快、含有可降解苯并芘致癌物的高浓度酶类、淋巴组织密集、免疫球蛋白含量高等因素有关。

小肠肿瘤的临床表现一般与肿瘤的类型、部位、大小、性质及是否有梗阻、出血和转移有关,主要表现为腹痛、肠梗阻、消化道出血、腹部肿块及恶心、呕吐、食欲减退等非特异性消化系统症状。小肠肿瘤通常缺乏典型临床特征,往往在发生并发症或在其他剖腹手术时偶然被发现。目前仍无特异有效的检查方法。治疗以手术切除为主,具体术式主要由肿瘤的大小、部位、良恶性及浸润程度等情况而定,术后辅以化、放疗能减少复发。

(二)小肠肿瘤对营养代谢的影响

1. 小肠肿瘤疾病本身对营养代谢的影响 小肠肿瘤患者的营养代谢主要受到以下几个方面的影响。①肿瘤患者通常伴随顽固而持续的厌食症状;②肿瘤可造成机体代谢异常状态,主要由于其利用葡萄糖通过无氧酵解供能,造成能量浪费,最终增加蛋白质和脂肪消耗;③肿瘤自身(如部位、大小、浸润程度等)可引起消化道梗阻及小肠黏膜绒毛萎缩等,严重影响小肠的消化及吸收功能而导致患者营养不良;④十二指肠近端肿瘤可压迫胆总管、胰腺,从而造成胆汁、胰液的正常分泌受阻,导致脂肪、脂溶性维生素、淀粉、蛋白质等营养物质的消化及吸收不良;⑤机体免疫功能下降后,不仅可导致感染等并发症,还容易导致残留肿瘤复发,进一步加重营养不良。

2. 小肠肿瘤治疗手段对营养代谢的影响

(1)手术治疗对营养代谢的影响:首先,腹部肿瘤术后患者往往需要禁食一段时间,一般禁食 24 小时后,肠道黏膜便开始出现萎缩及炎症反应,这会影响小肠的消化和吸收功能。其次,手术和麻醉可造成机体消化道结构改变,还可引起局部黏膜及全身炎症反应,导致肠黏膜水肿及萎缩,造成分解代谢增强以及免疫功能下降,从而加重胃肠道肿瘤患者术后的营养不良状况、增加术后并发症发生机会,影响治愈效果,降低患者的生存率。

短肠综合征(short-bowel syndrome,SBS)是部分小肠物理或功能损失的吸收不良状态,常见于广泛肠切除术后。小肠恶性肿瘤为 SBS 的常见致病因素之一,行根治或姑息手术治疗时,切除 50% 的小肠可引起严重的吸收不良,70% 以上或剩余小肠不足 2m 易引起 SBS。SBS 患者的临床表现很大程度上与切除肠段的长度和部位有关。剩余肠道适应后,小肠可出现长度延长、肠腔膨胀、隐窝加深、微绒毛高度增加、黏膜皱襞增厚及肠上皮增生等,使得小肠吸收面积增加;回肠对水分、电解质及各类营养物质的吸收能力均优于空肠,又具有吸收胆盐和维生素 B_{12} 的作用,并且肠道蠕动相对缓慢,可减缓肠内容物通过,因此,空肠切除后,剩余的回肠可以部分代偿空肠的功能,但回肠切除后,空肠难以弥补回肠的功能;回盲瓣是结肠和小肠之间的生理屏障,回盲瓣缺失使得肠内容物通过时间缩短,还可引起结肠细菌病理性移居至小肠,加重吸收不良和腹泻。

根据剩余肠管部位特点,SBS 可分为 3 型 5 类:即空肠造口型(Ⅰ型)、小肠结肠吻合型(Ⅱ型)、小肠小肠吻合型(Ⅲ型),其中Ⅱ及Ⅲ型又分为空肠为主、回肠为主两类。Ⅰ型 SBS 是病情最严重的一种类型,普遍存在腹泻、脱水、体重减轻、维生素和微量元素缺乏等典型 SBS 临床表现,难以摆脱对肠外营养的依赖。Ⅱ型 SBS 主要表现为渐进的营养不良,残留的部分结肠可产生高浓度的胰高血糖素样肽 2(glucagon like peptide 2,GLP-2)和 YY 肽(peptide YY,PYY)能提高肠道适应程度,延长胃排空和肠内容物通过时间,增强空肠、回肠的吸收能力。Ⅲ型 SBS 由于回盲瓣的存在通常预后较好,待剩余肠道充分适应后,大多不需要长期依赖肠外营养。

(2) 化疗对营养代谢的影响:由于原发性小肠肿瘤发病率低,目前仍缺乏标准化疗方案。化疗常出现一些不良反应,尤其以食欲减退、恶心、呕吐、腹痛、腹泻等消化道反应明显,可不同程度地影响患者的食欲或摄食,加重肿瘤患者的营养不足状况;而营养不足则会反过来降低患者对化疗反应的耐受程度,从而影响化疗效果。

(3) 放疗对营养代谢的影响:小肠淋巴瘤对放疗敏感,行根治性手术后,在肿瘤侵犯浆膜或有区域淋巴结受累、肿瘤直径大于 7cm、病变有穿孔或窦道形成等情况下,术后辅以放疗(40Gy/4周),其疗效明显好于单纯手术者。

放疗不仅仅可破坏肿瘤细胞,还同时损伤肿瘤周围的正常组织,其毒性反应有食欲减退、头晕、全身乏力、消瘦、恶心、呕吐、腹胀、腹痛及腹泻等全身和局部反应。肿瘤术后接受放疗还可能发生急性放射性肠炎,由于肠道黏膜连续性破坏,肠功能损伤,导致患者无法经口或经管行肠内营养,影响患者机体蛋白质代谢。

二、营养筛查与评估

参见第二章。

三、营养干预

(一) 适应证

1. 手术患者营养治疗的适应证　营养不足是与术后并发症、死亡率及住院时间等密切相关的风险因素。小肠肿瘤患者存在营养不足风险,所以围手术期患者的营养治疗尤为必要。

术前营养支持的适应证应为:①不能经口进食,如小肠梗阻、小肠出血、严重腹泻、顽固性呕吐 >7 天者;②需要进行复杂小肠手术并存在营养不良者。

术后营养支持的指征:①术前行营养支持者,术后继续营养支持;②术后估计禁食超过 3 天以上者;③术后可能出现严重并发症者,如短肠综合征、吻合口瘘、严重感染者。

2. 放化疗患者的营养治疗适应证　接受放化疗的患者,当能量日摄取量小于日消耗量的 60% 的情况超过 10 天或预计超过 7 天无法摄食时,或体重有所下降时,应酌情开始营养治疗。

3. 终末期肿瘤患者的营养治疗适应证　终末期患者的营养治疗涉及众多因素,除需考虑医学范畴问题外,尚需关注伦理、患者及其家属的意愿等多方面问题。因此,医师应权衡临床指征和社会伦理等,认真做好营养治疗的风险效益比评估,尊重患者及其家属的意愿,最终决定是否实施营养治疗。

(二) 能量

参见第三章第一节,小肠肿瘤对能量补充没有特殊性。

(三) 途径

营养治疗的途径包括经静脉、经肠(经口、经管)。小肠肿瘤营养治疗途径的选择原则与其他恶性肿瘤基本一致,但小肠肿瘤患者本身也有自己的特点:

1. 手术患者营养途径　术后不能口服者可给予管饲喂养。接受腹部大手术的患者可于术中安全地经皮穿刺空肠置管;胰、十二指肠切除术者可放置鼻空肠喂养管进行肠内营养；近端胃肠道吻合术后，可于吻合口远端放置喂养管。大多数学者主张术后第 1 天即可开始肠内营养，且应以较低滴速开始管饲营养，酌情逐渐增加浓度、剂量和速度，术后 3～4 天争取达到足量。

其中，SBS 患者原则上可通过营养支持，包括肠外营养、要素配方、少渣饮食等方式，逐步过渡到剩余小肠代偿。SBS 急性期患者腹泻明显，水、电解质及营养物质大量丢失，剩余肠道尚未出现肠适应，应以肠外营养为主，以维持患者内环境及营养状态稳定为目标。剩余肠道代偿后的营养支持优先选择肠内营养，如患者剩余小肠过短，通过药物积极控制腹泻及肠康复治疗的同时，也应尝试给予部分肠内营养，能量及蛋白质不足部分再由肠外营养补充。肠内营养支持途径建议肠内管饲结合口服，若患者无法适应鼻肠管，可考虑经皮内镜下放置空肠营养管，大多数 SBS 患者可通过肠内管饲喂养来满足日常营养需求。

但由于各型 SBS 患者肠道吸收功能不同，营养支持的方式也不尽相同（表 8-9-1），临床实际应用中还需根据 SBS 患者的自身特点制订个体化营养支持方案。Ⅲ型患者保留有部分回肠及完整的结肠，在急性期后，随着肠适应的出现此类患者基本上可逐步摆脱肠外营养。部分小肠结肠吻合型Ⅱ型患者也可以通过改善饮食方案、控制水电解质平衡等措施维持正常营养状态。当上述两种治疗方案均无法维持患者体重时，才需要间歇性给予短期肠外营养。如此型患者经口服饮食所吸收能量达不到机体每日所需能量的 1/3，则需考虑长期应用肠外营养。与Ⅱ型患者不同，Ⅰ型患者仅剩余部分空肠，无论治疗周期长短，其肠道适应情况不会有明显改善，大部分患者均无法摆脱肠外营养。

表 8-9-1　不同类型 SBS 患者营养支持推荐方案

剩余长度/cm	Ⅰ型	Ⅱ型
0～50	肠外营养	肠外营养
51～100	肠外营养	肠内营养
101～150	肠内营养+口服补液盐溶液	无需营养支持
151～200	口服补液盐溶液	无需营养支持

2. 放化疗患者营养途径　首选考虑肠内营养治疗，若发生肠黏膜损伤或炎症，则需短期肠外营养支持。

放射性肠炎发病早期，肠外营养为营养支持的主要途径；发病后期，随着肠道功能的恢复，可逐渐过渡为肠内肠外联合营养治疗直至全肠内营养支持，以促进肠道恢复正常。肠内营养支持过程中，如果口服营养物质不足以达到营养需求，建议尝试肠内管饲。

3. 终末期患者营养途径　制订终末期患者的营养治疗计划时，需综合其营养代谢状况和胃肠道吸收功能状况而定。生命体征较为平稳但已无自主进食能力者，若患者要求或同意，则应给予营养治疗；存在胃肠道功能者可给予肠内营养治疗，无胃肠道功能者则给予肠外营养治疗。一旦患者的胃肠道功能有所恢复，即应尽早开始肠内营养，酌情逐步调整剂量、类型等以满足患者的能量需求。

（四）制剂与配方

小肠肿瘤患者在遵循常规恶性肿瘤营养治疗的制剂配方选择原则的基础上，还具有以下特点：

1. 术后患者的营养制剂与配方 首先考虑整蛋白型肠内营养制剂,并可添加谷氨酰胺、精氨酸及膳食纤维等特殊成分,有利于多数患者的术后恢复。针对 SBS 患者,建议使用常规普通饮食,鼓励通过大量摄入改善吸收不良。饮食疗法和营养支持与 SBS 类型相关(表 8-9-2);少量多餐、补充营养液和使用药物减少肠道运动可以延长营养素和黏膜接触时间。

表 8-9-2 不同类型的 SBS 患者饮食改善推荐方案

饮食方案	Ⅰ型	Ⅱ型
草酸盐限制	否	是
乳酸限制	否	是
脂肪限制	以可耐受为准	低或正常
可溶性纤维	可以考虑	重要
电解质	口服补液盐溶液与静脉电解质补充	口服补液盐溶液
发酵低聚二糖 - 单糖和多元醇	没有益处	可以考虑

SBS 患者的营养制剂与配方尚有其特殊之处。

(1) 糖类制剂:推荐摄入高糖类(占 40%~60%)饮食,可减少粪便的能量损失,且不受饮食摄入量变化的影响,但简单的糖类可能造成渗透性腹泻,进食高糖和盐的液体可限制消耗水分;SBS 患者可以很好耐受含有 20g/d 的乳糖饮食,但应仔细滴定乳糖浓度,若减少乳糖摄入则可能会减少钙的摄入量;未经加工的燕麦谷物,由于其较高的黏度,可减少肠道运输时间,推荐适量摄入。

淀粉和可溶性纤维是 SBS 患者重要的能量底物,其发酵产生短链脂肪酸,产能可达 1 000kcal/d。可溶性纤维(如水果和蔬菜中发现的瓜尔豆胶、果胶)可延缓胃排空、减慢肠道运输,因而具有抗腹泻作用。在临床实践中,膳食纤维的补充只被推荐用于结肠保留的患者。

(2) 脂肪制剂:推荐低脂肪(占 20%)饮食,有利于钙、镁、锌、铜等二价阳离子的吸收,可降低脂肪泻。长链甘油三酯(long chain triglycerides,LCTs)中含有 ω-3 长链多不饱和脂肪酸,有益于 SBS 患者,具有抗炎效果,也可改善内脏循环,故优化肠道耐受时应使用 LCTs。中链甘油三酯(medium chain triglycerides,MCTs)可穿过肠黏膜,经门静脉运输至肝,易水解,不需要胆盐,有益于保留一段结肠的 SBS 患者,将 LCTs 饮食的 50% 替换为 MCTs 可使 SBS 患者的吸收能量增加约 1.5MJ/d。但是,低脂饮食口感差、产气较多、需要量较大,可能会导致患者腹胀、食欲降低和能量摄入减少,还会造成必需脂肪酸和脂溶性维生素的吸收减少。通常情况下,如果患者保留结肠,Ⅱ型与Ⅲ型患者需限制脂肪摄入,Ⅰ型患者则不必限制脂肪摄入;对于回肠切除的患者,限制脂肪摄入是一个最好的选择,因为减少脂肪摄入可以减轻腹泻症状。

(3) 蛋白制剂:整蛋白质是 SBS 肠道适应首选,当无法耐受时,可考虑蛋白水解产物。水解产物的肽链段长度会影响氮和其他氨基酸残基的吸收,含二、三肽水解氮的吸收率高于较长肽链(五肽),蛋白质水解液方案比整蛋白质方案更易促进胃排空,更快增加血浆氨基酸、胰高血糖素和胰岛素浓度。

(4) 维生素制剂:结肠、回肠末端切除者可导致维生素 B_{12} 缺乏,需定期给予补充。维生素 D 缺乏症最普遍,水溶性维生素 D_3 需要量为 2 000~10 000IU;血清维生素 E/ 总胆固醇 <1.11 提示维生素 E 缺乏,应采用水溶性维生素 E 制剂 80~100IU;60% 的维生素 K 通过

结肠细菌合成,故在无结肠或治疗细菌过度生长的儿童中应考虑维生素 K 的不足,每日应补充 2～5mg。

(5) 电解质制剂:建议 SBS 患者摄入充足的盐,限制摄入食物中液体成分;建议处于临界脱水和缺钠的患者口服等渗高钠溶液来补充液体和钠的损失,避免低渗溶液(如水、茶、咖啡或乙醇)和高渗溶液(如果汁、可乐)的摄入以减少净分泌和高输出空肠造口术患者的出量。十二指肠、空肠上段切除者可致铁吸收障碍,需定期补充铁剂。

(6) 一些特殊的营养物质可很好地促进肠功能代偿和恢复,如胰岛素样生长因子、生长激素、表皮生长因子、转化生长因子、肝细胞生长因子等,而且肠道自身分泌的胃肠激素亦对肠功能代偿和恢复有较好的促进功效。替度鲁肽(teduglutide)是胰高血糖素样肽 2(GLP-2)类似物,可以有效促进肠黏膜细胞增殖及分化,不断延长和扩大肠道表面积,从而使肠道吸收能力逐步增加,故可减少患者的肠外营养依赖。

2. 放疗患者的营养制剂与配方　微生物免疫肠内营养,由微生态制剂、深海鱼油、谷氨酰胺和短肽制剂组成,能提高放射性肠炎患者的免疫状态,在肠功能恢复和患者康复方面的耐受性更好。

3. 终末期患者的营养制剂与配方　制订终末期患者营养治疗计划时,需综合其营养代谢状况和胃肠道吸收功能状况而定。肠外或肠内营养治疗者,都需监测其液体出入量、水电解质平衡,注意观察有无水肿或脱水,随时调整营养液剂量;不建议通过采用高能量营养治疗来获得正氮平衡或氮平衡;糖皮质激素和醋酸甲地孕酮可以增加患者食欲,可酌情选择应用。

四、疗效评价

参见第三章第八节,小肠肿瘤没有特殊性。

五、随访

参见第三章第八节,小肠肿瘤没有特殊性。

六、家庭营养教育与饮食指导

(一) 日常生活护理

可根据自己身体情况,选择适当的运动,如散步、广播操、太极拳等,运动量以不感到疲劳为度。运动时,请用造口腰带约束,以增加腹部支撑力。洗澡时最好用淋浴的方式,造口部位可用保鲜膜保护,防止污水进入。对年轻患者而言,肠造口术后 3 个月可适当行房事,可通过咨询性心理医师或肠造口治疗师,了解性生活时的姿势及技巧和造口部位处理方法。

(二) 膳食管理

食物多样,谷物为主。多种食品应包括谷物与薯类、动物性食品、豆类及其制品、蔬菜与水果及纯热量食品等 5 大类。以富于营养、易于消化、低脂肪、多纤维、高蛋白饮食为宜。

1. 每天吃奶类、豆类及其制品。

2. 经常吃适量的鱼、禽、蛋、瘦肉,少吃肥肉与荤油。

3. 膳食与体力活动平衡,保持适当体重。早、中、晚餐的供热量分别为 30%、40%、30% 为宜。

4. 多吃蔬菜、水果与薯类,增加抗病能力。

5. 饮酒应节制。吃清洁卫生、不变质的食品。包括选购符合卫生标准的食品,尤其是绿色食品。

6. 放疗可抑制骨髓造血功能,应多服用健脾和胃、养血补气之品,如薏苡仁粥、山楂、鸡蛋、猪肝及甲鱼、鲜鱼等。

7. 患者在接受放化疗时,有时味觉会发生奇特的变化,本来是美味食物,闻起来却是怪味,从而导致厌食,此时可把肉切成小块腌在卤汁中或甜酒中烹调食用。

(中国人民解放军海军总医院　弓三东　崔立红)

参 考 文 献

[1] 侯开庆,梁贤文. 原发性小肠恶性肿瘤诊断方法与治疗效果评价分析[J]. 中国现代医学杂志,2014,24(10):95-99.

[2] COCO C,RIZZO G,MANNO A,et al. Surgical treatment of small bowel neoplasms[J]. Eur Rev Med Pharmacol Sci,2010,14(4):327-333.

[3] KIM C H,KYE B H,LEE J I,et al. Clinicopathological features of primary jejunoileal tumors[J]. J Korean Soc Coloproctol,2010,26(5):334-348.

[4] 林韶波,丁小云,郁敏敏,等. 以消化道出血首发的小肠肿瘤43例临床分析[J]. 现代实用医学,2013,25(11):1242-1244.

[5] 钟修庆,曹锡朝,黄锦远. 小肠肿瘤的手术治疗体会[J]. 中国伤残医学,2013,21(6):36-37.

[6] CHANG H K,YU E,KIM J,et al. Adenocarcinoma of the small intestine:a multi-institutional study of 197 surgically resected cases[J]. Hum Pathol,2010,41(8):1087-1096.

[7] 李志红,皮亚平. 胃癌术后早期肠内及肠外营养支持的疗效观察[J]. 中华实验外科杂志,2013,30(8):1739-1740.

[8] CSCO肿瘤营养治疗专家委员会. 恶性肿瘤患者的营养治疗专家共识[J]. 临床肿瘤学杂志,2012,17(1):59-73.

[9] 汪建英,朱克毅,徐雁. 胃肠道肿瘤患者术后肠内营养对免疫和肠功能的影响[J]. 中国现代医生,2014,52(9):15-17,21.

[10] JEPPESEN P B. Spectrum of Short Bowel Syndrome in Adults:Intestinal Insufficiency to Intestinal Failure[J]. JPEN J Parenter Enteral Nutr,2014,38(Suppl 1):8S-13S.

[11] 中国短肠综合征治疗协作组. 中国短肠综合征诊疗共识(2016年版,南京)[J]. 中华胃肠外科杂志,2017,20(1):1-8.

[12] O'KEEFE S J. Nutritional issues in the short bowel syndrome - total parenteral nutrition,enteral nutrition and the role of transplantation[J]. Nestle Nutr Inst Workshop Ser,2015,82:75-90.

[13] PIRONI L,ARENDS J,BOZZETTI F,et al. ESPEN guidelines on chronic intestinal failure in adults[J]. Clin Nutr,2016,35(2):247-307.

[14] AVITZUR Y,COURTNEY-MARTIN G. Enteral approaches in malabsorption[J]. Best Pract Res Clin Gastroenterol,2016,30(2):295-307.

[15] NEELIS E G,OLIEMAN J F,HULST J M,et al. Promoting intestinal adaptation by nutrition and medication[J]. Best Pract Res Clin Gastroenterol,2016,30(2):249-261.

[16] GOULET O,OLIEMAN J,KSIAZYK J,et al. Neonatal short bowel syndrome as a model of intestinal

failure: physiological background for enteral feeding[J]. Clin Nutr，2013，32（2）：162-171.
[17] SEIDNER D L，SCHWARTZ L K，WINKLER MF，et al. Increased intestinal absorption in the era of teduglutide and its impact on management strategies in patients with short bowel syndrome-associated intestinal failure[J]. JPEN J Parenter Enteral Nutr，2013，37（2）：201-211.
[18] SHAO F，XIN F Z，YANG C G，et al. The impact of microbial immune enteral nutrition on the patients with acute radiation enteritis in bowel function and immune status[J]. Cell Biochem Biophys，2014，69（2）：357-361.

第十节　腹膜后肿瘤

一、概述

腹膜后肿瘤包括原发性和继发性两种，原发性腹膜后肿瘤又分为良性肿瘤和恶性肿瘤两部分，良性肿瘤患者基本没有营养不良风险，继发性肿瘤患者的营养筛查、评估和治疗已在各原发性肿瘤章节介绍。

（一）疾病简介

本章节腹膜后肿瘤仅指原发性腹膜后恶性肿瘤（malignant primary retroperitoneal tumor，MPRT），是指原发于膈肌水平与盆腔入口水平间腹膜后间隙之肌肉组织、脂肪组织、淋巴组织、结缔组织、神经组织以及胚胎残留组织等的恶性肿瘤，不包括来源于腹膜后器官如肾脏、胰腺等脏器的恶性肿瘤。它是一组疾病，依病理类型不同，大致分为四类：中胚层来源肿瘤、神经源性肿瘤、异位组织来源的肿瘤和来源不明的肿瘤。腹膜后肿瘤少见，占全身肿瘤的 0.07%～0.20%，其中 MPRT 约占 80%，以脂肪肉瘤、平滑肌肉瘤、纤维肉瘤、恶性神经源肿瘤和淋巴瘤多见。

MPRT 由于病变位置较深，生长隐匿，不易早期发现，一旦出现症状，肿瘤已经侵犯周围血管、神经和/或重要脏器，无法做到完全切除，或丧失手术治疗机会。MPRT 可发生于任何年龄，发病高峰年龄为 50～60 岁，10 岁以下儿童占 15%～20%。男女比例为（1.3～1.45）：1。患者常以腹部包块、腹痛、腹胀、腰痛、下肢痛和其他压迫症状就医，在腹部检查时半数以上可触及巨大包块。

B 超、CT 和 MRI 是常用的影像学检查方法，必要时可进行 PET、CT 检查。通常可以明确肿瘤的位置和与周围组织脏器间的关系，明确有无周围组织和脏器浸润，确定经皮穿刺活体组织学检查的位置、方向和深度。因此，影像学检查为肿瘤定位诊断、定性诊断、肿瘤分期、制订治疗方案、确定手术方式、评估手术或放化疗等治疗效果和了解复发情况等提供可靠依据。确定诊断需要病理学检查。

目前，手术是首选治疗方法。对于不能手术或术后有残留者，可以选择放化疗等治疗。MPRT 术后约 1/2 的患者局部复发，1/3 的患者有远处转移，完整切除肿瘤是决定预后的主要因素，其 5、10 年生存率为 31%～34%、18%～19%，中位生存时间为 36 个月左右。

（二）腹膜后肿瘤对营养代谢的影响

1. 腹膜后肿瘤疾病本身对营养代谢的影响　由于 MPRT 多呈膨胀性生长，血行转移较晚，尽管肿瘤体积很大，绝大多数患者并没有营养不良。只有当患者出现长期的腹痛、腹胀、消化道出现慢性梗阻、出血，或晚期肿瘤时，才出现营养不良。中国腹膜后肿瘤10年流行病学调查表明，虽然32.6%的患者出现腹痛腹胀症状，但是恶心、呕吐和食欲减退的患者却只有4%～4.5%，乏力、贫血的也只占4.5%。因此，腹膜后肿瘤患者出现营养不良风险的可能性较小。

（1）腹膜后肿瘤累及消化系统对营养代谢的影响：腹膜后肿瘤侵及消化系统时可以引起进食障碍、胃肠道不同程度梗阻、胃肠道慢性出血和肠间短路等，出现不同程度的进食梗阻、腹痛、腹胀、恶心、呕吐、腹泻或便秘。这将导致营养摄入减少、营养吸收障碍和营养成分丢失，导致患者出现不同程度的全面营养不良。

（2）腹膜后肿瘤累及肝胆胰腺时对营养代谢的影响：当本病侵及肝胆胰腺时，可能引起肝功能异常、胆汁分泌减少、胆汁排泄不畅、胰液减少和胰岛素分泌下降等。肝功能异常、梗阻性黄疸均可引起食欲下降、进食减少。胆汁减少和胰液分泌下降又可导致食物消化吸收功能障碍。以上因素均可导致营养不良发生，而肝功能异常、梗阻性黄疸和胰岛素分泌下降，还能引起蛋白质、脂肪和糖代谢异常，最终导致营养代谢失常。

（3）腹膜后肿瘤累及泌尿系统时对营养代谢的影响：泌尿系统附近腹膜后肿瘤发展到一定大小可以压迫、侵犯肾脏、输尿管或膀胱，导致泌尿系统脏器移位、管腔狭窄、梗阻或出血感染等。慢性出血和尿毒症可以导致营养不良。尿毒症还可以引起严重的营养代谢异常，导致体内微环境紊乱，进一步加重营养代谢障碍和营养不良。

（4）晚期腹膜后肿瘤对营养代谢的影响：晚期腹膜后肿瘤患者肿瘤负荷极大，其分泌大量的细胞因子包括炎症因子和坏死物质等，抑制患者食欲，阻止营养摄入。同时，肿瘤细胞大量增殖，消耗大量营养物质，引起严重的分解代谢和负氮平衡。肌肉组织迅速减少、周围组织胰岛素耐受、血糖升高、糖异生加强、脂肪代谢异常、血脂升高等，使患者很快进入恶液质状态。

2. 腹膜后肿瘤治疗手段对营养代谢的影响　　如前所述，本病患者一般状况较好，较少出现营养不良现象。但是，对其治疗往往会影响患者的营养代谢。特别是患者在接受手术或放化疗时，出现营养不良的可能性就大大增加了，应当引起重视。

（1）外科手术治疗对营养代谢的影响：一般情况下，单纯手术切除肿瘤，不会导致患者营养问题，甚至不影响患者食欲和进食。特大手术可引起患者应激反应或术后感染，会不同程度地影响患者营养代谢。肝胆胰腺等脏器一并切除时，可能会由于营养吸收消化功能障碍引起患者营养代谢问题。另外，短期内多次手术来不及恢复营养也可能导致患者营养不良。

（2）放疗对营养代谢的影响：放疗是腹膜后恶性肿瘤主要治疗手段之一，它主要用于术后残留、早期复发或复发后不能（不愿）再次手术者。一般情况下放疗不会引起患者营养不良，只有以下情况可能导致营养障碍：肿瘤（残腔）巨大或复发肿瘤太大导致照射野较大、照射野内含有较多的胃肠道、体质较弱或对放射线反应较大。恶心、呕吐、食欲下降、腹痛和腹泻等导致放疗患者存在营养风险。

（3）化疗对营养代谢的影响：腹膜后恶性肿瘤除淋巴瘤等少数肿瘤对化疗敏感外，大部分肿瘤对化疗不敏感。因此，化疗在腹膜后肿瘤患者中应用较少。近年来，化疗在部分患者中应用有增加趋势。由于化疗属于全身性治疗手段，它的影响范围非常广泛。化疗可以影响消化系统引起食物摄入不足、食物消化不足、营养物质吸收障碍和排出增加，导致营养不良。化疗使患者出现应激反应,导致患者糖代谢异常,致使患者营养代谢紊乱,出现营养风险。化疗导致全身正常组织损伤修复,会消耗大量营养物质,如此时摄入不足,便可发生营养不良。

二、营养筛查与评估

参见第二章。

三、营养干预

营养干预包括营养教育和营养治疗。肿瘤患者营养干预应该明确区分无肿瘤病灶患者与荷瘤患者。无肿瘤病灶患者按良性疾病对待,荷瘤患者营养干预的基本要求是满足患者目标需要量100%蛋白质及70%以上能量需要。营养干预的最终目标是代谢调节、抑制肿瘤、延长生存期和提高生活质量。营养干预的实施方法应该遵循五阶梯治疗原则,依次执行饮食+营养教育、饮食+ONS、TEN、PEN+PPN、TPN。当下一阶梯不能满足目标需要量70%能量需要时,应该选择上一阶梯的原则。

虽然MPRT患者出现营养不良的可能性不大,但对在确诊后、治疗前、治疗中和治疗后随访期的患者必须积极进行营养风险筛查与评估。一旦出现营养不良,应该积极进行营养干预及营养治疗,从而维持与改善患者的营养状态和代谢功能。

(一)适应证

临床研究表明,对接受治疗的肿瘤患者进行早期营养状态的评估以及适当的营养干预,能有效改善肿瘤患者医源性营养不良,提高生活质量,甚至能延长生存时间。更重要的是肿瘤营养疗法的目的并不只是提供能量和营养素,更主要的目标在于代谢调节、控制肿瘤。由于所有荷瘤患者都需要代谢调节治疗,因此,营养疗法的适应范围包括所有荷瘤患者和营养不良患者。

1. 经过营养风险筛查与评估,对存在营养不良或有发生营养不良风险的患者,应该进行积极的营养评估与营养疗法。

2. 具有营养不良相关性治疗不良反应、估计有发生营养不良风险的患者,必须积极进行营养风险评估与营养疗法。治疗不良反应可因治疗的方式、方法和部位的不同而不同,能引起患者营养不良的主要原因包括以下几种:①恶心、呕吐、厌食、腹痛、腹胀、腹泻、便秘和乏力等;②唾液腺、肝脏、胰腺在治疗中或治疗后分泌功能受损,导致患者吞咽困难以及消化功能下降;③放射性或化学性黏膜炎所致上皮剥脱、溃疡,引起吞咽疼痛、摄入减少;④放射性或化学性肠炎使肠上皮消化吸收功能受损导致体重丢失;⑤由于手术等原因所致的短肠综合征等。

3. 肿瘤压迫、浸润胃肠道和胆胰管道等所致进食困难、胃肠道通过受限、消化吸收功能受损、消化道穿孔引起的内外肠瘘等所致的营养不良患者。

4. 肿瘤本身导致机体营养物质代谢障碍患者。

5. 心理和社会因素引起的恶心、呕吐、食欲下降导致的营养不良患者。

(二)能量

尽管肿瘤患者的代谢情况差异较大,但是许多肿瘤患者处于异常代谢状态,所以肿瘤患者的能量需求异于正常人群。能量需求的实用计算方法有HB公式计算法及拇指法则计算法。建议采用 20～25kcal/(kg·d)计算非蛋白质热量(PN)，25～30kcal/(kg·d)计算总热量(EN)。应该考虑荷瘤患者的应激系数和活动系数。

多项研究结果均显示良好营养状态与患者对治疗的依从性、生活质量和疗效成正相关。营养疗法的能量按照 25～30kcal/(kg·d)供给，热氮比为(100～150)∶1，非荷瘤状态下三大营养素的供能比例为：糖类 50%～60%、脂肪 25%～30%、蛋白质 15%。荷瘤患者应该减少糖类在总能量中的供能比例，提高蛋白质、脂肪的供能比例，以糖类 40%～45%、脂肪 30%～40%、蛋白质 25% 为宜，按 1.5～2.0g/(kg·d)计算蛋白质需要量。如果不具备进行能量消耗测定的条件，能量也可以按照 25～30kcal/(kg·d)供给，热氮比为(100～150)∶1。

(三) 途径

营养疗法的营养素和能量物质输入途径首选 EN，EN 不耐受或入量不足时联合 PN，即为 PEN+PPN，不能 EN 时 PN 替代之。但是，只要患者有 EN 可能，尽量选择 EN。

1. EN　按照原则，EN 是首选营养支持途径，只要患者具有胃肠功能，又没有 EN 禁忌证，就应该选择 EN 途径。根据采取的方式不同分为：

(1) 经口摄入 ONS：这是应该争取的喂养途径，有许多优点，也是最自然的进食途径。但是，对于食欲减退或厌食者来说，此法无异于苦差一桩，对多数患者来说，根本无法完成。

(2) 经鼻管饲：此法为一种无创喂养方法，可以根据患者需要将导管末端放入不同位置(胃或空肠上段)，可以为不能经口进食或厌食患者提供营养供应，保证人体能量需求，维持机体功能，提高人体抗肿瘤能力，改善生活质量等。缺点是鼻腔置管给患者生活带来不便和不适，由于管径限制，只能注入细流质食物，并易于阻塞管道等。

(3) 经皮胃肠管饲：对于长期不能经口进食，又不能经鼻管饲的胃肠功能良好的患者，经皮胃肠管饲就成了救命稻草。此法可以用微创的方法置管，由于管径宽大，喂养特别方便，可以输注各种接近自然的食物制剂，给患者提供丰富的营养成分和能量需求。而且，患者行动方便自如，外观形象不受影响，提高患者自信心和生活质量。也为患者进一步抗癌治疗提供良好的基础。

2. PN　只有当患者不能采用 EN 喂养，或 EN 只能完成部分喂养(EN 提供能量少于患者实际需求量的 60%)时，PN 就有了用武之地。就目前我国国情和广大患者认知程度而言，这也是患者和医师最易于接受的方法。目前，在我国医疗机构中，PN 应用的广度和深度都在 EN 之上，PN 药物消费是 EN 药物的 3 倍之多。可喜的是，EN 的理念逐步为临床医师所接受，EN 消费量近年来激增。就 MPRT 患者而言，多数患者都能经口进食，PN 只在一定程度上填补不足而已，属于次要途径，一般情况下只用周围静脉途径即可。

(四) 制剂与配方

就营养治疗安全和医疗安全而言，无论是制剂还是营养配方，都以简单、经济和实用为基本理念。三大营养素比例为糖类 50%～60%、脂肪 25%～30%、蛋白质 15%。荷瘤患者应该减少糖类在总能量中的供能比例，提高蛋白质、脂肪的供能比例，三者比例为糖类 40%～45%、脂肪 30%～40%、蛋白质 25%。

1. EN 要求为患者提供全方位的、接近自然的、易于消化吸收的营养制剂。最好由医院营养科的营养师负责配制。能正常进食、肠道具有消化吸收功能的患者宜进食容易消化、高蛋白、高维生素、高脂肪和低糖类食物。不能正常进食、肠道有消化吸收功能者，建议使用正常食物的匀浆膳管饲或使用当前市场提供的整蛋白型全营养素(商品名：力衡全、康全力、能全素、能全力、瑞能、瑞代和安素等）管饲。如果合并有糖尿病，使用瑞代或康全力即可。如果胃肠道没有消化功能尚具吸收功能，仍可使用氨基酸型肠内营养剂（如爱伦多、高能要素、维沃）或短肽型肠内营养剂（如百普力、百普素）等进行 EN。

2. PN 是通过静脉途径输入能量和营养素的营养治疗方法，按全面、均衡、足量的原则输入糖类、脂肪、氨基酸、维生素、电解质、微量元素和水等营养物质。优先选择中/长链脂肪酸、ω-3 脂肪酸、ω-9 脂肪酸、富含 BCAA 的氨基酸制剂及水解蛋白等短肽制剂。

（五）实施

1. EN 实施方式　对于能经口进食患者，采用少量多餐的方式，解决营养问题。每天可以进食 6～8 次，有人陪餐效果更好。不能经口进食需要管饲者，可以采取一次性投给、间歇重力滴注和连续输注 3 种方式补充营养。间歇重力滴注多用于需要长期管饲者，将膳食置输液吊瓶内经饲管缓慢滴注，每次 500ml 左右，持续 80～120min，每天 3～4 次，饲喂节律接近正常饮食。对于耐受性较差的患者，可采用输入速度较慢的连续输注法，营养吸收最好。连续输注有泵入和持续重力滴注两种，输注时间不多于 12 小时。

2. PN 途径选择　PN 途径有中心静脉和周围静脉两种途径，本病患者多采用周围静脉途径，但不能耐受浓度较高营养液，输液时间不宜超过 12 小时。如果需要长时间（>2 周）应用 PN 时推荐使用中心静脉途径。输注方式有多瓶、分瓶输注和"全合一"输注等方式，PN 不推荐分瓶输注方式，分瓶输注只适用于短期经外周静脉肠外营养的患者。建议使用"全合一"中心静脉输注途径，其有效性和安全性均明显高于多瓶、分瓶输注，适用于胃肠道功能完全丧失者和需要长期使用 PN 治疗者。

（六）注意事项

1. 仔细甄别营养不良风险患者。由于本病特点，除了晚期或病情复杂患者外，大部分患者不会出现明显营养不良现象。但是，在临床中一定要注意隐性营养不良患者，忽略他们会增加治疗不良反应，降低他们抗肿瘤治疗依从性和疗效。因此，即使患者没有明显体重丢失等营养不良症状，也要进行常规营养风险筛查和评估。

2. 注意营养素合理搭配。在临床实践中，一定要注意三大营养素结构比例问题，特别是荷瘤患者，其代谢处于异常状态，必须适当降低糖类比例，相应增加脂肪和氨基酸比例。对于合并糖尿病、肝肾功能不全、高血压和冠心病等常见病患者，应该注意补充相应的营养素。由于临床营养药物品种繁多，必须正确掌握营养药物的适应证，选择适当的营养药物品种，为患者提供经济、有效、合理的营养治疗，同时避免营养药物的不良反应，防止营养药物的滥用和过度使用。

3. 积极预防和处理肠内外营养治疗中胃肠道不良反应。EN 常见不良反应有恶心、呕吐、腹泻、腹胀或便秘等，找出原因，对症处理。PN 常见不良反应有：①糖代谢紊乱出现高糖高渗性非酮性昏迷。预防方法是增加外源性胰岛素的用量，减少外源性葡萄糖的输注。②代谢性酸中毒导致血清乳酸升高，血 pH 下降。预防方法是加用小剂量碳酸氢钠和减少糖的输注量。③血钾异常，注意血钾浓度监测和补充钾离子，避免分瓶输注营养液。④脂肪超载现象导致高脂血症，脏器功能紊乱，患者神志逐步不清，甚至昏迷。停止输注脂肪乳剂后可自行消退。⑤高氨血症，可通过减缓输注氨基酸的速度和加用精氨酸制剂来预防。

4. 积极防治感染性并发症。无论是选择 EN 还是 PN，都可以发生治疗相关性感染，包括导管源感染、营养液污染、肠道菌群移位等。以预防为主，尽量缩短 PN 时间；如出现感染迹象，立即寻找原因，积极治疗各种菌血症和败血症。

5. 关注微量营养素。无论是采用 EN 还是 PN，微量营养素均不可或缺，应按照需要量 100% 补充矿物质和维生素，根据实际情况调整其中部分微量营养素的用量。

四、疗效评价

参见第三章八节。

五、随访

参见第三章第八节。

六、家庭营养教育与饮食指导

大多数 MPRT 患者营养状况尚好，只有晚期体弱、病情复杂、接受多次手术打击或进行放化疗的患者可能出现营养不良。对于患者出院后的营养支持，属于家庭营养治疗（home nutrition support, HNS）范畴。家庭营养治疗能改善和维持患者的营养状况，增加患者活动能力，恢复患者家庭生活，使部分患者重新参加工作和学习，极大地提高了患者的生活质量，同时明显节省医疗费用。

首先，要对患者及其家属进行营养教育。MPRT 患者最大的风险是局部复发，因此必须迅速改善患者营养状态，提高自身免疫水平，提高肿瘤局部控制率，减少或延迟复发。也为复发后再次治疗提供条件。

其次，必须注重针对性的营养教育方法。教育对象为患者、患者家属和日常照顾者，教育时间选择在患者出院前 3~5 天，并从出院后每 1~2 周 1 次的家庭访视中得到反馈，根据具体情况再次补充教育，并得到效果为止。采用以口头讲解与文字描述相结合、示教与指导相结合、理解与讲解相结合的方式进行一对一的个案教育。教育内容包括 EN 制品的选择与配制方法，营养液存放及注意事项，营养液输注的方法、速度与营养液浓度等。

出院后能经口进食的患者应该破除迷信，采取科学合理的饮食习惯。戒烟限酒，不偏食，不忌口，选择营养均衡、易消化、高能量、高脂肪、高蛋白和低碳水化合物饮食。同时注意多吃新鲜水果和蔬菜。

出院时仍不能经口进食的患者，如果病情稳定或为恢复期，可以考虑家庭肠内营养（HEN）。医院在患者出院前为患者和家属以及陪护人员进行足够的营养治疗护理方面的培训教育，才能允许患者回家进行 HEN。包括营养液输注技术和管道的常规护理，常见并发症的监测、预防和处理，发放家庭营养治疗宣传册，记录患者详细的家庭住址和联系方式，告知医院主治医师的联系方式等。回家第一天，必须随访一次，以后每周随访一次，有问题及时返院处理，保证患者安全。

（内蒙古医科大学附属医院 郁志龙）

参 考 文 献

[1] 李广俊，赫鹏. 原发性腹膜后肿瘤 28 例外科治疗 [J]. 中华实用诊断与治疗杂志，2011，25（5）：514-515.
[2] 罗海峰，牟国煜，王洪江，等. 原发性腹膜后恶性肿瘤 54 例临床诊治 [J]. 大连医科大学学报，2007，29（5）：460-461，472.

[3] MERRAN S, KARILA-COHEN P, VIEILLEFOND A. Primaryretroperitoneal tumors in adults[J]. J Radiol, 2004, 85(2Pt2): 252-264.

[4] 邱法波, 张圣林, 蔡亦军, 等. 中国腹膜后肿瘤10年流行病学分析[J]. 临床普外科电子杂志, 2013, 1(1): 31-36.

[5] 石汉平. 肿瘤营养疗法[J]. 中国肿瘤临床, 2014, 41(18): 1141-1145.

[6] 王小平, 邓春萌, 王杰, 等. 全程营养管理模式对头颈恶性肿瘤围手术期营养的影响研究[J]. 华西医学, 2014, 29(10): 1845-1848.

[7] KISS N, ISENRING E, GOUGH K, et al. The prevalence of weight loss during (chemo) radiotherapy treatment for lung cancer and associated patient-and treatment-related factors[J]. Clin Nutr, 2014, 33(6): 1074-1080.

[8] LIS C G, GUPTA D, LAMMERSFELD C A, et al. Role of nutritional statusin predicting quality of life outcomes in cancer--a systematic review of the epidemiological literature[J]. Nutr J, 2012, 11: 27.

[9] PREVOST V, JOUBERT C, HEUTTE N, et al. Assessment of nutritional status and quality of life in patients treated for head and neck cancer[J]. Eur Ann Otorhinolaryngol Head Neck Dis, 2014, 131(2): 113-120.

[10] 陈乾, 黄旺英, 齐维鹏. 北京安贞联合医院2009—2012年临床营养药应用情况分析[J]. 药学实践杂志, 2014, 32(1): 68-70, 73.

第九章　泌尿系统恶性肿瘤营养治疗规程

第一节　前列腺癌

一、概述

(一) 疾病简介

前列腺癌(prostate cancer)是男性老年人常见疾病,一般发展缓慢,病程较长。在欧美发病率极高,在西方国家男性肿瘤死因中居第2位,发病率居第3位。随着我国人均寿命的不断增长,饮食结构的改变及诊断技术的提高等,近年发病率迅速增加。

前列腺癌的病因尚不清楚,可能与种族、遗传、食物、环境、性激素等有关。越来越多的证据表明前列腺癌在某种程度上可以说是生活方式病,流行病学研究表明环境因素在前列腺癌的转变过程中具有调节作用,饮食因素影响明显。

前列腺癌的治疗根据患者的年龄、全身状况、临床分期及病理分级等综合因素考虑。对于前列腺增生手术标本中偶然发现的局限性癌(T_{1a})一般分化好可以不做处理仅需观察随诊;局限在前列腺包膜以内(T_{1b}、T_2)的前列腺癌患者可行根治性前列腺切除术,但仅适用于年龄较轻、能耐受手术的患者;放射性核素粒子植入治疗主要适用于T_2期以内的前列腺癌,微创安全;临床上大多数前列腺癌多处于T_3、T_4期,治疗往往以内分泌治疗为主。

(二) 前列腺癌治疗手段对营养代谢的影响

1. **外科手术治疗对营养代谢的影响**　前列腺癌患者去势手术后,随着雄激素水平降低,会出现血脂代谢异常(甘油三酯、总胆固醇、低密度脂蛋白胆固醇升高,高密度脂蛋白胆固醇降低)、胰岛素抵抗、高血糖症、代谢综合征等,患者的体重、BMI、腰围、空腹血糖及血压增高,生活质量下降,并增加了心血管疾病、内分泌代谢疾病等的发生。

2. **内分泌治疗对营养代谢的影响**　雄激素去除治疗前列腺癌所致的骨质疏松甚至骨折,也成为威胁患者生命的重要原因之一。钙、磷主要以无机盐形式存在于体内,血中的钙、磷维持相对稳定,有赖于三种激素的协同作用,即甲状旁腺激素、降钙素及1,25-二羟胆钙化醇。雄激素和雌激素分别作为两性体内主要的性激素,它们除了促进性器官的生长发育、维持第二性征等功能之外,还有其他的一些功能,如对体内正常骨形成、代谢、骨量维持起相当重要的调节功能,它们发挥作用的方式主要是通过与相应核受体(包括雄激素受体)结合激活靶基因的转录。睾酮可促进降钙素分泌,而降钙素能抑制破骨细胞的活性,去睾丸后导致的降钙素减少可能也是破骨细胞活性增加的原因之一,雌激素可促使成骨细胞增殖,减少成骨细胞和骨细胞凋亡,抑制免疫细胞产生破骨细胞生成因子,并诱导破骨细胞凋亡,从而导致明显的骨转换增加和骨量丢失。

3. 放疗对营养代谢的影响　患者可有腹泻、便血等症状,从而导致营养不良。

二、营养筛查与评估

参见第二章第一节和第二节。

三、营养干预

(一) 适应证

1. NRS 2002≥3 分。
2. PG-SGA 为 B、C 级。
3. 预计患者将有 7 天以上不能进食。
4. 患者每日摄入能量低于每日能量消耗的 60% 且超过 10 天。

(二) 能量(肠内营养、肠外营养)

1. 在条件允许的情况下,使用间接能量代谢测定仪测定。
2. 无法测定时,推荐 25~35kcal/(kg·d)。

(三) 途径

1. 肠道功能存在且吞咽功能正常时,选择口服营养补充途径。
2. 肠道功能存在、吞咽功能差,但无反流时,选择鼻胃管途径。
3. 肠道功能存在、吞咽功能差,且存在反流时,选择鼻空肠管途径。
4. 肠道功能存在,且肠内营养支持≥4 周时,可考虑 PEG 或 PEJ 途径。
5. 无肠道功能,营养支持<7 天,且 TNA 液体<900mOsm/L,可使用外周静脉途径。
6. 无肠道功能,营养支持≥7 天,或 TNA 液体≥900mOsm/L,使用中心静脉 CVC 或 PICC 途径。

(四) 制剂与配方

1. 肠内营养制剂选择常规配方,推荐添加硒元素组件。
2. 肠外营养制剂方包括糖类、脂肪、氨基酸、水溶性维生素、脂溶性维生素、常量元素、微量元素,配方设计时要考虑患者的心功能、肝功能、肾功能、肺功能及液体出入量、能量、热氮比、糖脂比、胰糖比,做到个体化。

(五) 实施

1. 肠内营养和肠外营养序贯治疗。
2. 肠内营养由少到多、由慢到快、由简到繁。
3. 肠外营养严格操作、认真审核方案。

(六) 注意事项

1. 肠内营养时,监测肠内营养制剂的温度、速度、浓度、能量密度、洁净度;监测患者胃肠耐受性,上:恶心、呕吐;中:腹痛、腹胀;下:腹泻、便秘。
2. 肠外营养时,监测患者的内环境、电解质、血糖、血脂、心功能、肝功能、肾功能、肺功能、尿量、体温。

四、疗效评价

参见第三章第八节。

五、随访

参见第三章第八节。

六、家庭营养教育与饮食指导

(一) 体重管理

肥胖是前列腺癌的一个危险因素,在前列腺癌预防试验(prostate cancer prevention trial, PCPT)中热量限制作为一个饮食预防策略证实,对前列腺特异性抗原(prostate-specific antigen, PSA)有影响的饮食是减少热量饮食,无论热量来自蛋白质、糖类还是脂肪。研究肥胖与其相关肿瘤关系的 meta 分析表明:8 项有关前列腺癌与肥胖的分析表明其发病率比值(IRR)为 1.05,95%CI 为 0.85~1.30,MacInne 等报告一个系统回顾性 meta 分析,该研究发现保持健康体重和规律体育锻炼有助于前列腺癌的预防和治疗。应鼓励前列腺癌患者通过合理营养和科学运动,监测人体成分构成,维持理想体重。

(二) 膳食管理

1. 避免过多脂肪摄入　脂肪摄入量与前列腺癌的转归有一定的关系,脂肪的摄入量与前列腺癌具有正相关性,脂肪摄入可导致睾酮水平增加、增加细胞分裂、活化原癌基因和使肿瘤抑制基因失活,尤其是动物脂肪的摄入量和前列腺癌成正比例。高脂饮食在前列腺癌病因学上可起多因素作用,高脂饮食增加患前列腺癌危险性;低脂高纤维素饮食可增加雄激素经大便排泄,降低血清雄激素水平,从而降低前列腺癌发病。应减少红肉类食物、脂肪、饱和脂肪酸的摄入。鼓励前列腺癌患者吃饭时养成 4:1 的习惯(即 4 筷子蔬菜、1 筷子肉食),切肉时尽量切成肉片、肉丝、肉段,而不要做成大的肉块,严格控制脂肪的过多摄入。

2. 番茄红素有益于降低前列腺癌发病危险性(增加富含番茄红素的食物)　经常食用番茄可以降低患前列腺癌的风险,体外实验证实番茄红素具有抑制良、恶性前列腺上皮细胞生长的作用。对进行前列腺切除术前的 32 例局灶性前列腺癌患者给予为期 3 周的以番茄酱为基础的饮食干预(含番茄红素 30mg/d),结果发现饮食干预后,血清和前列腺组织中番茄红素浓度均显著升高(血清番茄红素浓度从 638nM 到 1 258nM,前列腺组织中番茄红素浓度从 0.28nmol/g 到 0.82nmol/g),白细胞氧化 DNA 损伤也显著降低。血清 PSA 水平从干预前 10.9ng/ml 降低到 8.7ng/ml。人体从番茄中获得的番茄红素占总摄入量的 80% 以上,番茄红素不仅分布在番茄中,还存在于西瓜、南瓜、桃、木瓜、杧果、葡萄、葡萄柚、柑橘等食物中。

3. 摄入富硒食物对控制前列腺癌进展有积极作用(增加富硒食物)　研究显示硒对前列腺癌有一定的拮抗效应,每天补硒 200μg 能降低进展中前列腺癌的危险性。硒可以干扰男性性激素受体的表达,从而大量减少前列腺癌细胞中性激素和性激素受体有关基因的表达,以此实现抗癌作用。硒对前列腺癌的抑制作用还体现在其能改变抑癌基因的甲基化状态以及抑制细胞周期和血管生成,抑制雄激素受体的信号通路,对控制前列腺癌进展有积极作用。前列腺癌患者宜适当多摄入含硒丰富的食物,例如谷物、奶制品、鸡蛋、家禽、鱼类、大豆、花生、大蒜、菌菇、芝麻、海产品等。需要强调的是由于生长环境不同,食物中硒含量存在差异,这种地区差异导致饮食中硒的摄入量不同,必要时可在医师、营养师指导下适当补充硒制剂。

4. 低氘水、茶多酚、白藜芦醇的摄入量一定程度上有益于前列腺癌的预防和治疗　低氘水不是日常饮料,日常饮料推荐适当饮用绿茶。前列腺癌等肿瘤患者不建议饮酒。研究显示前列腺癌对低氘水表现为高敏感性,低氘水能够活化人体细胞功能、增强人体免疫力、提高机体耐受力,为战胜肿瘤提供良好的基础条件。肿瘤细胞增长机理与氘原子有很大的关系,通过降低体内氘的浓度,可以抑制体内肿瘤细胞的增长,诱发肿瘤细胞的凋亡,对前列腺癌的预防和治疗具有重要意义。茶多酚作为降低前列腺癌风险性的因素之一引起了越来越多的关注。研究发现随着绿茶饮用频率、饮茶时间和饮茶量的增加患前列腺癌风险有所降低,可能的原因是茶多酚在 mRNA 水平和蛋白质水平上可以抑制 COX-2,因此推测绿茶具有预防和治疗前列腺癌的作用。红酒中的白藜芦醇被认为有抗癌作用,每周每增加 1 杯红酒约可减少 6% 前列腺癌发病相对危险性。

5. 钙摄入要适量　钙与前列腺癌的关系逐渐受到重视,根据患者的具体情况,钙的推荐摄入量在 800~1 200mg/d 较为合适。钙摄入量过高或不足对前列腺癌患者均不利。每天钙的摄入量超过 1 500mg 会降低前列腺癌的分化程度,钙摄入量过高(包括食物来源的钙及钙补充物)会增加患前列腺癌的风险(相对危险度 RR = 1.2)。同样需要引起重视的是去睾丸后降钙素减少可导致破骨细胞活性增加,诱导骨量丢失。前列腺癌患者因为去势治疗所致的骨质疏松甚至骨折,也成为降低患者生活质量甚至威胁患者生命的重要因素之一。

(河北省人民医院　张晓伟)

参 考 文 献

[1] 胡潇,宁松毅,华立新,等. 南京地区汉族人群肥胖与前列腺癌的关系探讨 [J]. 世界中西医结合杂志,2009,4(4):277-279.

[2] SONN G A, ARONSON W, LITWIN M S. Impact of diet on prostate cancer: a review[J]. Prostate Cancer and Prostatic Dis, 2005, 8(4): 304-310.

[3] 吴在德,吴肇汉,郑树,等. 外科学[M]. 7版. 北京:人民卫生出版社,2008:695.

[4] 杨佳佳,张贤生,叶元平,等. 前列腺癌患者手术去势对代谢综合征发病的影响 [J]. 中国男科学杂志,2013,27(8):33-35,38.

[5] 徐久平,于德新,华和园,等. 手术去势对前列腺癌患者血脂代谢的影响 [J]. 临床泌尿外科杂志,2011,26(6):437-440.

[6] 甘卫东,王立晖,于峰. 雄激素去除治疗对前列腺癌患者骨代谢影响的研究 [J]. 中华男科学杂志,2012,18(8):755-758.

[7] MACINNES R J, ENGLISH D R. Body size and composition and prostate cancer risk: systematic review andmeta-regression analysis[J]. Cancer Causes Control, 2006, 17(8): 989-1003.

[8] CHEN L, STACEWICZ-SAPUNTZAKIS M, DUNCAN C, et al. Oxidative DNA damage in prostate cancer patients consuming tomato sauce-based entrees as a whole-food intervention [J]. J Urol, 2002, 168(4Pt1): 1636-1637.

[9] DUFFIELD-LILLICO A J, DALKIN B L, REID M E, et al. Selenium supplementation, baseline plasma selenium status and incidence of prostate cancer: an analysis of the complete treatment period of the nutritional prevention of cancer trial[J]. BJU Intern, 2003, 91(7): 608-612.

第二节 膀 胱 癌

一、概述

（一）疾病简介

膀胱癌是泌尿生殖系统中最常见的恶性肿瘤，发病年龄大多为50～70岁，发病率居男性肿瘤的第4位，女性肿瘤的第9位。在中国的发病率2.2/100 000～10/100 000，近年来呈上升趋势。导致膀胱癌的病因很多，吸烟是最常见的致癌因素，大约1/3膀胱癌与吸烟有关，可能与香烟中含有多种芳香胺的衍生致癌物质有关；其他危险因素还包括化学物质职业暴露、咖啡、镇痛剂和人工甜味剂使用及膀胱慢性感染与异物长期刺激等。95%以上的膀胱癌为上皮性癌，绝大多数为移行细胞乳头状癌，鳞癌和腺癌各占2%～3%。临床上常以血尿为最常见和最早出现的症状，常表现为间歇性肉眼血尿，可自行减轻或停止。尿频、尿急、尿痛多为膀胱癌的晚期表现。诊断主要依据临床症状及辅助检查如尿检查、影像学检查、膀胱镜等。

手术治疗是膀胱癌的主要治疗手段，治疗方案主要包括：经尿道膀胱肿瘤电切术（transurethral resection of bladder tumor，TURBT）、钬激光膀胱癌切除术（holmium laser resection of bladder tumor，HoLRBT）、部分膀胱切除术及根治性膀胱切除术等。新辅助化疗、膀胱内术后灌注联合化疗、全身化疗等是膀胱癌手术治疗的重要辅助手段。放疗主要用于手术和化疗的辅助治疗或不能手术的晚期膀胱癌改善症状的姑息性治疗，近年来分子靶向治疗和生物免疫治疗的作用也得到重视和应用。

（二）膀胱癌对营养代谢的影响

1. 膀胱癌本身对营养代谢的影响　有研究显示膀胱癌患者的葡萄糖利用能力降低；蛋白质的分解和合成均升高，且瘦体组织基数越大分解率相应越高；膀胱癌患者血液中具有抗氧化作用的维生素C、维生素E等含量显著下降，微量元素代谢也有异常，血清硒、锌及铁的水平下降。

2. 治疗手段对营养代谢的影响　有关膀胱癌的治疗手段对营养代谢的影响，目前的研究较少。外科手术或激光治疗中，膀胱穿孔或邻近中空而有黏性的器官穿孔如肠穿孔，发生率较低，但一旦发生，其会严重影响到营养物质在肠道的吸收和代谢。另外，慢性失血、手术应激等也会导致组织器官的过氧化损伤、肠道内环境失衡、肠屏障功能破坏等，使营养不良发生的风险增加。

在膀胱癌的化学治疗中，肿瘤多药耐药的产生依然存在，一方面降低了治疗效率，另一方面对营养物质如膳食黄酮等的吸收和代谢也产生不利的影响。同时，抗肿瘤药物本身引起的不良反应，如骨髓抑制、肝肾毒性、消化道黏膜损伤等，也会进一步加重器官功能损伤和营养代谢紊乱，增加营养风险。

二、营养筛查与评估

参见第二章。

三、营养干预

(一) 适应证

1. 围手术期患者营养治疗的适应证　主要用于以下患者：
(1) 术前即存在营养不良或营养风险的患者。
(2) 术后存在肠道穿孔（肿瘤累及邻近组织如肠道）、胃肠功能障碍及严重感染的患者。
2. 放化疗患者营养治疗适应证
(1) 接受放化疗，无法进食，存在摄入减少的患者。
(2) 存在营养不良或预期长时间经口进食或消化吸收功能难以满足术后恢复需要的患者。
3. 终末期肿瘤患者营养治疗适应证　参考第五章第四节。

(二) 能量

膀胱癌对能量补充没有特殊需要，参考第三章第一节。

(三) 途径

膀胱癌对营养途径无特殊要求，使用参照肠内营养、肠外营养的途径。

(四) 制剂与配方

参考第三章第一节。

四、疗效评价

参见第三章第八节。

五、随访

参见第三章第八节。

六、家庭营养教育与饮食指导

(一) 体重管理

身体肥胖程度与膀胱癌尚没有明确关系。有研究显示，肥胖可能增加罹患膀胱癌的风险。因此对于膀胱癌患者，合理安排饮食和运动、保持正常体重和体重稳定很重要。提倡在以植物性食物为主的平衡膳食基础上，适当控制饮食，严格限制高脂、高精制糖摄入，增加蔬菜及含粗纤维多的低能量密度食物，配合常态化的身体活动，则可能会降低膀胱癌的发生风险。

(二) 膳食及生活习惯指导

研究显示，在大多数病例中，膀胱癌尤其是尿路上皮癌与环境因素有直接的关系，改变生活方式在二级预防中非常重要。戒烟、增加饮水和低脂饮食均可减少肿瘤复发的风险。人群研究显示，饮水量与膀胱癌的发病率负相关，增加饮水量不仅可有效稀释致癌物的浓度，还可减少致癌物在体内的停留时间，从而减少恶变的风险。高脂肪和高胆固醇是众多肿瘤重要的危险因素，膀胱癌也不例外，应避免大量摄入脂肪、胆固醇、油煎食物和红肉。一些微量营养素如维生素 A、维生素 B_6、维生素 C、维生素 E 等可增强正常细胞和肿瘤细胞的分化能力，表现出较高的抗氧化损伤性能和免疫刺激特性，微量元素锌、硒等也有显著的保护作用，应保证充足的摄入。流行病学研究提示多吃新鲜蔬菜、水果对膀胱癌有保护作用。十字花科芸薹属蔬菜内含异硫氰酸盐，能够减低机体的氧化应激反应，减少内源性及外源性致癌物质的生成，有效降低膀胱癌发生风险。牛乳也对膀胱癌具有保护作用。膀胱癌患者合并贫血时，在充足热量和适量高蛋白饮食基础上，应适量增加含铁丰富的食物摄入从而增加铁的补充，并应注意维生素C的补充和摄入。

对于膀胱癌患者而言，吸烟是最常见的原因之一，应积极戒烟。饮用不洁生水特别是砷含量较高的水，会增加患膀胱癌的风险，鼓励患者喝煮沸的开水，不憋尿，不吃不清洁食物，保证睡眠充足，根据自身实际情况适量运动，按时作息，生活规律，定期复查，预防复发。

（首都医科大学附属北京世纪坛医院　李素云　闫勇　吉琳琳）

参 考 文 献

[1] STEBBING J，HART C A. Antioxidants and cancer[J]. Lancet Oncol，2011，12（11）：996.

[2] ZEEGERS M P，KELLEN E，BUNTINX F，et al. The association between smoking，beverage consumption，diet and bladder cancer：asystematic literature review[J]. World J Urol，2004，21（6）：392-401.

[3] BRAGA M，LJUNGQVIST O，SOETERS P，et al. ESPEN Guidelines on Parenteral Nutrition：Surgery[J]. Clini Nutr，2009，28（4）：378-386.

[4] BOZZETTI F，ARENDS J，LUNDHOLM K，et al. ESPEN Guidelines on Parenteral nutrition：Non-surgical oncology[J]. Clin Nutr，2009，28（4）：445-454.

[5] 吴阶平. 吴阶平泌尿外科学[M]. 济南：山东科学技术出版社，2012.

[6] WANG Y，CAO J，ZENG S. Involvement of P-glycoprotein in regulating cellular levels of Ginkgo flavonols：quercetin，kaempferol，and isorhamnetin[J]. J Pharm Pharmacol，2005，57（6）：751-758.

[7] 石汉平，凌文华，李薇. 肿瘤营养学[M]. 北京：人民卫生出版社，2012.

[8] CSCO肿瘤营养治疗专家委员会. 恶性肿瘤患者的营养治疗专家共识[J]. 临床肿瘤学杂志，2012，17（1）：59-73.

[9] BERGER M M，SHENKIN A. Vitamins and trace elements：practical aspects of supplementation[J]. Nutriton，2006，22（9）：952-955.

[10] 魏占英，葛声. 抗氧化营养素预防膀胱癌作用的研究进展[J]. 中国食物与营养2013，19（10）：56-59.

[11] GUO K F，ZHANG Z，WANG J Y，et al. Variation of Urinary and Serum Trace Elements（Ca，Zn，Cu，Se）inBladder Carcinoma in China[J]. Asian Pac J CancerPrev，2012，13（5）：2057-2061.

[12] RESZKA E. Selenoproteins in bladdercancer[J]. Clin Chim Acta，2012，413（9-10）：847-854.

[13] 陈君石（主译）. 食物、营养、身体活动和癌症预防[M]. 北京：中国协和医科大学出版社，2008.

第三节　肾　　癌

一、概述

（一）疾病简介

肾癌为泌尿系统肿瘤中致死率最高的的恶性肿瘤，占成人恶性肿瘤的2%～3%，男女比例约为3∶2，高发年龄为50～70岁。临床最常见的是肾细胞癌，占70%～80%，其中约85%为透明细胞癌。常累及一侧肾脏，多单发。间歇无痛性血尿为常见症状，肿瘤生长牵张肾包膜或者侵犯腰肌、邻近脏器可引起疼痛，瘤较大时可在腹部或者腰部触及。诊断主要依赖于医学影像学检查。目前根治性肾切除术是肾癌最主要的治疗方法，5年生存率预计分别为：Ⅰ期96%、Ⅱ期82%、Ⅲ期64%、Ⅳ期23%。

1980年以来，在单位人群进展期肿瘤所占比例下降的同时，进展期肾癌却在增加，同时肾癌的死亡率也在上升，提示在过去的几十年里，肿瘤的生物学特性发生了不利的改变。肾癌公认的环境危险因素有烟草、超重/肥胖、高血压，烟草暴露的相对危险度随吸烟时间的增加而增加，而与高血压有关的药物治疗及相关的代谢和功能改变也是肾癌发生的危险因素。

（二）肾癌对营养代谢的影响

1. 肾癌本身对影响代谢的影响　　正常情况下肾脏可以合成并分泌各种前列腺素、1,25-二羟维生素 D_3、肾素和红细胞生成素（erythropoietin，EPO）等。肾癌时，这些激素的分泌会出现异常，从而引起一系列全身症状，如体重丢失、贫血、维生素D缺乏、钙磷代谢异常等。这些症状很难用常规的治疗方法消除，但切除原发灶后，指标多能恢复正常。

高血压和红细胞增多症是肾癌副瘤综合征的主要表现。正常情况下，肾脏具有调节体内水钠平衡的功能，肾癌时，肾素分泌过多、肿瘤内动静脉瘘、肿瘤压迫肾血管都可能是造成高血压的原因。肾癌相关性红细胞增多症可能是因肿瘤本身产生过多的EPO或因肿瘤生长致邻近组织缺氧引起反应性EPO生成增多所致。

肾癌患者中贫血也较常见，可高达36%以上，血尿是主要原因之一。但无血尿者亦可表现贫血，主要与肿瘤合并出血、溶血、肾功能不全、营养缺乏（缺铁、叶酸或维生素 B_{12} 缺乏）、慢性疾病等多因素有关。另外，3%~20%的肾癌患者可发生非转移性肝功能异常，引起机体的代谢改变，约60%的患者肾切除术后肝功能会恢复正常，持续的肝功能异常意味着预后不良。

2. 治疗手段对营养代谢的影响　　外科手术是根治肾癌的主要方法，包括根治性肾切除术、保留肾单位手术和部分肾切除术等。如果肾部分切除术后残存肾实质较少，且由于超滤过对肾的损伤，远期发展到肾功能不全的风险会增加。研究表明，当残存肾单位少于50%时，蛋白尿、局灶性肾小球硬化和进展性肾衰竭的风险增加。而低蛋白饮食和血管紧张素转化酶抑制剂（angiotensin converting enzyme inhibitor，ACEI）能明显改善残存肾单位的长期功能。

肾癌化疗中，多药耐药蛋白（P-糖蛋白）等外排蛋白的表达不仅是导致肾癌晚期难治性的原因之一，还会对营养物质如膳食黄酮等的吸收和代谢产生不利影响。而抗肿瘤药物本身引起的不良反应，如骨髓抑制、肝肾毒性、黏膜损伤等，也会进一步加重器官功能损伤和营养代谢紊乱。

二、营养筛查与评估

参见第二章。

三、营养干预

（一）适应证

1. 围手术期患者营养治疗的适应证　　由于肾癌的特殊性，可出现血尿、钙磷代谢及激素分泌的异常，从而导致体重丢失、贫血、维生素D缺乏等，所以围手术期患者的营养治疗尤为必要。主要用于以下患者：

（1）术前即存在营养不良或营养风险的患者。

（2）术后短期内不能经口进食的患者。

（3）胃肠功能障碍、严重感染的患者。

2. 放化疗患者的营养治疗适应证

（1）接受放化疗，无法进食，存在摄入减少的患者。

（2）存在营养不良或预期长时间经口进食或消化吸收功能不能满足术后恢复需要的患者。

3. 终末期肿瘤患者的营养治疗适应证

此时，保持营养状态不再重要，应结合伦理、人文、家属意愿等，充分尊重患者权利，兼顾合理使用医疗资源，决定是否营养治疗。

（二）能量

肾癌患者对能量补充没有特殊需求，参见第三章第一节。

（三）途径

参见肠内营养、肠外营养的途径。

（四）制剂与配方

参见第三章第一节。

四、疗效评价

参见第三章第八节。

五、随访

参见第三章第八节。

六、家庭营养教育与饮食指导

（一）体重管理

身体肥胖度是肾癌发生的危险因素，肾癌患者需要维持理想体重，避免肥胖。对身体肥胖度（测定BMI）进行的17项队列研究表明，增加身体肥胖度可增加肾癌的危险性，体重增加是肾癌发生的原因之一。肥胖可直接影响许多循环激素，如胰岛素、胰岛素样生长因子和雌激素等，形成一种促进肿瘤生长和抑制凋亡的微环境，从而导致肿瘤发生。

（二）膳食与生活习惯指导

饮用水中砷超标、吸烟、高血压及高血压相关的药物，以及含有非那西丁的镇痛剂是肾癌发生的危险因素，在生活中需要避免。虽然咖啡和饮酒与肾癌的发生关系不大，但不可过量饮用。植物化合物如黄酮类物质等在逆转肿瘤多药耐药中有积极的作用，应保证富含植物化合物的植物性食物如蔬菜、水果、茶等的摄入。低蛋白饮食可明显改善肾部分切除术患者残存肾单位的长期功能，因此应适当限制蛋白质摄入。

（首都医科大学附属北京世纪坛医院　李素云　张继伟　吉琳琳）

参 考 文 献

[1] SIEGEL R, NAISHADHAM D, JEMAL A. Cancer statistics, 2013[J]. CA Cancer J Clin, 2013, 63（1）: 11-30.

[2] 李晓飞. 肾癌的肾外临床表现[J]. 实用医学杂志, 2000, 16(3): 177-178.

[3] 吴阶平. 吴阶平泌尿外科学[M]. 济南: 山东科学技术出版社, 2012.

[4] WANG Y, CAO J, ZENG S. Involvement of P-glycoprotein in regulating cellular levels of Ginkgo flavonols: quercetin, kaempferol, and isorhamnetin[J]. J Pharm Pharmacol, 2005, 57(6): 751-758.

[5] 石汉平, 凌文华, 李薇. 肿瘤营养学[M]. 北京: 人民卫生出版社, 2012.

[6] CSCO 肿瘤营养治疗专家委员会. 恶性肿瘤患者的营养治疗专家共识[J]. 临床肿瘤学杂志, 2012, 17(1): 59-73.

[7] 吴越, 张国飞, 邓炜. 无症状肾癌的特殊肾外表现(附三例报告)[J]. 内分泌外科杂志, 2008, 2(3): 209-210, 213.

[8] BERGER M M, SHENKIN A. Vitamins and trace elements: practical aspects of supplementation[J]. Nutriton, 2006, 22(9): 952-955.

[9] BRAGA M, LJUNGQVIST O, SOETERS P, et al. ESPEN Guidelines on Parenteral Nutrition: Surgery[J]. Clin Nutr, 2009, 28(4): 378-386.

[10] BOZZETTI F, ARENDS J, LUNDHOLM K, et al. ESPEN guidelines on parenteral nutrition: non-surgical oncology[J]. Clin Nutr, 2009, 28(4): 445-454.

[11] 陈君石(主译). 食物、营养、身体活动和癌症预防[M]. 北京: 中国协和医科大学出版社, 2008.

[12] FERREIRA A, POUSINHO S, FORTUNA A, et al. Flavonoid compounds as reversal agents of the P-glycoprotein-mediated multidrug resistance: biology, chemistry and pharmacology[J]. Phytochem Rev, 2015, 14(2): 233-272.

第十章 神经系统恶性肿瘤营养治疗规程

神经系统肿瘤绝大多数为脑肿瘤,所以本章主要介绍恶性脑肿瘤的营养治疗规程。

一、概述

(一) 疾病简介

恶性脑肿瘤(brain malignant tumor)分为原发恶性脑肿瘤和继发恶性脑肿瘤。原发恶性脑肿瘤中最常见的是脑胶质瘤,1993年世界卫生组织(WHO)将其分为Ⅰ~Ⅳ级,其中恶性程度较高的Ⅲ~Ⅳ级星形细胞瘤约占75%。成年人恶性脑肿瘤占全身恶性肿瘤的1.5%,居全部恶性肿瘤的第11位;儿童则占全身恶性肿瘤的7%,仅次于白血病,成为第二大危害儿童生命与健康的肿瘤。继发性脑肿瘤常见于肺癌脑转移,其次为乳腺癌、胃肠道肿瘤、泌尿生殖系统和其他部位肿瘤的转移,实际上脑转移瘤要比原发性脑肿瘤更多。

恶性脑肿瘤患者的症状主要取决于病变部位和肿瘤大小。最常见的症状是颅内高压症,如头痛、恶心、呕吐、视神经盘水肿和视物模糊;其次是大脑半球受累症状,如癫痫和局灶性神经功能缺失,如失语和轻偏瘫;肿瘤累及小脑可以出现共济失调、辨距障碍和眼球震颤;侵犯到脑干可以出现脑神经麻痹,如吞咽困难、瘫痪和意识障碍。此外肿瘤固有的增生性和浸润性以及对治疗的耐受性也影响着患者的临床表现。对以上各型恶性脑肿瘤诊断最有意义的检查是磁共振成像(magnetic resonance imaging, MRI),它能发现肿瘤的大小和位置,但进一步的诊断主要还是依靠病理组织资料。

(二) 恶性脑肿瘤对营养代谢的影响

临床实践中大部分原发恶性脑肿瘤患者早期不存在明显的摄食障碍,因此早期患者较少存在营养不足,除非是肿瘤侵犯脑干的患者,早期即可出现吞咽困难的情况。Gokcek D曾报道过26例经过一线治疗后复发的胶质母细胞瘤患者,其中10例超重,2例营养不足,他认为没有必要对这些患者在一线治疗后进行系统的营养治疗。

中晚期肿瘤患者由于病情危重导致颅内高压,出现头痛、呕吐、意识障碍或胃肠功能障碍,或由于放化疗引起呕吐、食欲减退,导致经口摄食减少,会存在营养不足的可能,需要进行营养治疗。继发恶性脑肿瘤患者,在没有明显颅内高压的情况下,其营养代谢受原发病的影响较大。如果转移瘤占位过大,出现颅内高压,经常有头痛、呕吐,则会影响到进食,需要进行营养治疗。

二、营养筛查与评估

参见第二章。

三、营养干预

(一) 适应证

患者出现以下症状,提示有营养治疗的适应证:

1. 昏迷;
2. 吞咽障碍;
3. 呕吐明显的颅内高压表现;
4. 放疗、化疗后呕吐、食欲减退、摄食减少;
5. 术后不能进食,或并发感染等情况。

这部分患者应及早进行 NRS 2002 营养风险筛查,≥3 分的患者,可为其制订营养干预计划。

(二) 能量(肠内营养、肠外营养)

恶性肿瘤患者的 REE 可以正常、升高或下降,它取决于肿瘤的类型和病程的不同阶段。对于稳定期的恶性脑肿瘤患者而言,患者基本可以自由进食和活动,我们一般并不过分关心患者精确的能量供给,而是鼓励患者应适当摄食,保持正常体重,避免营养过剩导致肥胖。但对由于恶性脑肿瘤导致的危重症患者而言,为避免营养不足的出现,我们一般采用以下方法确定能量供给:

1. 神经外科危重昏迷的非瘫痪患者需要约 30kcal/(kg·d)的总热量,瘫痪者需要约 25kcal/(kg·d)的总热量。

2. Harris-Benedict 公式算出 REE,再乘以其百分率(非瘫痪患者为 140%;瘫痪患者为 100%),简便地算出其热能需要量。

H-B 公式如下:

男性:$66.5 + 13.8 \times$ 体重(kg)$+ 5.0 \times$ 身高(cm)$- 6.8 \times$ 年龄(岁)

女性:$655.1 + 9.5$ 体重(kg)$+ 1.8 \times$ 身高(cm)$- 4.7 \times$ 年龄(岁)

3. 使用营养代谢监测系统(简称代谢车),通过间接测热法获得患者的 REE。

但我们的经验是,在临床实践中患者的不同状态,如清醒或烦躁期、使用镇静剂或呼吸兴奋剂,何时进行肠内外营养治疗等均对实测值有较大影响(重症患者进食规律性不强,不易找到空腹期),对于结果的分析还要结合患者检测时的具体状态来判断,数据经常不够稳定,因此在实际推广中还有一定难度。

目前为止,对如何给予恰当能量及其对预后的影响仍缺乏多中心随机对照研究结果,仍需关注可能存在能量不足或能量过剩的情况。

(三) 途径

1. 肠内营养

(1) 经口摄食:大部分恶性脑肿瘤的患者术后可以很快恢复经口摄食,此时要鼓励患者进食足够的自然食物,如水果、蔬菜、全谷物、肉蛋类等,保证充足的热量、蛋白质和丰富的维生素、矿物质和膳食纤维等供给,促进伤口愈合。

(2)管饲营养:应尽早对患者进行吞咽功能检查,如果存在吞咽困难可以通过改变食物性状和采取代偿性进食方法包括姿势和手法等改善患者吞咽状况。对不能经口维持足够营养和水分的患者则应考虑管饲肠内营养;昏迷的患者胃肠道功能允许时需要尽早使用管饲肠内营养,早期肠内营养有助于改善危重患者的临床预后。在生命体征稳定的情况下,神经外科昏迷患者尽可能在1周内获得充足的能量,其肠内营养治疗可在24~72小时开始。最常用的管饲是鼻饲管,管端可置于胃、十二指肠或空肠等处,优点是并发症少、价格低廉、操作方便。鼻饲简便易行,符合生理状态,不需常规X线片确认,其缺点是有反流和误吸的危险。鼻十二指肠管或鼻空肠管主要适用于胃或十二指肠连续性不完整或胃肠动力障碍的患者。此法可避免营养液的反流或误吸。需长期管饲营养者(大于4周)建议给予经皮内镜下胃造口术。但是,临床实践中有些患者担心瘘口的护理和感染,或没有条件实施胃造口术时,只能长时间经鼻胃管摄食,这部分患者则需要定时更换胃管(2周左右)。

实施肠内营养时,床头应持续抬高>30°,有条件可用营养液输注泵控制速度,根据具体情况进行调整,建议使用具有加温装置的输注泵。昏迷伴有胃肠动力不全的患者肠内营养治疗过程中并发误吸和吸入性肺炎的风险很大,留置胃管时应在测量的基础上多插入7~10cm,可以减少误吸的风险。腹泻是肠内营养治疗过程中最常见的并发症,发生时应该减慢输注速度和/或减少输注总量,同时寻找原因(可能由疾病本身引起,也可能因营养治疗不耐受、感染及抗菌药物等原因造成),对症处理,仍不缓解时改为肠外营养。上消化道出血应该临时加用质子泵抑制剂。当血性胃内容物<100ml时,可减速(20~50ml/h)喂养,每天检测胃液隐血试验1次,直至2次正常;血性胃内容物>100ml时,暂停喂养,必要时改为肠外营养。胃肠动力不全患者胃潴留>200ml时应使用胃肠动力调节药物,或考虑暂停肠内营养,超过24小时仍不能改善时,改为鼻肠管或肠外营养。

2.肠外营养 如果肠内营养5~7天还不能达到能量需求目标,可肠内营养与肠外营养联合提供。少部分重症患者合并严重胃肠应激性溃疡、出血及不耐受肠内营养可选择全肠外营养。

3.注意事项 在进行肠内外营养支持的同时,我们常进行水、电解质的监测。要注意三种特殊类型的水盐失衡:

(1)中枢神经源性尿崩症:下丘脑垂体损伤导致管理血管升压素储存与分泌的神经垂体部分损伤,表现为稀释性多尿和高钠血症,除了补充外源性血管升压素外,应采用经口为主、经静脉为辅的补液方式。补液可以应用低钠液(0.45%氯化钠)。补液速度不宜过快,并密切监测血钠浓度,以每小时血钠浓度下降不超过0.5mmol/L为宜,否则会导致脑细胞渗透压不平衡而引起脑水肿。

(2)血管升压素分泌异常综合征:血管升压素分泌增多,可出现少尿(400~500ml/24h)、水潴留、低钠血症、高尿钠。临床表现为精神错乱、共济失调、癫痫发作、反射增强或减弱、昏迷和不可逆性脑损伤。诊断依据:相关病史和低钠血症相关的神经精神症状和体征。血钠<135mmol/L,血渗透压<275mOsm/kg,尿钠>25mmol/L,尿渗透压高于血渗透压等。治疗原则:限制输液量<1 000ml/24h,补钠要慢,口服补充较为安全,应用高渗盐水(3%氯化钠)要慎重。

(3)脑耗盐综合征:具有低钠血症、高尿钠(>50mmol/L)及脱水三联征。治疗不应限制入量,输入等渗含钠液,口服补充也是安全的。

(四)制剂与配方

目前一般认为恶性脑肿瘤患者的肠内外营养配方与其他重症疾病类似,尚无特殊的恶性脑肿瘤专用营养制剂,参见第三章第一节。

四、疗效评价

参见第三章第八节。

五、随访

参见第三章第八节。

六、家庭营养教育与饮食指导

1. 体重管理　保持正常体重是所有营养治疗是否有效的评价指标之一。体重过轻或过重都是不可取的。

2. 膳食管理　值得注意的是,有文献报道,一种特殊的饮食疗法"限制热量 - 生酮饮食(restricted calorie ketogenic diet,RKD)"可能对治疗恶性脑肿瘤有帮助。

限制热量(calories restriction,CR)也称饥饿疗法,能够延长寿命、抑制肿瘤的研究已经有很长历史,通常定义为减少总热量的30%,大量的证据表明CR可能通过多种途径加强肿瘤放疗的作用。对于胶质瘤而言,限制热量本身可以降低VM-M3胶质母细胞瘤小鼠的肿瘤生长和血管生成。然而在临床上由于担心体重丢失、免疫功能受损及术后伤口愈合困难,单纯的热量限制较难实施。有研究发现,以脂肪取代糖类可以阻止肿瘤动物的体重丢失。生酮饮食(ketogenic diet,KD)正是这样一个以脂肪取代葡萄糖供能的饮食疗法,目前被用于治疗难治性癫痫。其核心是饮食中脂肪与(蛋白质 + 糖类)的重量比为4:1~1:1,即糖类限制在10~50g/d,因此也被称为极低碳 - 生酮疗法(very-low arbohydrate ketogenic diet,VLCK)。Seyfried发现RKD能使CT-2A星型胶质瘤鼠的瘤体重量降低80%,且周围血糖越低,肿瘤体积越小。1995年以来,已有数个人类临床试验提示RKD是一个安全、有希望的疗法。当然,它目前还不是恶性脑肿瘤营养治疗的常规方法。但如果患者有意开展,可以在围手术期、血流动力学稳定后立即开始,并一直持续至整个放化疗期间,当然也可以在任一时期开始。

RKD的实施需要医师和营养师的密切配合,通过特殊的食谱设计,采用普通食物或一些专用辅助产品,如生酮营养粉或奶,指导患者在家中长期坚持使用。视患者的耐受程度,可以从高或低比例开始,在实施过程中根据患者的耐受性和血酮体及血糖值调整能量和比例,同时补充无糖复合维生素矿物质,监测可能出现的肾结石、高脂血症、骨质疏松等不良反应。目前有经典生酮饮食、改良阿特金斯饮食(即中式改良阿特金斯饮食)、MCT生酮饮食、低血糖生成指数饮食等4个操作方法可供选择。

(广州医科大学附属第二医院　邓宇虹)

参 考 文 献

[1] GOKCEK D, TRAN J D, GONZALEZ-AGUILAR A, et al. Nutritional status in patients with recurrent glioblastoma[J]. Rev Neurol(Paris), 2013, 169(11): 892-897.

[2] 中国神经外科医师协会神经创伤专家委员会,中华医学会创伤学分会神经创伤专业学组. 神经外科危重昏迷患者肠内营养专家共识[J]. 中华创伤杂志, 2010, 26(12): 1057-1059.

[3] KLEMENT R J, CHAMP C E. Calories, carbohydrates, and cancer therapy with radiation: exploiting the five R's through dietary manipulation[J]. Cancer Metastasis Rev, 2014, 33(1): 217-229.

[4] SHELTON L M, HUYSENTRUYT L C, MUKHERJEE P, et al. Calorie restriction as an anti-invasive therapy for malignant brain cancer in the VM mouse[J]. ASN Neuro, 2010, 2(3): e00038.

[5] BECK S A, TISDALE M J. Nitrogen excretion in cancer cachexia and its modification by a high fat diet in mice[J]. Cancer Res, 1989, 49(14): 3800-3804.

[6] SEYFRIED T N, SANDERSON T M, EL-ABBADI M M, et al. Role of glucose and ketone bodies in the metabolic control of experimental brain cancer[J]. Br J Cancer, 2003, 89(7): 1375-1382.

[7] NEBELING L C, MIRALDI F, SHURIN S B, et al. Effects of a ketogenic diet on tumor metabolism and nutritional status in pediatric oncology patients: two case reports[J]. J Am Coll Nutr, 1995, 14(2): 202-208.

[8] ZHOU W, MUKHERJEE P, KIEBISH M A, et al. The calorically restricted ketogenic diet, an effective alternative therapy for malignant brain cancer[J]. Nutr Metab(Lond), 2007, 4: 5.

[9] CHAMP C E, PALMER J D, VOLEK J S, et al. Targeting metabolism with a ketogenic diet during the treatment of glioblastoma multiforme[J]. J Neurooncol, 2014, 117(1): 125-131.

[10] 邓宇虹,刘晓蓉,黎冰梅,等. "中式改良阿特金斯饮食"添加治疗对难治性癫痫患者的疗效研究[J]. 中华神经医学杂志, 2014, 13(7): 695-698.

第十一章 生殖系统恶性肿瘤营养治疗规程

第一节 宫 颈 癌

一、概述

(一) 疾病简介

宫颈癌(cervical carcinoma)是最常见的女性生殖系统肿瘤,其发病率仅次于乳腺癌,居女性恶性肿瘤第二位。宫颈癌在发展中国家发病率远远高于发达国家,其很大程度归因于生活、教育、饮食水平低下以及宫颈病变筛查工作的不完善。近些年来,宫颈癌有明显年轻化的趋势。宫颈癌患者中99%的伴有高危型人乳头瘤病毒感染,故宫颈癌是目前唯一病因明确、可以预防、早期发现的人类肿瘤。

宫颈癌临床症状在早期主要为接触性阴道出血;晚期患者多表现为不规则阴道流血,病灶累及腹腔脏器可出现相关继发性症状,如尿频、便秘、腹痛、腰痛、下肢肿痛,并可能伴有贫血及恶液质等。

在治疗上,手术、放疗对于不同分期的宫颈癌患者具有不同的意义:对于Ⅰ～ⅡA期的患者主要以手术治疗为主,术后病理提示伴有高危因素的患者应接受术后辅助放疗;对于ⅡB～ⅣA期患者,同步放化疗占据了治疗的主要地位;而对于晚期转移ⅣB期和肿瘤复发的患者,化疗是治疗的主要手段。根据不同分期,宫颈癌的预后也存在差异。早期宫颈癌治愈率为80%,Ⅲ期患者5年生存率为30%～50%,Ⅳ期降为5%～15%,而ⅣB期及复发患者在10%左右。

(二) 宫颈癌对营养代谢的影响

1. 宫颈癌疾病本身对营养代谢的影响　宫颈癌主要发生在社会阶层较低的妇女,教育程度、经济收入、卫生条件都较差,并且营养状况不佳。一些资料表明,β胡萝卜素、叶酸、维生素A、维生素C有助于降低宫颈癌的患病风险。

有研究证明,宫颈癌患者血清硒的水平低于健康人群;β胡萝卜素可对低度宫颈上皮内瘤变产生积极影响,但是对HPV感染的高度上皮内瘤变患者无保护作用。另外,在宫颈癌高发区山西省襄垣县,居民食用新鲜水果蔬菜的时间短,数量少,多种维生素及微量元素缺乏,具有抗氧化活性等作用的植物化合物摄入不足,可能是该地区宫颈癌高发的原因之一。

2. 宫颈癌治疗手段对营养代谢的影响

(1) 外科手术治疗对营养代谢的影响:外科手术作为一种对机体的外源性创伤打击,往往可造成机体代谢紊乱及内稳态的失衡。同其他肿瘤疾病一样,宫颈癌患者由于其本身疾病影响加上手术创伤和术后导致消化功能不全或障碍,出现营养不良或营养风险较为常见。

(2) 放化疗对营养代谢的影响:对于接受同步放化疗的宫颈癌患者,高放射剂量治疗在破坏或消灭肿瘤细胞的同时也损伤了周围正常组织细胞,这导致了肿瘤患者在接受盆腔放疗时经常出现食欲减退、腹痛、腹泻等胃肠道不良反应和营养吸收障碍。接受盆腔放疗的患者几乎均会出现胃肠道症状,而且多表现为腹泻,症状较轻的患者通常在治疗后 6 周内缓解,但约 20% 的患者症状严重,甚至被迫中断治疗。

放疗引起的肠黏膜损伤、肠道屏障结构和功能完整性破坏可能是造成放射性肠炎的主要原因。当放、化疗联合应用时,对肠黏膜上皮细胞不良反应明显增强,使胃肠道症状进一步加重。

另外,大量临床数据证明,大部分接受盆腔放疗的患者均会出现肠道菌群失调,表现为两歧双歧杆菌、乳酸杆菌、肠球菌等优势菌群数量减少,而大肠埃希菌等潜在致病菌显著增加。过度增殖的致病菌可通过细菌蛋白酶对肠上皮直接产生破坏作用,并产生大量内毒素进入血液循环,对机体多器官产生损伤导致多器官功能不全综合征。

同样,肿瘤治疗过程中患者的营养状态与治疗效果也息息相关。营养状态不良的患者倾向出现更为严重的放化疗不良反应和较差的治疗效果。血浆白蛋白水平降低是营养不良的一个常见表现,可直接导致化疗药物吸收代谢障碍,影响化疗药物的药代动力学,降低化疗治疗效果,增加化疗不良反应,而且更易出现粒细胞减少及化疗相关性贫血;而在放疗过程中,营养不良导致治疗耐受性下降,最终导致放疗剂量减少,甚至放疗终止。

由于营养状态对放化疗的药物剂量、治疗中断和停止影响较大,有研究认为,营养指标是预测放化疗效果的预测因子。

二、营养筛查与评估

参见第二章。

三、营养干预

(一) 适应证

1. 宫颈癌围手术期营养治疗适应证
(1) 宫颈癌术前即存在营养不良的患者;
(2) 宫颈癌术后短期内不能经口进食的患者;
(3) 宫颈癌术后存在肠梗阻、胃肠功能障碍、严重感染的患者。

2. 宫颈癌放化疗期间营养治疗适应证
(1) 放化疗期间,存在摄入减少的患者;
(2) 放化疗期间无法进食、预期长时间不能消化或吸收营养物质的患者。

3. 宫颈癌终末期营养治疗适应证

宫颈癌终末期患者营养状态较差,并且大多数患者伴有发热、贫血及肠梗阻。但此时保持营养状态不再重要,应结合社会、人文、家属意愿等层面内容,充分尊重患者权利,综合考量决定是否营养治疗。

(二)能量

参考第三章第一节。

(三)途径

1. 肠内营养　子宫肿瘤(包括宫颈癌及子宫内膜癌)手术治疗多以盆腔及腹腔手术为主,多数患者术后 2~3 天即可正常进食。对于术后出现肠梗阻或者不能经口进食的患者,管饲已成为常用的替代手段,特别是对于小肠梗阻患者,经内镜应用肠梗阻导管进行肠内营养可有效维持患者营养状态和正常胃肠功能。另外对于接受盆腔放疗的患者,低脂饮食、要素饮食支持以及肠道益生菌的添加均有利于避免或减轻放疗期间出现的胃肠道症状;适量服用抗氧化剂(维生素 A、维生素 C、维生素 E)可清除机体氧化产物,并且抑制肠黏膜的缺血性损伤。此外,人们近年来发现食物中脂肪的构成对抑制肠道炎症的发生起着重要的作用,如富含中链甘油三酯及 ω-3 不饱和脂肪酸的营养制剂能够抑制肠道炎症、调节细胞免疫功能。

2. 肠外营养　静脉营养适用于以下子宫肿瘤(包括宫颈癌及子宫内膜癌)患者:①抗肿瘤过程中出现严重的营养摄取及吸收障碍患者,包括严重的恶心、呕吐、腹泻伴随酸碱平衡及电解质紊乱的患者;②宫颈癌终末期存在营养不良或恶液质,无法经口进食或耐受管饲治疗的患者。另外,接受放疗的患者静脉应用谷氨酰胺可能会减轻放射性肠炎诱发的肠道菌群移位。

(四)制剂与配方

参见第三章第一节。

四、疗效评价

参见第三章第八节。

五、随访

参见第三章第八节。

六、家庭营养教育与饮食指导

1. 体重管理　目前没有证据显示体重与宫颈癌发病相关。但是在罹患宫颈癌患者中,体重与预后是有关联的。Leslie H 对 632 例宫颈癌患者的 BMI 与生存期之间的关系进行研究,结果显示,过轻(BMI<18.5kg/m^2)、过重(BMI>25kg/m^2)与 BMI 正常范围患者的中位 OS 分别为 7.6 个月、20.3 个月与 25 个月;与 BMI 正常范围患者相比,体重过轻或过重的患者生存期显著下降,P 值均小于 0.05。研究者认为,造成这样的结果可能是由于早期体重过重的宫颈癌患者进行宫颈癌根治术较正常体重患者的技术难度要大得多,而且术后死亡率及术后并发症发生率也比正常患者要高。而体重过轻的患者在宫颈癌根治术后手术并发症发生率甚至比体重过重的患者还要高。另外,对于肥胖患者,放疗前所做的放疗计划、误差估算、放射剂量计算以及对正常组织保护等工作都比体重正常患者的难度要大得多。

2. 膳食管理　许多临床研究发现,高胡萝卜摄入量可降低女性宫颈癌的危险性。一些类胡萝卜素是维生素 A 的前体,在南瓜、胡萝卜等中含量很高。类胡萝卜素具有抗氧化活性,血液中膳食抗氧化水平越低,HPV 感染的持续时间可能越长。对于接受化疗的患者,饮食宜清淡、易消化,忌油腻和刺激性食物。为防止或减轻骨髓抑制引起的血象下降,建议食用猪肉、牛肉、羊肉、禽肉、鱼类及红枣、花生等食物。放化疗中出现腹泻的患者应多食用富含钾的食物,如土豆、桃、杏等。另外,对于放化疗期间出现恶心、呕吐和味觉异常的患者,建议注重食物的色、香、味,并在花样制作上不断翻新,并可通过少食多餐促进患者饮食摄入,必要时可采用肠内营养口服补充。

(吉林大学白求恩第一医院　杨雷　李薇)

参 考 文 献

[1] HERNÁNDEZ-MORENO A, VIDAL-CASARIEGO A, CALLEJA-FERNÁNDEZA. Chronic enteritis in patients undergoing pelvic radiotherapy: prevalence, risk factors and associated complications[J]. Nutr Hosp, 2015, 32(5): 2178-2183.

[2] CIORBA M A, HALLEMEIER C L, STENSON W F. Probiotics to prevent gastrointestinal toxicity from cancer therapy: an interpretive review and call to action[J]. Curr Opin Support Palliat Care, 2015, 9(2): 157-162.

[3] HARB A H, ABOU FADEL C, SHARARA A I. Radiation enteritis[J]. Curr Gastroenterol Rep, 2002, 4(5): 361-365.

[4] MEMBRIVE CONEJO I, REIG CASTILLEJO A, RODRÍGUEZ DE DIOS N. Prevention of acute radiation enteritis: efficacy and tolerance of glutamine[J]. Clin Transl Oncol, 2011, 13(10): 760-763.

[5] SCARTONI D, DESIDERI I, GIACOMELLI I. Nutritional Supplement Based on Zinc, Prebiotics, Probiotics and Vitamins to Prevent Radiation-related Gastrointestinal Disorders[J]. Anticancer Res, 2015, 35(10): 5687-5692.

[6] BODE A M, DONG Z, WANG H. Cancer prevention and control: alarming challenges in China[J]. Natl Sci Rev, 2016, 3(1): 117-127.

[7] SEO S S, OH H Y, LEE J K, et al. Combined effect of diet and cervical microbiome on the risk of cervical intraepithelial neoplasia[J]. Clin Nutr, 2016, 35(6): 1434-1441.

[8] 连利娟. 林巧稚妇科肿瘤学[M]. 4版. 北京: 人民卫生出版社, 2006.

[9] 石汉平. 肿瘤营养疗法[J]. 中国肿瘤临床, 2014, 41(18): 1141-1145.

[10] 石汉平, 凌文华, 李薇. 肿瘤营养学[M]. 北京: 人民卫生出版社, 2012.

[11] CLARK L H, JACKSON A L, SOO A E. Extremes in body mass index affect overall survival in women with cervical cancer[J]. Gynecol Oncol, 2016, 141(3): 497-500.

[12] FRUMOVITZ M, SUN C C, JHINGRAN A, et al. Radical hysterectomy in obese and morbidly obese women with cervical cancer[J]. Obstet Gynecol, 2008, 112(4): 899-905.

[13] KIZER N T, THAKER P H, GAO F, et al. The effects of body mass index on complications and survival outcomes in patients with cervical carcinoma undergoing curative chemoradiation therapy[J]. Cancer, 2011, 117(5): 948-956.

[14] YAVAS G, YAVAS C, KERIMOGLU O S, et al. The impact of body mass index on radiotherapy technique in patients with early-stage endometrial cancer: a single-center dosimetric study[J]. Int J Gynecol Cancer, 2014, 24(9): 1607-1615.

第二节 卵 巢 癌

一、概述

(一) 疾病简介

卵巢恶性肿瘤是女性生殖器官常见的恶性肿瘤之一,其发病率在妇科恶性肿瘤中仅列居第三位,但其死亡率占各类妇科恶性肿瘤的首位。卵巢组织成分复杂,是全身各脏器原发肿瘤类型最多的器官,其中上皮性卵巢癌占了恶性卵巢肿瘤的大部分(约90%),其他少见类型包括恶性生殖细胞肿瘤、癌肉瘤以及性索间质肿瘤。

全球每年约有22万名妇女患上皮性卵巢癌。在中国,根据国家癌症中心公布的2015年肿瘤统计数据,预计2015年卵巢癌发病率为5/10 000,死亡率为2.5/10 000;在美国,每年22 500名女性患该病(14 000人死亡),能够获得治愈的上皮性卵巢癌患者不到40%,约70%的患者在初诊时已是晚期。

卵巢癌起病隐匿,症状以饱腹感、腹胀、腹痛、排便规律改变等非特异性症状为主,后期可出现腹围增大、进食困难甚至肠梗阻的表现。在疾病早期,患者往往误以为消化系统疾病而就医较晚。目前,卵巢癌的治疗以手术治疗联合化疗为主:卵巢癌的病灶常常在腹腔弥漫播散,完全切除困难,故仅ⅠA期的患者可行卵巢癌根治术,其后各期手术称为肿瘤细胞减灭术。早期患者根据高危因素的有无决定是否接受辅助化疗,进展期患者术后均需进行辅助化疗(包括静脉化疗和腹腔化疗两种途径)清除残存病灶。对于耐药复发及难治性卵巢癌,可以考虑抗血管靶向治疗联合化疗延长生存期,改善生活质量。

综上可知,卵巢癌是一种起病隐匿,病死率极高的妇科恶性肿瘤。因其发病部位在盆腔深部,与下消化道解剖关系密切,早期即有饱腹感、厌食等症状,影响患者营养摄入;且发现时多为晚期,病灶弥漫播散,常伴有大量腹水和巨大肿块,影响进食,甚至有肠梗阻的表现,更影响患者的营养摄入和代谢。所以,卵巢癌患者大部分伴有营养不良,需要临床医师进行规范的临床筛查评估和适当的营养干预。

(二) 卵巢癌对营养代谢的影响

1. **卵巢癌疾病本身对代谢的影响** 卵巢癌本身对营养代谢的影响包括以下三个方面:

(1) 摄入减少:①肿瘤所致的食欲减退。肿瘤本身直接影响或其介导的单核细胞释放的恶液质素作用于下丘脑喂养中枢导致味觉改变,患者常合并厌食、味觉异常、恶心、呕吐、消化道吸收功能障碍,导致营养摄入量明显减少。②卵巢癌肿块及腹水压迫所致的摄入减少。卵巢癌病灶主要位于盆腹腔,与下消化道解剖关系密切,早期即可由于物理性因素导致肠道运动改变,使患者出现厌食、饱胀感等症状,引起营养摄入减少;晚期肿块增多、体积增大,可能出现机械性肠梗阻,部分患者伴有大量腹水,上述压迫均导致进食困难或无法进食,引起营养摄入不足。③肿瘤患者的压抑、焦虑等情绪也会影响食欲和进食过程。

(2) 大量腹水所致蛋白流失:进展期卵巢癌患者多数合并大量腹水,主要是由于肿瘤在腹腔广泛转移种植损伤大网膜引起浆膜炎症,毛细血管通透性增加从而使含有较多蛋白质的渗出液溢入浆膜腔内,而肿瘤患者全身状态低下、严重的低蛋白血症又可损坏重吸收过程,从而加重腹水症状,由此恶性循环,患者蛋白丢失更多。

2. 卵巢癌治疗手段对营养代谢的影响　手术、化疗在卵巢癌治疗中占重要地位。其中,腹腔热灌注化疗对于理想肿瘤减灭术后的进展期卵巢癌患者具有延长无病生存期的重要意义。但上述治疗在针对肿瘤细胞的同时,也对机体的营养代谢具有一定的影响。

(1) 外科手术对营养代谢的影响:卵巢癌手术切除范围广(彻底的手术范围包括双侧附件、子宫、大网膜、阑尾切除和盆腔及腹膜后淋巴结清扫术,对于肿瘤在盆腔有广泛种植转移的患者,主张尽可能做肿瘤细胞减灭术。手术的目标为完整切除肿瘤原发灶,尽可能切除所有转移灶,最大限度减少肿瘤带来的负荷,达到细胞减灭的目的),手术本身可导致高代谢、氮大量丢失,机体对能量的需求进一步增加;同时,大范围切除术特别是含有部分肠道切除的卵巢癌手术术后禁食时间相对较长,肠内营养恢复较晚,胃肠道黏膜屏障损伤,因此往往导致围手术期营养摄入不足和失衡。由于患者疾病本身及长期不能进食处于严重的营养不良状态,对晚期肠梗阻患者进行姑息性造口手术前,必要的营养治疗尤为重要。

(2) 化疗对营养代谢的影响:卵巢癌的化疗包括静脉化疗和腹腔热灌注化疗两种途径。常规静脉化疗引起的恶心、呕吐与胃肠道黏膜屏障损伤,可导致患者食欲减退、味觉异常以及营养物质吸收功能障碍。腹腔热灌注化疗由于药物直接作用于腹膜以及加热使得局部出现药物性腹膜炎症,患者可表现为轻度腹痛、食欲下降、肠道蠕动异常等症状,影响营养物质的摄入和吸收。

二、营养筛查与评估

参见第二章。

三、营养干预

(一) 适应证

1. 围手术期营养干预治疗适应证
(1) 卵巢癌术前即存在营养不良的患者;
(2) 卵巢癌术前即存在肠梗阻的患者。
(3) 卵巢癌术后短期内不能经口进食的患者;
(4) 卵巢癌术后存在肠梗阻、胃肠功能障碍、严重感染的患者。

2. 卵巢癌化疗期间营养治疗适应证
(1) 化疗期间,存在摄入减少的患者;
(2) 化疗期间无法进食、预期长时间不能消化或吸收营养物质的患者。

3. 卵巢癌终末期营养治疗适应证　卵巢癌终末期患者营养状态较差,并且大多数患者伴有贫血及肠梗阻。常表现为恶液质,营养疗法虽对病情的发展和最终预后无明显改善作用,但可短暂地提高患者的生活质量,延长生存期,让患者和家属得到心理安慰。

(二) 能量

参见第三章第一节。卵巢肿瘤对能量补充没有特殊性。

(三) 途径

可参照总论《肠内营养、肠外营养的途径》,但卵巢癌在营养途径上具有一定的特殊性。

(1) 对于卵巢癌术后出现肠梗阻或者不能经口进食的患者,管饲已成为常用的替代手段,特别是对于小肠梗阻患者,经内镜应用肠梗阻导管进行肠内营养可有效维持患者营养状态和正常胃肠功能。

（2）有研究数据表明，对于那些术前具有肠梗阻表现且切除范围包含部分小肠的卵巢癌患者，与传统术后排气后开始给予口服进食的"传统营养治疗"相比，在术后24小时即开始给予全流食并在术后48小时逐渐给予半流食过渡到固体食物，并不增加术后并发症，且能够缩短患者住院时间。

（四）制剂与配方

参见第三章第一节。

四、疗效评价

参见第三章第八节。

五、随访

参见第三章第八节。

六、家庭营养教育与饮食指导

（一）体重管理

一项针对BMI与卵巢癌患病风险相关性的前瞻性研究显示，肥胖妇女（BMI≥40kg/m^2）卵巢癌患病风险明显高于BMI＜25kg/m^{2}人群。另外，对于绝经后妇女，BMI每增加5kg/m^2，卵巢癌患病风险增加15%；而体重每增加5kg，卵巢癌患病风险增加6%。Prentice RL的多中心随机对照研究结果显示，长期低脂饮食（超过8年）可以明显降低女性罹患卵巢癌的风险。

（二）膳食管理

卵巢癌为激素依赖性肿瘤，绝大多数源于卵巢表面上皮。类固醇激素尤其是雌激素及孕激素在卵巢癌的发生发展中起到重要作用。多项研究表明雌激素通过调节癌基因、抑癌基因表达及调控细胞因子的分泌促进上皮性卵巢癌的增殖。此外，雌激素代谢过程中的一些产物对卵巢癌的发生也起决定性作用。还有研究发现雌激素与多种肿瘤浸润转移相关因子（如Fibulin-1、组织蛋白酶D、人组织型激肽释放酶）密切相关。目前的大量研究倾向长期使用激素替代治疗可增加卵巢癌的发病风险。因此，不推荐卵巢癌患者使用或是长期服用雌激素、孕激素等激素，同时也不建议过多食用含动物雌激素过多的食品。

常喝茶、食用豆制品、多吃蔬菜水果，少量饮用白酒或红酒，少吃甜食、肉类、高脂肪食物和腌制食品对预防卵巢癌具有保护作用。不推荐卵巢癌患者过多饮用牛奶，有研究发现每天饮用4杯以上牛奶的妇女，发生浆液性卵巢癌的风险是每天饮用2杯牛奶妇女的2倍。

英国东安格利亚大学研究人员发现植物中黄酮类化合物能调整重要的细胞信号通路及调控肿瘤炎症通路，这意味着黄酮可能为植物中可降低卵巢癌风险的化合物。黄酮包括黄酮醇类和黄烷酮类，黄酮醇类化合物存在于茶、红酒、苹果和葡萄等中，黄烷酮类化合物主要存在于柑橙类水果和果汁中。该研究组对171 940名25~55岁女性的饮食习惯进行了为时30年的研究分析，发现每日两杯红茶与卵巢癌风险降低31%相关联。近期的一项研究表明，夜班可能会增加罹患卵巢癌的风险。因此在调整膳食的基础上保证充分的休息对预防卵巢癌的发生也很重要。

（吉林大学白求恩第一医院　杨雷　李薇）

参 考 文 献

[1] PRAT J, FIGO Committee on Gynecologic Oncology. Staging classification for cancer of the ovary, fallopian tube, and peritoneum[J]. Int J Gynaecol Obstet, 2014, 124(1): 1-5.

[2] BILLSON H A, HOLLAND C, CURWELL J, et al. Perioperative nutrition interventions for women with ovarian cancer[J]. Cochrane Database Syst Rev, 2013, 11(9): CD009884.

[3] MADHOK B M, YELURI S, HAIGH K, et al. Parenteral nutrition for patients with advanced ovarian malignancy[J]. J Hum Nutr Diet, 2011, 24(2): 187-191.

[4] DIVER E, O'CONNOR O, GARRETT L, et al. Modest benefit of total parenteral nutrition and chemotherapy after venting gastrostomy tubeplacement[J]. Gynecol Oncol, 2013, 129(2): 332-335.

[5] CHEN W, ZHENG R, BAADE P D, et al. Cancer statistics in China, 2015[J]. CA Cancer J Clin, 2016, 66(2): 115-132.

[6] TORRES M L, HARTMANN L C, CLIBY W A, et al. Nutritional status, CT body composition measures and survival in ovarian cancer[J]. Gynecol Oncol, 2013, 129(3): 548-553.

[7] BRARD L, WEITZEN S, STRUBEL-LAGAN S L, et al. The effect of total parenteral nutrition on the survival of terminallyill ovarian cancer patients[J]. Gynecol Oncol, 2006, 103(1): 176-180.

[8] CASSIDY A, HUANG T, RICE M S, et al. Intake of dietary flavonoids and risk of epithelial ovarian cancer[J]. Am J Clin Nutr, 2014, 100(5): 1344-1351.

[9] 张洁清,李力. 营养支持与妇科恶性肿瘤患者的生存质量 [J]. 中国实用妇科与产科杂志, 2008, 24(7): 512-514.

[10] 焦广宇,周春凌,孙长颢. 中链脂肪酸复合物和亚油酸对卵巢癌多细胞球体化疗效果的影响 [J]. 中国临床营养杂志, 2008, 16(2): 85-88.

[11] 石汉平. 肿瘤营养疗法 [J]. 中国肿瘤临床, 2014, 41(18): 1141-1145.

[12] 孙长颢. 营养与食品卫生学 [M]. 北京: 人民卫生出版社, 2010: 139.

[13] 石汉平,凌文华,李薇. 肿瘤营养学 [M]. 北京: 人民卫生出版社, 2012.

[14] BANDERA E V, QIN B, MOORMAN P G. Obesity, weight gain, and ovarian cancer risk in African American women[J]. Int J Cancer, 2016, 139(3): 593-600.

[15] PRENTICE R L, THOMSON C A, CAAN B, et al. Low-fat dietary pattern and cancer incidence in the women's health initiative dietary modification randomized controlled trial[J]. J Natl Cancer Inst, 2007, 99(20): 1534-1543.

第三节　子宫内膜癌

一、概述

(一) 疾病简介

子宫内膜癌(endometrial carcinoma)多发于绝经后妇女。近20年子宫内膜癌的发病率呈持续上升趋势,在西方国家已经占据女性生殖系统恶性肿瘤发病率第1位,在我国位居第2位。子宫内膜癌真正的病因尚不清楚,但目前公认的发病危险因素主要包括:①长期持续的雌激素刺激(内源性雌激素升高或外源性雌激素应用);②子宫内膜癌综合征,包括肥胖、高血压、糖尿病；③月经初潮早、绝经延迟、不孕、不育或月经失调。雌激素依赖性子宫内膜癌（Ⅰ型子宫内膜癌）病理上主要为腺癌，占子宫内膜癌80%以上，肿瘤分化较好，ER（+），预后良好，多发生在绝经前或围绝经期妇女；非雌激素依赖性子宫内膜癌（Ⅱ型子宫内膜癌）肿瘤恶性程度高，分化差，ER（-），预后不良，多发生在绝经后老年妇女。

子宫内膜癌在早期无明显症状，中晚期以不规则阴道流血、阴道排液、下腹疼痛为主要表现；晚期患者还可出现贫血、消瘦、恶液质、发热等全身症状。

在治疗上，Ⅰ～Ⅲ期患者以手术为主，辅以放疗、化疗及激素治疗；肿瘤Ⅳ期、肿瘤复发及子宫内膜特殊组织类型患者选择化疗。子宫内膜癌预后与分期密切相关，Ⅰ期患者5年生存率在81%～90%，影响早期患者预后的危险因素包括深肌层浸润、淋巴间隙受累，肿瘤分化差（G3）、特殊肿瘤类型（鳞状细胞癌、浆液乳头腺癌、透明细胞癌）、宫颈受侵等；而Ⅳ期患者5年生存率仅有5%～20%。

（二）子宫内膜癌与营养代谢

1. 子宫内膜癌与营养代谢的关系　子宫内膜癌的发生与雌激素有密切关系。雌激素可以引起子宫内膜的过度增生，以致不典型增生，进而发生子宫内膜癌。所以肥胖妇女发生子宫内膜癌的概率增加，其主要原因就是可能与血中雌激素水平较高相关：首先血清雌酮是存在于皮下组织中雄烯二酮的芳香化产物，因此增加了雌激素的产生；其次，肥胖常伴有体内性激素结合球蛋白水平的下降，故血中游离雌激素也升高；第三，肥胖者常伴有超重、向心性肥胖、多囊卵巢综合征、活动过少、高饱和脂肪饮食等，都是增加子宫内膜癌患病的危险因素。一项欧洲研究发现，26%～47%的子宫内膜癌可能和超重与肥胖相关；另有一些研究发现，向心性肥胖发生子宫内膜癌风险高于外周性肥胖，甚至晚胖者比早胖者更易患子宫内膜癌。

2. 子宫内膜癌治疗对营养代谢的影响　参见宫颈癌《宫颈癌治疗对营养代谢的影响》。

二、营养筛查与评估

参见第二章。

三、营养干预治疗

（一）适应证

1. 围手术期营养干预治疗适应证

(1) 术前即存在营养不良的患者；

(2) 术后短期内不能经口进食的患者；

(3) 术后存在肠梗阻、胃肠功能障碍、严重感染的患者。

2. 子宫内膜癌放化疗期间营养治疗适应证

(1) 放化疗期间，存在摄入减少的患者；

(2) 放化疗期间无法进食、预期长时间不能消化或吸收营养物质的患者。

3. 子宫内膜癌终末期营养治疗适应证

子宫内膜癌终末期患者营养状态较差，并且大多数患者伴有恶液质或肠梗阻。但此时保持或改善营养状态已经不再重要。应结合社会、伦理及家属意愿等层面内容，充分尊重患者权利，综合考量以决定是否营养治疗。

（二）能量摄入

参见第三章第一节。

（三）营养治疗途径

1. 肠内营养　参见本章第一节。
2. 肠外营养　参见本章第一节。

（四）制剂与配方

参见第三章第一节。

四、疗效评价

参见第三章第八节。

五、随访

参见本书第三章第八节。

六、家庭营养教育与饮食指导

（一）体重管理

参见第六章第一节。

（二）膳食管理

1. 饮食管理　饮食是子宫内膜癌病因学的一项重要因素。高脂饮食导致皮下脂肪增加以致肥胖，而肥胖又是诱发子宫内膜癌的重要因素。从预防医学角度，提倡适当控制饮食和调整膳食结构，特别是严格控制高脂、高糖饮食，增加蔬菜及含粗纤维多的低能量密度食物，多进行体育锻炼及体力劳动以增加热量消耗、预防肥胖，则可能会降低发生内膜癌的危险性。另外，摄入微量元素和牛奶制品，也能降低发生子宫内膜癌的危险性。女性适当饮酒也可显著降低子宫内膜癌的发病风险。

2. 家庭饮食照顾　子宫内膜癌患者生活中应减少影响身体肥胖度和腹部肥胖度危险性的因素。饮食上，有病例对照资料的 meta 分析显示摄入非淀粉类蔬菜和十字花科蔬菜可降低子宫内膜癌的危险性，此类蔬菜中包含丰富的膳食纤维、类胡萝卜、叶酸、硒、硫代葡萄糖苷、硫糖苷水解物、吲哚、香豆素、维生素 C、叶绿素、类黄酮、烯丙基硫醚、植物雌激素等。另外在低脂膳食基础上，需减少饱和脂肪酸和胆固醇摄入，限制含脂肪高的食物和烹调油，食物配制宜清淡，烹调方式以蒸、煮、氽、炖、烩、焐、拌为主。在限制胆固醇又要保证蛋白质摄入时，可用大豆等植物性优质蛋白质代替部分动物性蛋白质。烹调用油多选用茶油、橄榄油等单不饱和脂肪酸丰富的油脂，有助于调节血脂；多用香菇、木耳、海带、豆制品、橄榄菜等有助于调节血脂的食物；适当增加膳食纤维的含量，有助于降低血胆固醇。

（吉林大学白求恩第一医院　杨雷　李薇）

参 考 文 献

[1] KOUTOUKIDIS D A, BEEKEN R J, LOPES S, et al. Attitudes, challenges and needs about diet and physical activity in endometrial cancer survivors: a qualitative study[J]. Eur J Cancer Care（Egnl）, 2017, 26（6）. doi: 10.1111/ecc.12531.

[2] UZUNLULU M, TELCI CAKLILI O, OGUZ A. Association between Metabolic syndrome and Cancer[J]. Ann Nutr Metab, 2016, 68(3): 173-179.

[3] BEAVIS A L, SMITH A J, FADER A N. Lifestyle changes and the risk of developing endometrial and ovarian cancers: opportunities for prevention and management[J]. Int J Womens Health, 2016, 8: 151-167.

[4] HERNÁNDEZ-MORENO A, VIDAL-CASARIEGO A, CALLEJA-FERNÁNDEZ, et al. Chronic enteritis in patients undergoing pelvic radiotherapy: prevalence, risk factors and associated complications[J]. Nutr Hosp, 2015, 32(5): 2178-2183.

[5] SCARTONI D, DESIDERI I, GIACOMELLI I, et al. Nutritional Supplement Based on Zinc, Prebiotics, Probiotics and Vitamins to Prevent Radiation-related Gastrointestinal Disorders [J]. Anticancer Res, 2015, 35(10): 5687-5892.

[6] CIORBA M A, HALLEMEIER C L, STENSON W F, et al. Probiotics to prevent gastrointestinal toxicity from cancer therapy: an interpretive review and call to action [J]. Curr Opin Support Palliat Care, 2015, 9(2): 157-162.

[7] HARB A H, ABOU FADEL C, SHARARA AI. Radiation enteritis [J]. Curr Gastroenterol Rep, 2014, 16(5): 383.

[8] Plagens-Rotman K, Żak E, Pięta B. Odds ratio analysis in women with endometrial cancer[J]. Prz Menopauzalny, 2016, 15(1): 12-19.

[9] MEMBRIVE CONEJO I, REIG CASTILLEJO A, RODRÍGUEZ DE DIOS N, et al. Prevention of acute radiation enteritis: efficacy and tolerance of glutamine[J]. Clin Transl Oncol, 2011, 13(10): 760-763.

[10] BODE A M, DONG Z, WANG H. Cancer prevention and control: alarming challenges in China[J]. Natl Sci Rev, 2016, 3(1): 117-127.

[11] 连利娟. 林巧稚妇科肿瘤学 [M]. 4版. 北京: 人民卫生出版社, 2006.

[12] 石汉平, 凌文华, 李薇. 肿瘤营养学 [M]. 北京: 人民卫生出版社, 2012.

[13] 石汉平. 肿瘤营养疗法 [J]. 中国肿瘤临床, 2014, 41(18): 1141-1145.

第十二章 血液循环系统恶性肿瘤营养治疗规程

第一节 白血病

一、概述

(一) 疾病简介

白血病是造血干细胞的恶性克隆性疾病。白血病细胞增殖失控、分化障碍、凋亡受阻,大量蓄积于骨髓和其他造血组织,抑制正常造血并浸润淋巴结、肝、脾等器官。根据受累细胞、分化程度和自然病程的不同,可分为急性髓细胞性白血病(acute myelogenous leukemia,AML)、急性淋巴细胞白血病(acute lymphoblastic leukemia,ALL)、慢性髓细胞性白血病(chronic myelogenous leukemia,CML)、慢性淋巴细胞白血病(chronic lymphocytic leukemia,CLL)等。

临床表现包括正常造血受抑所引起的贫血、出血和感染,以及组织和器官的浸润症状,如骨痛、牙龈增生、中枢神经系统异常、肝脾肿大等。白血病的诊断是在细胞形态学(morphology)、免疫学(immunology)、细胞遗传学(cytogenetics)和分子生物学(molecular biology)分型,即MICM分型的基础上,按照世界卫生组织标准进行。

白血病治疗包括抗白血病治疗和支持对症治疗。抗白血病治疗以化疗为主,还包括造血干细胞移植、靶向治疗、免疫治疗、放疗等。支持对症治疗包括防治感染、出血、成分输血、保护重要脏器功能及营养疗法等。

(二) 白血病对营养代谢的影响

1. 白血病疾病本身对营养代谢的影响 白血病本身所致的营养不良通常为蛋白质能量不足模式,主要受到以下几个方面影响。

(1) 消耗增加:白血病细胞失控性地增殖导致代谢加快,机体能量缺乏和自身组织消耗,脂肪丢失,肌蛋白分解。

(2) 摄入减少:白血病细胞产生的代谢产物作用于下丘脑饮食中枢,产生厌食、疼痛等症状,导致营养物质摄入减少。

(3) 代谢异常:白血病导致粒细胞缺乏、急性或慢性感染、锌缺失,白蛋白、运铁蛋白、睾酮和促性腺激素、维生素A水平下降。同时能量消耗异常、低效率能量利用,如乳酸循环、氨基酸的糖异生及脂肪酸分解增加等,也是造成营养不良的重要原因。

2. 抗白血病治疗手段对营养代谢的影响

(1) 化疗对营养代谢的影响:①化疗药物引起机体损伤,对营养及代谢的影响主要是化疗可损伤增殖活跃的正常细胞，包括胃肠道黏膜细胞，进而导致胃肠功能紊乱，营养物质的吸收、代谢及利用异常，还可引起食欲减退、恶心、呕吐、腹泻、便秘等不良反应，进一步加重营养不良；②一些药物可直接导致营养代谢异常，如甲氨蝶呤可抑制叶酸代谢，糖皮质激素可引起高钙血症、液体潴留、体重增加（主要是脂肪）、机体成分改变、电解质紊乱；③化疗可以改变机体的激素水平及机体成分，进而影响营养物质的吸收、分布、代谢；疾病及化疗并发症导致的疼痛（如黏膜炎）及食欲减退、味觉异常等也加重了营养摄入不足的风险。

（2）造血干细胞移植对营养代谢的影响：造血干细胞移植预处理方案放化疗剂量显著高于常规化疗患者，因此放化疗药物对营养代谢的影响更加显著。同时移植后各种感染、移植物抗宿主病（graft versus-host disease，GVHD）等可进一步影响胃肠道功能及机体营养代谢。

二、营养筛查与评估

参见第二章。

三、营养干预

（一）适应证

是否给予积极的营养治疗，要考虑患者的治疗意向，如患者仅为姑息性治疗且预计生存期小于4周，则不需要积极的纠正实际的营养状态。如果不是姑息治疗，白血病的营养治疗目标与其他肿瘤患者相同，预防营养不良及相关并发症，提高已有营养不良患者的营养状态；改善患者治疗耐受程度，提高生活质量。

1. 化疗患者营养治疗适应证　何时对接受化疗及造血干细胞移植的白血病患者给予营养支持治疗，目前尚无统一标准，多根据医师的临床经验而定。对没有营养风险的患者，给予饮食推荐，不给予营养治疗。对已经存在营养不足或营养风险的患者，应给予适当营养治疗，如：

（1）已经存在营养风险或营养不足的患者。

（2）预计口服摄入量＜预计能量消耗60%的患者。

（3）化疗导致重度口腔黏膜溃烂而吞咽困难的患者。

（4）化疗导致消化道黏膜炎、胃肠道功能丧失的患者；消化道感染、腹泻的患者。

2. 造血干细胞移植患者营养治疗适应证　移植患者往往存在口服不足、胃肠道营养吸收减少、代谢应激、细胞损伤、器官功能不全及腹泻导致的营养物质摄入不足或需求增加，需要给予额外营养补充。如口服摄入不足时应尽早开始肠外营养。常见情况如下：

（1）已经存在营养风险或营养不足的患者。

（2）口服进食差的时间预计超过3天的患者。

（3）近期口服摄入差的时间延长的患者。

（4）药物不能控制症状（恶心、呕吐、腹泻、疼痛）的患者。

（5）口服摄入使难治性的腹泻加重的患者。

（6）造血干细胞移植后出现GVHD的患者。

（二）能量

参见第三章第一节，白血病对能量补充没有特殊性。

（三）途径

参见总论第三章。白血病治疗途径的选择原则与其他恶性肿瘤基本一致。同时本身也有自己的特点：

1. 肠内营养有助于维持肠黏膜结构和屏障功能完整性，减少感染机会，在造血干细胞移植患者中也可减少 GVHD 的发生，因此仍主张维持肠内营养，以口服摄入为主。

2. 因疾病本身及治疗所致的血小板减少、中性粒细胞缺乏及胃肠道功能紊乱，导致肠内营养的应用受限。尤其是造血干细胞移植患者，因恶心、呕吐、口腔食道黏膜炎，存在鼻胃管的耐受性差和营养素吸收差的问题，因此必要时需给予肠外营养。但通常不主张全肠外营养。仅推荐在肠梗阻、严重黏膜炎和顽固性呕吐患者中采用 TPN。通常中性粒细胞在 $(0.5\sim1)\times10^9$/L 以上、血小板在 20×10^9/L 以上、黏膜炎在 2 级以下时，放置鼻胃管是安全的。应用低渗透压的多聚肠内营养配方持续输注通常也是可以耐受的。

3. 对于造血干细胞移植的患者，肠外营养采用中心静脉置管的方法比较合适。但全肠外营养易导致肠黏膜萎缩、肠功能减退、肠菌移位，发生肠源性感染或导管性感染，因此不建议采用全肠外营养。仍应鼓励患者适当经口摄入。

（四）制剂和配方

参见第三章第一节。

四、疗效评价

参见第三章第八节。

五、随访

参见第三章第八节。

六、家庭营养教育与饮食指导

1. **体重管理** 体重对白血病的影响因素目前研究数量有限，多集中在儿童急性淋巴细胞白血病中，普遍认为儿童急性白血病由于治疗中激素的大量应用，患者在治疗中 BMI 增高，而肥胖本身是多种并发症出现的基础。

多数研究表明，高 BMI 与儿童急性淋巴细胞白血病预后不良相关。但也有研究显示，无论儿童急性淋巴细胞白血病还是急性髓细胞性白血病，BMI 与预后之间无显著相关性。同时 BMI 对成人白血病的影响研究更少，结论也并不一致。

对于急性淋巴细胞白血病的患者应控制体重，避免肥胖，减少并发症的发生。

2. **膳食管理** 白血病患者机体代谢亢进，处于蛋白质能量不足状态，需要给予高热量、高蛋白、富含维生素、富含矿物质而易消化的饮食，以补充体内热量及各种营养物质，尤其是蛋白质的消耗，足量蛋白质不仅能维持机体的正常生理功能，还能增强机体的免疫功能。

因厌食、恶心、呕吐、味觉异常、口腔黏膜炎等可能影响患者的膳食情况，应根据不同的情况给予不同的饮食指导，如可采取少食多餐的进食方法，增加一些体积小、热量高、营养丰富的食品等。

机会性感染仍然是免疫功能低下患者发病和死亡的主要原因。白血病患者的膳食卫生至关重要，低菌饮食可降低粒细胞缺乏患者感染的发生率，因此应尽量食用消毒或做熟的食物，避免生冷、隔夜或蜕变的食物，以减少感染机会。

（吉林大学白求恩第一医院　谭业辉　李薇）

参 考 文 献

[1] 王吉耀. 内科学 [M]. 2 版. 北京：人民卫生出版社，2010.

[2] 石汉平，凌文华，李薇. 肿瘤营养学 [M]. 北京：人民卫生出版社，2012.

[3] 吴国豪. 重视恶性肿瘤患者的营养不良及防治 [J]. 中国肿瘤临床，2014，41（18）：1145-1149.

[4] SANTARPIA L，CONTALDO F，PASANISI F. Nutritional screening and early treatment of malnutrition in cancer patients[J]. J Cachexia Sarcopenia Muscle，2011，2（1）：27-35.

[5] VANDER HEIDEN M G，CANTLEY L C，THOMPSON C B. Understanding the Warburg effect：the metabolic requirements of cell proliferation[J]. Science，2009，324（5930）：1029-1033.

[6] BAUER J，JURGENS H，FRUHWALD M C. Important aspects of nutrition in children with cancer[J]. Adv Nutr，2011，2（2）：67-77.

[7] ZIMMERMANN K，AMMANN R A，KUEHNI C E，et al. Malnutrition in pediatric patients with cancer at diagnosis and throughout therapy：a multicenter cohort study[J]. Pediatr Blood Cancer，2013，60（4）：642-649.

[8] GÓMEZ CANDELA C，OLIVAR ROLDÁN J，GARCÍA M，et al. Assessment of a malnutrition screening tool in cancer patients[J]. Nutr Hosp，2010，25（3）：400-405.

[9] OWENS J L，HANSON S J，MCARTHUR J A，et al. The need for evidence based nutritional guidelines for pediatric acute lymphoblastic leukemia patients：acute and long-term following treatment[J]. Nutrients，2013，5（11）：4333-4346.

第二节　恶性淋巴瘤

一、概述

（一）疾病简介

恶性淋巴瘤（malignant lymphoma，ML）是一组复杂的造血系统恶性肿瘤，它起源于淋巴细胞的恶变，常发生于淋巴结，亦可发生在淋巴结以外的淋巴组织和器官。典型临床表现包括无痛性、进行性淋巴结肿大，可伴发热、消瘦和盗汗等全身症状。疾病累及全身各脏器可出现各种临床表现，晚期患者常出现恶液质。目前淋巴瘤发病率逐年增长，在我国男性为 $1.39/10^5$、女性为 $0.84/10^5$。由于疾病的生物学特点，大多数患者治疗后预后较好，且患者整个治疗过程中以及治疗后随访期间的营养状态在一定程度上影响患者对治疗的耐受及其生活质量。因此对恶性淋巴瘤患者进行营养状况的合理评估及标准的营养疗法具有重要意义。

（二）恶性淋巴瘤对营养代谢的影响

1. 疾病自身特点　①淋巴瘤患者治疗前静息能量代谢状况：静息能量消耗（REE）是指人体在清醒而又非常安静、不受肌肉活动、环境温度、食物及精神紧张等因素的影响状态下的能量消耗，由于 REE 简便、实用，能够较好地反映机体每天总能量消耗。肿瘤病理类型和生长部位的差异对 REE 均有不同程度的影响。通过间接能量测定可以获得实际的 REE，以及糖、脂肪及蛋白质三大营养物质的代谢量。报道结果显示淋巴瘤患者 REE 水平与健康志愿者相似，而与其他血液系统疾病患者相比，淋巴瘤患者葡萄糖生成减少，有氧酵解增多，且糖在体内循环利用明显减低。目前该领域针对淋巴瘤的研究较少，结合淋巴瘤种类多、分布广泛的特点，不同类型、位置及分期的淋巴瘤可导致不同 REE 及三大营养物质代谢，但无相关文献报道。②特殊部位淋巴瘤，如累及消化系统的原发胃肠道淋巴瘤、累及纵隔大肿块压迫气管和食管等部位，导致患者常常出现食欲下降、恶心、进食差、吞咽困难等消化道症状，治疗前即影响患者营养状态，少数患者可出现消化道穿孔等急腹症表现，严重影响患者正常进食及营养状态。

2. 治疗相关原因　恶性淋巴瘤的主要治疗方法是化疗、放疗及造血干细胞移植，各种不同治疗过程中及治疗后患者营养状态相对复杂。例如，化疗破坏细胞膜，阻断蛋白质、DNA、RNA 等合成，影响核酸代谢，对于肿瘤组织和正常组织增殖快的细胞敏感性高，而消化道上皮黏膜细胞是较早受累的细胞；化疗药物还可能刺激延髓化学呕吐中枢引起反射性恶心、呕吐，出现严重的胃肠道反应；某些化疗药物还通过中枢或外周机械作用抑制或刺激食欲，使营养素的消化吸收代谢发生改变；某些头颈部淋巴瘤患者，经过放疗后，照射野内正常组织受损，会出现严重的口干、唾液黏稠、味觉及嗅觉改变等放疗不良反应；以上各种原因均可能导致患者营养物质摄入与吸收减少，从而影响患者营养代谢。此外，治疗相关黏膜损伤越来越受到关注。尽管有研究表明氨基酸类营养物质吸收并不会因肠道黏膜受损而减少，但更多研究认为在各种恶性肿瘤的放化疗治疗后，重度黏膜炎（尤其口腔黏膜炎）使患者经口进食困难，尤其在接受大剂量化疗、头颈部放疗及造血干细胞移植的血液病患者中，严重影响食物正常摄入及吸收，从而造成患者营养不良甚至恶液质。

二、营养筛查与评估

正确且全面的营养筛查和评估是进行营养疗法的第一步。具体营养筛查与评估方法参见第二章。

三、营养干预

（一）适应证

目前对于肿瘤患者的综合治疗已将营养支持的作用提升到整体治疗的新高度。美国、澳大利亚肠外肠内营养学会最新发布的临床肿瘤患者营养疗法指南提示，营养支持在肿瘤患者的手术、化疗、放疗等治疗过程中并不需要常规使用，但若存在营养不良或有营养不良风险时，进行营养支持是必需的和正确的。我国目前的专家共识也不推荐在化疗期间常规给予营养支持，但对于已存在营养不足或营养风险的患者，则应给予适当营养支持。淋巴瘤患者营养治疗的适应证如表 12-2-1。

（二）能量（肠内营养、肠外营养）

参见第三章第一节。

（三）途径

参见第三章第四节、第六节。

（四）制剂与配方

参见第三章第一节。

表 12-2-1　淋巴瘤患者营养治疗的适应证

疾病本身适应证
口腔、食管部淋巴瘤或肿瘤压迫导致吞咽障碍者
肿瘤占位引起消化道瘘及溃疡、机械性/麻痹性梗阻者
腹腔巨大肿块导致胃肠道功能紊乱者
重度蛋白质-能量营养不良、恶液质者
放化疗、移植相关适应证
治疗后重度口腔黏膜溃疡而吞咽困难者
消化道黏膜炎、重度腹泻、胃肠功能紊乱者
严重恶心、呕吐、不能正常进食者
感染、发热、一般状态差者
移植后出现 GVHD,严重肝功能受损能量转换吸收利用受阻者

四、疗效评价

参见第三章第八节。

五、随访

参见第三章第八节。

六、家庭营养教育与饮食指导

1. 体重管理　恶性淋巴瘤患者尚无体重相关性研究。

2. 膳食管理　在恶性淋巴瘤的膳食影响因素上,目前没有高级别循证医学的证据。建议患者日常饮食要增加促进食欲和营养丰富的食品,注意适当选择清淡食物,避免加重胃肠道负担。疾病恢复期,可根据患者个人喜好,日常饮食多摄取优质蛋白质食物,如豆制品、奶类、鱼类等;多进食富含维生素 C 的蔬菜和水果,如猕猴桃、橙、番茄等;选择具有抗肿瘤作用的食物,如薏米、蘑菇、黄花菜、黑木耳等;增加菜品的色、香、味调配,避免刺激性、油性大的食物,少食多餐,多采用蒸、煮的方法烹调食物,利于消化吸收。

综上,恶性淋巴瘤患者静息能量消耗与正常人相似,但放化疗及骨髓移植可加重患者营养不良及免疫状态下降,故营养状况筛选、评定及以此为依据制订的个体化营养治疗方案对淋巴瘤患者治疗至关重要。临床医师不仅应正确评价患者的营养状态、选择适当的方式给予足够的营养支持,还要定期监测患者状态。在营养评估、营养免疫及治疗领域淋巴瘤相关研究尚有待加强与完善。

（吉林大学白求恩第一医院　孙京男　李薇）

参 考 文 献

[1] PARK S,HAN B,CHO JW,et al. Effect of nutritional status on survival outcome of diffuse large B-cell lymphoma patients treated with rituximab-CHOP[J]. Nutr Cancer,2014,66(2):225-233.

[2] RAVASCO P,MONTEIRO-GRILLO I,VIDAL PM,et al. Cancer:disease and nutrition are key determinants of patients'quality of life[J]. Support Care Cancer,2004,12(4):246-252.

[3] WU M, ZHU J. Changes in nutrition metabolism of lymphoma after treatment and the nutritional supports. Zhongguo Yi Xue Ke Xue Yuan Xue Bao[J]. 2014, 36(4): 446-449.

[4] RUSSELL N C, HOELSCHER D M, LOWENSTEIN N. Patients previously treated for lymphoma consume inadequate or excessive amounts of five key nutrients[J]. J Soc Integr Oncol, 2007, 5(3): 118-124.

[5] SCHUTZ T, VALENTINI L, HERBST B, et al. ESPEN guidelines on enteral nutrition--summary[J]. Z Gastroenterol, 2006, 44(8): 683-684.

[6] OSLAND E J, ALI A, ISENRING E, et al. Australasian society for parenteral and enteral nutrition guidelines for supplementation of trace elements during parenteral nutrition[J]. Asia Pac J Clin Nutr, 2014, 23(4): 545-554.

[7] SKOP A, KOLARZYK E, SKOTNICKI A B. Importance of parenteral nutrition in patients undergoing hemopoietic stem cell transplantation procedures in the autologous system[J]. JPEN J Parenter Enteral Nutr, 2005, 29(4): 241-247.

[8] WEDRYCHOWICZ A, SPODARYK M, KRASOWSKA-KWIECIEŃ A, et al. Total parenteral nutrition in children and adolescents treated with high-dose chemotherapy followed by autologous haematopoietic transplants[J]. Br J Nutr, 2010, 103(6): 899-906.

[9] 中华医学会. 临床诊疗指南-肠外肠内营养学分册(2008版)[M]. 北京: 人民卫生出版社, 2009.

[10] 石汉平, 凌文华, 李薇. 肿瘤营养学[M]. 北京: 人民卫生出版社, 2012: 900-957.

第十三章 运动系统恶性肿瘤营养治疗规程

运动系统肿瘤绝大多数为骨肿瘤,所以本章主要介绍骨肿瘤的营养治疗规程。

一、概述

(一)疾病简介

凡发生在骨内或起源于各种骨组织成分的肿瘤,不论是原发性、继发性还是转移性肿瘤统称为骨肿瘤。1993年WHO将骨肿瘤分为成骨性肿瘤、成软骨性肿瘤、骨巨细胞瘤(破骨细胞瘤)、骨髓肿瘤、脉管肿瘤、其他结缔组织肿瘤、其他肿瘤、未分化肿瘤、瘤样病变。一般来说,原发性骨肿瘤总的发生率很低,占全身肿瘤的2%~3%,男性比女性稍多(男性为1.110/100 000,女性为1.060/100 000)。骨肿瘤的发病与年龄有关,如骨肉瘤多发生于儿童和青少年,而骨巨细胞瘤主要发生于成人。解剖部位对肿瘤的发生也有重要意义,许多肿瘤多见于长骨生长最活跃的部位即干骺端,如股骨下端、胫骨上端、肱骨上端,而骨骺很少受影响。骨肿瘤的症状及体征主要有:疼痛与压痛、局部肿块和肿胀、功能障碍和压迫症状、病理性骨折。诊断必须临床、影像学和病理学三结合。

骨肿瘤发病率低,近10年来的治疗进展并不显著,治疗规范化程度也低。恶性骨肿瘤的治疗包括新辅助化疗、广泛或根治性手术和辅助化疗,手术切除是骨肿瘤治疗的主要手段。由于化疗方法的进步,使采取保留肢体的"局部广泛切除加功能重建"辅以化疗等措施成为可能。化疗分全身化疗、局部化疗,但药物的作用选择性不强,肿瘤细胞在分裂周期中的不同阶段,都会影响化疗的效果。局部化疗包括动脉内持续化疗及区域灌注,其中以区域灌注效果较好。

放疗对骨肿瘤的治疗只能作为一种辅助治疗,同时因干扰素来源有限,免疫疗法还不能广为应用。

(二)骨肿瘤对营养代谢的影响

1. 骨肿瘤本身对营养代谢的影响　肿瘤的位置、大小、类型及代谢不同,对机体产生的影响也不同。肿瘤组织代谢快,能量需求大,导致机体消耗增加,同时肿瘤引起机体疼痛导致食欲下降,表现为厌食、早饱、乏力、体重丢失和营养不良。大量研究显示,骨肿瘤患者血清碱性磷酸酶(alkaline phosphatase,ALP)明显高于正常值。ALP是骨组织再生、代谢等方面的一种重要物质,是成骨细胞中的典型酶,在体内对钙、磷等代谢有调节作用。恶性骨肿瘤患者常出现骨质破坏,导致血钙、磷、镁含量高于正常值。

2. 骨肿瘤治疗对营养代谢的影响

(1)外科治疗:骨肿瘤的外科手术对营养代谢的影响,目前研究较少,但围手术期机体钙、磷代谢变化需要密切观察,血钙、磷、镁含量的改变对营养代谢的影响值得关注。

(2) 内科治疗:与其他肿瘤类似,在骨肿瘤的化学治疗中,多药耐药现象的出现仍然是导致治疗效果下降的重要原因,并会对某些营养物质的吸收和代谢产生不好的影响。

放疗及抗肿瘤药物本身引起的不良反应,如骨髓抑制、肝肾毒性、黏膜损伤等,也会进一步加重器官功能损伤和营养代谢紊乱。

二、营养筛查与评估

参见第二章。

三、营养干预

(一) 适应证

1. 围手术期患者营养治疗的适应证

由于骨肿瘤的特殊性,手术前后会出现血钙、磷、镁等水平的较大改变,因此围手术期患者的营养治疗尤为必要。主要用于以下患者:

(1) 术前即存在营养不良或营养风险的患者。
(2) 术后存在胃肠功能障碍、严重感染的患者。
(3) 手术前后,血钙、磷、镁等水平异常的患者。

2. 放化疗患者的营养治疗适应证

(1) 接受放化疗期间,无法进食,存在摄入减少的患者。
(2) 存在营养不良或预期长时间存在进食或消化、吸收障碍的患者。

3. 终末期肿瘤患者的营养治疗适应证

参见第五章第四节。

(二) 能量

骨肿瘤对能量补充没有特殊要求,参见第三章第一节。

(三) 途径

骨肿瘤对营养途径无特殊要求,参见第三章第四节、第六节。

(四) 制剂与配方

参见第三章第一节。

四、疗效评价

参见第三章第八节。

五、随访

参见第三章第八节。

六、家庭营养教育与饮食指导

(一) 体重管理

身体肥胖度与骨肿瘤的关系尚没有明确证据。有研究显示,肥胖可能增加多种肿瘤的发生风险,因此对骨肿瘤患者,应合理安排饮食和运动,保持正常体重。

(二)膳食及生活习惯指导

对于骨肿瘤患者,根据患者的身高、体重、活动量及平素饮食量,制订相应水平的能量摄入水平很重要。营养状况良好的成人每天需要 25~30kcal/kg 的能量来维持体重;营养不良者需要每天摄入 35kcal/kg 或更多。能量来源应以糖类为主;蛋白质应以优质蛋白为主,动物性蛋白和豆类蛋白最好占到蛋白质总量的 1/3~1/2;脂肪摄入要限量,同时控制饱和脂肪酸、单不饱和脂肪酸、多不饱和脂肪酸,能量比例以 1:1:1 左右为宜,适当提高膳食 ω-3 脂肪酸的摄入;保证充足的维生素和矿物质,增加富含抗氧化类植物化合物的食物,如蔬菜、水果、茶等。

晚期肿瘤和/或荷瘤患者会出现糖代谢异常,不能有效利用糖类供能,此时应减少糖类的量,适当增加脂肪供能比,但应考虑肝脏负荷及胃肠道功能状况。正常情况下,保证主食摄入,粗细搭配,多吃蔬菜、水果。流行病学研究提示增加新鲜蔬菜、水果的摄入量可降低肿瘤的发病率,表明其对肿瘤有预防作用。烹调以温热、清淡易消化为主,有胃肠黏膜受损者,饮食尤应温热软烂少刺激。每天吃适量豆类及其制品,常吃鱼、禽、蛋和瘦肉,戒烟、限酒,减少烹调油摄入,吃清淡少盐膳食,不吃不清洁食物,保证充足睡眠,食不过量,根据实际情况适量运动,生活规律。

虽然针对骨肿瘤的饮食及营养方面的研究并不多,但在以植物性食物为主的平衡膳食基础上,适当高蛋白供给,丰富的水果、蔬菜摄入,积极的身体活动及规律的作息和充足的睡眠,对预防肿瘤复发、改善生存质量有积极的作用。

(首都医科大学附属北京世纪坛医院 李素云 姚琦 俞猛)

参 考 文 献

[1] ANFINSEN K P, DEVESA S S, BRAY F, et al. Age-period-cohort analysis of primary bone cancer incidence rates in the United States(1976-2005)[J]. Cancer Epidemiol Biomarkers Prev, 2011, 20(8): 1770-1777.

[2] 卡内尔(美), 王岩(主译). 坎贝尔骨科手术学. 11 版 [M]. 人民军医出版社, 2009.

[3] WANG Y, CAO J, ZENG S. Involvement of P-glycoprotein in regulating cellular levels of Ginkgo flavonols: quercetin, kaempferol, and isorhamnetin[J]. J Pharm Pharmacol, 2005, 57(6): 751-758.

[4] STEBBING J, HART C A. Antioxidants and cancer[J]. Lancet Oncol, 2011, 12(11): 996.

[5] 中国临床肿瘤学会(CSCO)骨肉瘤专家委员会, 中国抗癌协会肉瘤专业委员会. 经典型骨肉瘤临床诊疗专家共识 [J]. 临床肿瘤学杂志, 2012, 17(10): 931-933.

[6] 石汉平, 凌文华, 李薇. 肿瘤营养学 [M]. 北京: 人民卫生出版社, 2012.

[7] CSCO 肿瘤营养治疗专家委员会. 恶性肿瘤患者的营养治疗专家共识 [J]. 临床肿瘤学杂志, 2012, 17(1): 59-73.

[8] BRAGA M, LJUNGQVIST O, SOETERS P, et al. ESPEN guidelines on parenteral nutrition: surgery[J]. Clin Nutr, 2009, 28(4): 378-386.

[9] BERGER M M, SHENKIN A. Vitamins and trace elements: practical aspects of supplementation[J]. Nutriton, 2006, 22(9): 952-955.

[10] LEE H F, WU C E, LIN Y S, et al. Low bone mineral density may be associated with long-term risk of cancer in the middle-aged population: a retrospective observational study from a single center[J]. J Formos Med Assoc, 2018, 117(4): 339-345.

[11] BOZZETTI F,ARENDS J,LUNDHOLM K,et al. ESPEN Guidelines on Parenteral nutrition: Non-surgical oncology[J]. Clin Nutr,2009,28(4): 445-454.

[12] 陈君石(主译). 食物、营养、身体活动和癌症预防 [M]. 北京: 中国协和医科大学出版社,2008.

[13] BIERMANN J S,CHOW W,REED D R,et al. NCCN Guidelines Insights: Bone Cancer,Version 2.2017[J]. J Natl Compr Canc Netw,2017,15(2): 155-167.

第十四章 其他恶性肿瘤临床营养治疗规程

其他恶性肿瘤以黑色素瘤多见,而且对身体危害最大,所以本章主要介绍黑色素瘤的营养治疗规程。

一、概述

(一)疾病简介

黑色素瘤(melanoma)近年来已成为所有恶性肿瘤中发病率增长最快的肿瘤,年增长率3%~5%。2012年全球新发病例232 000例,死亡55 000例。亚洲国家发病率与欧美国家相比明显较低,但发病率增长较快。在亚洲人中,原发于皮肤的黑色素瘤约占50%~70%,其次为黏膜黑色素瘤,约占22%,原发不明黑色素瘤约占10%。皮肤黑色素瘤的病因目前唯一有证据的是过度接受紫外线照射。皮肤黑色素瘤治疗以手术为主,早期黑色素瘤需行原发灶扩大切除术,具有中高危复发风险的患者术后行高剂量干扰素的辅助治疗,不可切除的Ⅲ期或转移性黑色素瘤建议内科治疗为主的全身治疗;早期黏膜黑色素瘤首选手术治疗,对于晚期患者强调多学科协作的综合治疗。近年来晚期黑色素瘤的治疗取得了突破性进展,BRAF抑制剂、MEK抑制剂的个体化靶向治疗以及CTLA4、PD-1单抗的免疫靶向治疗是目前的研究热点,以达卡巴嗪为主的化疗仍是重要的治疗手段。晚期黑色素瘤患者预后差,Ⅳ期总体中位生存时间7.5个月,5年生存率约5%。

(二)黑色素瘤对营养代谢的影响

1. 黑色素瘤本身对营养代谢的影响　原发于皮肤的黑色素瘤,在早期对机体营养代谢的影响较小,而黑色素瘤晚期转移至肝脏、胃肠道及肠系膜等部位,产生腹痛、腹胀、恶心、呕吐、厌食等相应症状,造成机体摄入、吸收障碍,引起营养不良。黑色素瘤是最容易出现胃肠道转移的恶性肿瘤,占全部胃肠道转移肿瘤的50%~70%,转移灶出现在小肠(58%~71%)、胃(27%)以及大肠(22%)。

消化道黏膜来源的黑色素瘤发病率占所有黑色素瘤的1.5%~2%,主要集中在直肠肛门、小肠、食道、胆囊和胃。呼吸道黏膜来源的黑色素瘤包括鼻及鼻窦黏膜黑色素瘤。这些部位的黑色素瘤会引起患者食欲下降、恶心、呕吐、腹痛、腹泻等症状,对营养物质的消化吸收造成影响。消化道的肿瘤占据摄食空间或形成包块梗阻,可导致食物摄入减少,同时还可导致营养物质吸收障碍。

2. 黑色素治疗对营养代谢的影响

(1)外科手术:早期黑色素瘤应尽早行原发灶扩大切除术,对Ⅲ期患者还应行区域淋巴结清扫术，Ⅳ期患者如表现为孤立的转移灶，也可以手术切除。外科手术尤其是消化道黏膜来源的黑色素瘤手术，如术前禁食及术后较长时间内无法正常进食，可不同程度影响患者的营养状况。外科手术作为外源性创伤打击，使机体产生应激从而释放多种炎症介质和细胞因子，引起营养代谢紊乱和内稳态的失衡，还可引起胃肠道黏膜屏障的应激损伤，导致肠道菌群及内毒素移位，造成营养物质的吸收障碍。

（2）干扰素治疗：高剂量干扰素α-2b是中高危黑色素瘤患者主要的辅助治疗手段。干扰素刺激机体内一系列内源性细胞因子的生成和释放，如肿瘤坏死因子α（TNF-α）、白细胞介素1（interleukin 1, IL-1）、白细胞介素2（interleukin 2, IL-2）、白细胞介素6（interleukin 6, IL-6）、干扰素γ（interferon-gamma, IFN-γ）等。这些细胞因子作为特异性免疫和非特异性免疫反应的介质，在神经、内分泌、免疫调节网络中起重要作用。这些细胞因子启动了体内复杂的细胞程序反应，临床上表现为流感样症状、疲劳、食欲减退、情绪情感障碍、认知障碍等。干扰素刺激机体释放的炎性细胞因子刺激肠道细胞分泌单胺类神经递质，如5-羟色胺（5-hydroxytryptamine, 5-HT），5-HT能降低迷走神经去极化阈，并刺激中枢神经系统的呕吐中枢，从而引起呕吐和严重的恶心。恶心、呕吐、食欲减退是干扰素治疗早期常见的不良反应，恶心、食欲减退常伴随整个治疗过程，造成机体营养摄入不足。

（3）分子靶向治疗：BRAF抑制剂维罗菲尼（vemurafenib）、达拉菲尼（dabrafenib），MEK抑制剂曲美替尼（trametinib）等用于存在 *BRAF* 突变的晚期黑色素瘤患者的治疗。这些药物在治疗过程中均会出现恶心、呕吐、腹泻等不良反应。c-kit抑制剂伊马替尼（imatinib）用于治疗存在 *kit* 基因突变的晚期黑色素瘤患者，研究发现，约54%的接受伊马替尼治疗的患者会出现恶心，而腹泻的发生率为32%。这些不良反应均造成机体摄入不足，引起营养代谢紊乱。

（4）免疫靶向治疗：免疫治疗已成为肿瘤治疗的第四大治疗模式，尤其是免疫检查点抑制剂的研究取得了重大突破。T细胞表面存在共抑制分子，它们与各自的配体结合，抑制T细胞增殖、分泌细胞因子以及杀伤肿瘤细胞。利用针对共抑制分子或配体的单克隆抗体阻断其信号传递，从而激活细胞发挥肿瘤杀伤功能。作为新型的T细胞增强剂和免疫系统激活剂，免疫检查点抑制剂抗CTLA-4抗体（伊匹木单抗, ipilimumab）、抗PD-1抗体（帕博利珠单抗, pembrolizumab和钠武单抗, nivolumab）相继被FDA批准用于晚期恶性黑色素瘤治疗，具有广阔的临床应用前景。

由于免疫检查点抑制剂调节免疫系统，增强对自体肿瘤抗原的反应，因此常常会引起免疫相关性不良反应（immune-related adverse events, IRAEs），消化系统毒性反应最为常见，包括腹泻、腹痛、恶心、呕吐、血便等，少数患者甚至出现肠穿孔而危及生命。这些不良反应导致食物摄入减少，营养物质吸收障碍。

（5）化疗：目前国内晚期黑色素瘤及黏膜黑色素瘤仍以化疗为主，常用药物包括达卡巴嗪、替莫唑胺、顺铂、卡铂、紫杉醇、亚硝脲类等。这些药物的胃肠道不良反应明显，主要有恶心、呕吐、黏膜炎、腹泻等，这些不良反应引起营养物质的消化吸收障碍，在肿瘤引起的代谢异常的基础上进一步加重机体营养不足。另外，营养不良会降低患者对化疗的耐受程度，致使患者无法完成化疗计划，从而影响患者的抗肿瘤治疗效果。

（6）放疗：黑色素瘤的放疗主要用于淋巴结清扫和某些头颈部黑色素瘤的治疗，有可能提高肿瘤反应率，改善病灶局部控制率。头颈部肿瘤放疗后导致口腔黏膜炎、咽部疼痛、吞咽困难、食欲下降、味觉改变等反应，从而引起患者营养摄入量不足。

二、营养筛查与评估

参见第二章。

三、营养干预

(一) 适应证

1. 非终末期手术黑色素瘤患者的营养干预　术前营养干预可以改善患者的营养状况，调节代谢紊乱，增加患者对麻醉、手术的耐受力，减少术后并发症。术后营养干预的目的是补充足够能量和营养素，减少机体组织消耗，促进创伤恢复。围手术期黑色素瘤患者的营养治疗主要用于以下患者：

（1）术前存在营养不良的患者。

（2）预计术后不能进食时间超过 5 天的口腔、咽部黏膜黑色素瘤患者。

（3）术后出现肠瘘、胃肠功能障碍等并发症的胃肠道黑色素瘤患者。

2. 非终末期靶向治疗、化疗、放疗黑色素瘤患者的营养干预　黑色素瘤患者术后辅助干扰素治疗及晚期黑色素瘤患者的靶向治疗、化疗、放疗可能引起营养摄入不足从而造成营养不良。对以下患者需进行营养治疗：

（1）治疗开始前已存在中、重度营养不良的患者。

（2）在治疗过程中出现严重的不良反应，预计≥1 周不能进食的患者，或每日摄入能量低于每日能量消耗 60% 的情况超过 10 天。

3. 终末期黑色素瘤患者的营养干预　终末期黑色素瘤患者指已经失去常规抗肿瘤治疗指征的患者，一般说来，终末期黑色素瘤患者不推荐常规进行营养治疗，但对有机会应用有效的抗肿瘤药物（如时效依赖性化疗、分子靶向治疗）的患者，营养治疗会为化疗、分子靶向治疗提供机会，使失去指征的患者再获得治疗机会，有益于生活质量的提高和生存期的延长。对于接近生命终点的患者，只需极少量的食物和水以减少饥渴感，并防止因脱水而引起的精神错乱。此时，过度营养治疗反而会加重患者的代谢负担，影响其生活质量。生命体征不稳和多脏器衰竭者，原则上不考虑系统性营养治疗。

(二) 能量

参见第三章第一节，黑色素瘤患者对能量补充没有特殊要求。

(三) 途径

黑色素瘤患者营养治疗途径的选择原则与其他恶性肿瘤基本一致。营养干预的首选途径是肠内营养，肠内营养的补充可经口服和 / 或管饲，需根据患者的具体情况选择合适的途径，如口服达不到需要总量的 50%，则需要管饲。头颈部黏膜黑色素瘤患者可因手术、放疗而影响吞咽功能，胃肠道黏膜黑色素瘤患者术后感染的风险较高，术后由于吻合口水肿、梗阻或胃排空障碍等常导致延迟经口进食，这些患者应考虑经鼻或经皮胃肠道置管管饲喂养。

对于因解剖或功能的原因无法承受肠内营养，或肠内营养无法满足机体代谢需求的黑色素瘤患者，肠外营养是重要的营养干预手段；一旦患者肠道功能恢复，应尽早过渡到肠内营养。

(四) 制剂与配方

参见第三章第一节，黑色素瘤患者对营养制剂与配方没有特殊要求。

四、疗效评价

参见第三章第八节。

五、随访

参见第三章第八节。

六、家庭营养教育与饮食指导

(一) 体重管理

多个流行病学研究发现肥胖可能是黑色素瘤发生的危险因素之一,并且与肿瘤的进展有关。

FTO 基因发生突变是肥胖和暴饮暴食重要的遗传危险因素,最近的研究发现 FTO 基因存在特定变异的人群患黑色素瘤的风险更大。通过建立动物模型研究发现,控制能量摄入或应用减肥药物治疗都能延缓黑色素瘤的发展。因此,通过改变不合理的饮食结构和生活行为、加强体育锻炼等方式保持适当体重可能降低肿瘤发生的风险。

(二) 膳食管理

黑色素瘤患者家居饮食具有与其他肿瘤的共同点,包括注意营养合理均衡,多吃高蛋白、多维生素、低动物脂肪、易消化的食物及新鲜水果、蔬菜等。同时,对黑色素瘤的研究发现一些特殊的营养补充可能起到一定的预防和治疗作用。

1. 多元不饱和脂肪酸　ω-3 PUFAs 是一种抗炎分子,它可以修复紫外线造成的细胞损伤,减少皮肤对紫外线照射的敏感性。在细胞和动物水平的研究中发现,PUFAs 可以增加肿瘤细胞凋亡,引起细胞周期阻滞,抑制肿瘤生长以及抑制黑色素瘤的转移。

2. 维生素 D　维生素 D 及其类似物对黑色素瘤细胞具有抗增殖、诱导凋亡,促进分化和抑制转移的功能。它的抗增殖功能主要通过维生素 D 受体(vitamin D receptor,VDR)介导,VDR 在多种黑色素瘤细胞系中表达,维生素 D 受体基因的多态性与黑色素瘤发病风险相关。动物模型的研究发现口服给予维生素 D_3 可以阻止肿瘤细胞的侵袭和迁移。但是,目前血浆维生素 D 水平、饮食维生素 D 的含量以及黑色素瘤发病风险的相关性尚不明确,这可能与不同肿瘤 VDR 的基因多态性有关。

3. 绿茶儿茶酚　绿茶中含有黄烷醇,一般被称为儿茶酚,它包括表没食子儿茶素、表儿茶素(epigallocatechin gallate,EGCG)、表儿茶酸。在黑色素瘤细胞的研究中发现,EGCG 通过调节细胞周期蛋白网络和下调 Bcl-2 家族蛋白使细胞周期阻滞,诱导凋亡。动物实验表明口服 EGCG 可以抑制肿瘤细胞的生长,EGCG 与维生素 A、干扰素等联合应用具有较强的抗肿瘤作用。

4. 类黄酮　多酚类食物中 60% 的成分为类黄酮,存在于我们日常饮食中的蔬菜和水果中,绿茶、红酒中也含有类黄酮。我们每日摄入约 20mg～1g 的类黄酮,它具有抗变态反应、抗炎、抗氧化和抗肿瘤作用。它通过调节信号转导通路、抑制增殖、诱导凋亡和抑制血管再生起到抗肿瘤作用。金雀黄素和黄豆苷元是存在于豆类种子中的类黄酮成分,它们均可以抑制人黑色素瘤细胞的增殖,此外金雀黄素还可以抑制肿瘤细胞的迁移,阻断血管再生。水飞蓟素是从奶蓟草种子中提取的类黄酮成分,它通过灭活 β-链蛋白,使金属蛋白酶 1 和 9

的表达减少,从而抑制黑色素瘤细胞的迁移。

5. 白藜芦醇　白藜芦醇是植物中提取的植物抗毒素,葡萄、干果、花生中白藜芦醇含量高。白藜芦醇通过抑制细胞色素酶、诱导解毒酶、抑制环氧化酶、抑制蛋白激酶等多种机制达到抗肿瘤作用。黑色素瘤细胞中的研究发现白藜芦醇可以阻止肿瘤细胞合成黑色素,抑制肿瘤细胞增殖和诱导凋亡,并减少远处转移的发生。

6. 硒　硒是一种抗氧化剂,在黑色素瘤细胞研究中发现,硒可以缓解紫外线诱导的谷胱甘肽过氧化物酶消耗,诱导肿瘤细胞凋亡和细胞周期阻滞。在小鼠的研究中发现,给予口服补充硒可以抑制黑色素瘤的生长,减少肺、脑的转移。

7. 番茄红素　番茄红素是一种类胡萝卜素,是成熟番茄的主要色素。它具有抗氧化和清除氧自由基功能,可以保护细胞修复紫外线引起的损伤。

黑色素瘤发病率在逐年增加,它可发生于身体的各个器官、组织,其疾病本身和相应的治疗均会造成营养代谢紊乱,适时的营养干预是黑色素瘤综合治疗中的重要补充,可有效改善患者营养状况、积极应对营养风险、提高治疗效果,使患者得到最大限度的临床获益。

(吉林大学白求恩第一医院　兰世杰　李薇)

参 考 文 献

[1] 郭军. 黑色素瘤 [M]. 北京:人民卫生出版社,2014.

[2] 张晓实,陈映波,黄文林. 黑色素瘤基础与临床 [M]. 北京:人民卫生出版社,2010.

[3] CSCO 黑色素瘤专家委员会. 中国黑色素瘤诊治指南(2015版)[M]. 北京:人民卫生出版社,2015.

[4] 石汉平,凌文华,李薇. 肿瘤营养学 [M]. 北京:人民卫生出版社,2012.

[5] CSCO 肿瘤营养治疗专家委员会. 恶性肿瘤患者的营养治疗专家共识 [J]. 临床肿瘤学杂志,2012,17(1):59-73.

[6] ASCIERTO P A, BASTHOLT L, HERSEY P, et al. Side effects and toxicities of targeted therapies in stage IV melanoma[J]. Am J Ther, 2015, 22(1): 44-53.

[7] MALVI P, CHAUBE B, PANDEY V, et al. Obesity induced rapid melanoma progression is reversed by orlistat treatment and dietary intervention: role of adipokines[J]. Mol Oncol, 2015, 9(3): 689-703.

[8] UZARSKA M, CZAJKOWSKI R, SCHWARTZ R A, et al. Chemoprevention of skin melanoma: facts and myths[J]. Melanoma Res, 2013, 23(6): 426-433.

[9] NOEL S E, STONEHAM A C, OLSEN C M, et al. Consumption of omega-3 fatty acids and the risk of skin cancers: a systematic review and meta-analysis[J]. Int J Cancer, 2014, 135(1): 149-156.

[10] OLIVEIRA S, COELHO P, PRUDÊNCIO C, et al. Melanomaand obesity: should antioxidant vitamins be addressed?[J]. Life Sci, 2016, 165: 83-90.

[11] MURZAKU E C, BRONSNICK T, RAO B K. Diet in dermatology: part II. melanoma, chronic urticaria, and psoriasis[J]. J Am Acad Dermatol, 2014, 71(6): 1053.e1-1053.e16.

[12] JENSEN J D, WING G J, DELLAVALLE R P. Nutrition and melanoma prevention[J]. Clin Dermatol, 2010, 28(6): 644-649.

[13] TONG L X, YOUNG L C. Nutrition: the future of melanoma prevention?[J]. J Am Acad Dermatol, 2014, 71(1): 151-160.

索 引

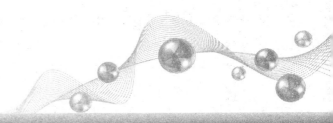

A

阿片类药物相关性便秘　148
癌性肠梗阻　117

C

肠内营养制剂　24
肠外营养制剂　26

D

氮平衡　112
动静脉瘘　45
短肠综合征　203

E

恶心　130
恶液质　107
恶液质期　121
恶液质前期　121

F

放射性肠炎　102
放射性食管炎　102
非全营养素　30

G

骨骼肌质量指数　113

H

患者参与的主观全面评定　11

J

肌肉减少症　113
家庭肠内营养　46
家庭肠外营养　49
家庭营养治疗　214
经外周静脉穿刺的中心静脉导管　44
经外周静脉输注　45
静息能量消耗　23，245

K

口腔黏膜炎症　101

O

呕吐　130

Q

全营养素标准食物　30

S

三级诊断　13
生酮饮食　229
瘦体重指数　9

T

特定感官饱　135

特殊疾病的全营养素标准食物　30
体重丢失　121
体重指数　112

W

微型营养评定　12
胃瘫　137
胃瘫主要症状指数　138

X

限制热量　229
相对骨骼肌质量指数　113

Y

营养不良风险筛查　8
营养教育　33

Z

植入式静脉输液港　45
中心静脉插管　44
肿瘤相关性厌食　125
肿瘤相关性早饱　134
主观全面评定　12